现代临床普通外科疾病诊疗学

主 编 梅 雪 吕青峰 徐 龙

 吉林科学技术出版社

图书在版编目（ＣＩＰ）数据

现代临床普通外科疾病诊疗学 ／ 梅雪，吕青峰，徐龙主编. -- 长春 ： 吉林科学技术出版社， 2021.7
ISBN 978-7-5578-8350-8

Ⅰ．①现… Ⅱ．①梅… ②吕… ③徐… Ⅲ．①外科—疾病—诊疗 Ⅳ．①R6

中国版本图书馆 CIP 数据核字(2021)第 127703 号

现代临床普通外科疾病诊疗学

主　　编　梅　雪　吕青峰　徐　龙
出 版 人　宛　霞
责任编辑　刘健民
封面设计　长春美印图文设计有限公司
制　　版　长春美印图文设计有限公司
幅面尺寸　185mm×260mm
字　　数　340千字
印　　张　13.25
印　　数　1—1500 册
版　　次　2021 年 7 月第 1 版
印　　次　2022 年 5 月第 2 次印刷

出　　版　吉林科学技术出版社
发　　行　吉林科学技术出版社
地　　址　长春市净月区福祉大路 5788 号
邮　　编　130118
发行部电话/传真　0431-81629529 81629530 81629531
　　　　　　　　　　81629532 81629533 81629534
储运部电话　0431-86059116
编辑部电话　0431-81629518
印　　刷　保定市铭泰达印刷有限公司

书　　号　ISBN 978-7-5578-8350-8
定　　价　60.00 元

编 委 会

主　编　梅　雪（泰山疗养院）

　　　　吕青峰（聊城市临清市中医医院）

　　　　徐　龙（山东国欣颐养集团新泰孙村医院）

前　言

　　随着医学科学的发展，人们对人体各系统、各器官疾病在病因和病理方面认识的逐渐明确，加之诊断方法和手术技术的不断改进，现代普通外科学范畴也在不断地更新变化。为了适应现代普通外科学的飞速发展，也为了与其他外科临床医师交流经验，我们组织了一批普通外科临床医师在总结自己大量临床经验的基础上，悉心钻研，对现代普通外科知识作了较为全面的梳理和总结，编写了本书。

　　为满足广大学者的要求，本书系统阐述了甲状腺疾病、乳腺疾病、胃十二指肠疾病、肝胆疾病等疾病；本书在内容上突出了外科基础理论和临床实践知识并重的特点。综上所述，本书不失为一本覆盖面广、实践性强，可供外科医师及其他医务人员参考的外科专业书籍。

　　本书是由多位临床医师编写而成，由于编写风格不同，可能会存在内容衔接不连贯、文笔叙述不一致等问题，外加编者水平有限，难免存在疏漏和不足，还望广大读者批评指正。

目　　录

第一章　甲状腺外科疾病

第一节　甲状腺肿

一、病因

碘缺乏在全世界范围内都是甲状腺肿最常见的病因。在丹麦的轻度和中度缺碘地区,甲状腺肿(由超声诊断确定)的患病率分别为 15% 和 22.6%。美国没有显著的碘缺乏,所以甲状腺肿常由多结节性甲状腺肿、慢性自身免疫性(桥本)甲状腺炎和 Graves 病引起。多结节性甲状腺肿最常见于中老年人。

其他不太常见的甲状腺肿病因包括肿瘤、甲状腺炎和浸润性疾病。多结节性甲状腺肿中发生甲状腺癌的风险为 3%～5%,与孤立性甲状腺结节的风险相近。一项病例系列研究在 718 例接受甲状腺肿手术的巴基斯坦患者中发现,恶性肿瘤发生率为 3%。

二、病理生理学

对于缺碘或存在慢性自身免疫性(桥本)甲状腺炎的患者,甲状腺肿的主要原因是 TSH 分泌增加。而多数散发性非毒性多结节性甲状腺肿患者的血清 TSH 水平正常。在这些患者中,甲状腺增大的原因可能是多种生长因子(包括 TSH)对甲状腺滤泡细胞的长期作用,此类细胞具有不同的合成及生长潜能。患者常有甲状腺肿家族史,提示遗传因素可能也有一定作用。结果是弥漫性并在后期呈多结节性的甲状腺增大。甲状腺滤泡细胞中的 G 蛋白或 TSH 受体发生激活突变,因此一些结节最终会具有自主功能。下列研究结果支持这种发生顺序:

(1)患者年龄越大,甲状腺体积越大。

(2)甲状腺肿持续时间越长,体积越大。

(3)甲状腺肿体积越大,血清 TSH 水平越低。

三、临床表现

1.甲状腺肿大或颈部肿块

单纯性甲状腺肿女性患者多见,甲状腺肿大是单纯性甲状腺肿的特征性的临床表现,患者常诉颈部变粗或者衣领发紧,甲状腺功能和基础代谢率除了结节性甲状腺肿可以继发甲状腺功能亢进外,大多正常。甲状腺位于颈前部,易于向外生长,有时可以向下发展进入胸骨后。因此,甲状腺不同程度的肿大和肿大结节对周围器官引起压迫症状是本病的主要临床表现。

甲状腺不同程度的肿大和肿大结节引起对周围器官引起的压迫症状是本病的主要临床表现。早期甲状腺呈对称弥漫性肿大,腺体表面光滑,质地柔软,随吞咽上下活动,随后在肿大腺体的一侧或两侧可以扪及多个(单个)结节,当发生囊肿样变的结节并发囊内出血时可以引起结节迅速增大。

2.压迫症状

(1)压迫气管:轻度气管受压通常无症状,受压较重可以引起喘鸣、呼吸困难、咳嗽,开始在活动时出现,以后发展到静息时也出现。胸骨后甲状腺肿引起的喘鸣和呼吸困难常在夜间发生,可随体位改变而发生(如患者上举上肢)。

(2)压迫食管:食管位置靠后,一般不易受压,如甲状腺向后生长可以压迫食管引起吞咽困难。

(3)压迫喉返神经:单侧喉返神经受压可以引起声带麻痹、声嘶,受压双侧喉返神经受压还可以引起呼吸困难。喉返神经可以为受压一过性也可以为永久性。出现喉返神经的症状时要高度警惕恶变的可能。

(4)压迫血管:巨大甲状腺肿,尤其是胸骨后甲状腺肿可以压迫颈静脉、锁骨下静脉,甚至上腔静脉可以引起面部水肿,颈部和上胸部浅静脉扩张。

(5)压迫膈神经:胸骨后甲状腺肿可以压迫膈神经,引起呃逆,膈膨升。膈神经受压很少见。

(6)压迫颈交感神经链:胸骨后甲状腺肿可以压迫颈交感神经链,引起 Horner 综合征。颈交感神经链很少受压。

此外,结节性甲状腺肿可以继发甲状腺功能亢进,也可以发生恶变。

四、诊断

甲状腺肿通常是在体格检查中得到诊断。医生可能会触及单个或多个散在结节。出于其他原因实施影像学检查时也有可能偶然发现甲状腺肿,例如颈动脉超声、胸部 CT 或颈椎MRI。检出甲状腺肿后的诊断性评估应评价:

(1)甲状腺功能。

(2)甲状腺肿大小和有无结节。

以及识别:

(1)有无压迫性或梗阻性症状。

(2)甲状腺肿的结节有无可疑声像特征。

(3)有无气管缩窄。

(4)基础病因。

这些因素将决定甲状腺肿的处理。必须通过病史、临床检查、超声以及对较大/可疑结节进行细针抽吸活检(FNA)来排除恶性肿瘤。在美国,如果患者不存在自身免疫性甲状腺疾病

（桥本甲状腺炎或 Graves 病）和甲状腺恶性肿瘤，那么最有可能的诊断就是良性多结节性甲状腺肿。

1.病史和体格检查

患者存在甲状腺肿时，应获取碘摄入史（包括患者祖国）、用药史、良性或恶性甲状腺疾病家族史，以及头颈部照射或核电站事故（切尔诺贝利/福岛）放射碘暴露史。此外，还应询问患者有无梗阻性症状（呼吸困难、咳嗽和哮鸣）或甲亢/甲减症状。

应仔细检查甲状腺及周围颈部结构。我们更倾向于从患者前方触诊甲状腺，以便查见环状软骨和胸锁乳突肌等标志。甲状腺峡部正好位于环状软骨下方。拇指或其他手指斜置于胸锁乳突肌与气管之间，按压气管表面的甲状腺组织。触诊前可观察患者吞一小口水，这有助于评估有无增大和不对称。在触诊期间嘱患者吞水有助于检查者感受甲状腺的向上活动。还应触诊颈部以评估甲状腺大小，检查有无坚硬或明显的结节，以及有无颈淋巴结肿大。存在甲状腺血管杂音（血流增加的征象，触诊时可能表现为震颤感）可能提示甲亢，一般是由 Graves 病所致。医生可能会触及单个或多个散在结节。然而，甲状腺肿的体格检查很不准确。体格检查所见弥漫性甲状腺肿大在超声检查中常为结节性病变，并且体格检查发现甲状腺肿大且有单个可触及结节时，超声检查一般会发现实际上存在多个结节。

甲状腺肿不对称时可能会见到或触及气管偏移。少数情况下存在颈静脉扩张。如果梗阻性症状是仅由颈部甲状腺肿引，那甲状腺必然明显增大，许多胸骨后甲状腺肿患者也如此。无法确定甲状腺下极时，甲状腺可能存在显著的胸骨下延伸。如果患者取坐位时无法确定甲状腺下极，则嘱患者躺下并在肩膀下放置枕头使颈部超伸可能有助于检查。

可用 Pemberton 手法迫使甲状腺进入胸廓入口，以加剧梗阻性症状。使用该手法时，检查者使患者双手上举超过头顶约 60 秒。阳性结果包括：患者颈静脉扩张加重；患者出现多血质面容、发绀或无法吞咽；患者发生呼吸困难/喘鸣，或呼吸困难/喘鸣恶化。少数情况下，该手法或急性颈部屈曲/伸展会使颈部甲状腺肿嵌塞在胸廓入口处；这种现象被称为"甲状腺瓶塞"。

明显的支气管痉挛可能提示上气道梗阻或双侧声带麻痹。仔细听诊胸部和气道中最有可能和最不可能出现上气道梗阻的位置，结果可能会提示需要哪些其他评估。

2.初始检查

不论甲状腺肿是触诊发现还是放射学检查时偶然发现，所有此类患者的初始评估都是测定血清 TSH 水平。通常还要进行甲状腺超声检查。许多甲状腺专家还会检测甲状腺过氧化物酶（TPO）抗体。

若患者 TSH 水平异常、体格检查（不对称、局部质地坚硬和触痛）或甲状腺超声发现可疑特征和（或）存在梗阻性症状，则还需要实施其他检查。

3.甲状腺功能检查

所有甲状腺肿患者都应检查血清 TSH 水平。甲状腺肿患者的甲状腺功能可能正常、亢进（亚临床型或显性）或减退（亚临床型或显性）。

（1）如果 TSH 水平低于正常，则还应检测血清游离 T_4 和总 T_3 水平。甲状腺肿患者存在显性或亚临床型甲亢时，最有可能的诊断是功能自主性多结节性甲状腺肿或 Graves 病。

（2）若血清 TSH 水平高于正常值，则应测定游离 T_4 水平。显性或亚临床型甲减患者的诊断最有可能是桥本甲状腺炎，但在缺碘导致甲状腺肿流行的地区例外。

4.甲状腺过氧化物酶抗体

许多甲状腺专家都会为所有甲状腺肿患者检测血清 TPO 抗体。我们通常会为 TSH 正常的甲状腺肿患者检测 TPO 抗体，以评估桥本甲状腺炎。

居住在美国且 TSH 水平升高（甲减）的甲状腺肿患者最有可能是存在桥本甲状腺炎，他们的 TPO 抗体一般都会升高。因此，我们不会为甲减的甲状腺肿患者常规检测 TPO 抗体，但一些甲状腺专家会为此类患者检测血清 TPO 抗体，以确诊桥本甲状腺炎。

存在甲减和甲状腺肿但无 TPO 抗体的罕见原因包括："血清阴性"桥本甲状腺炎、甲状腺激素合成或碘利用中有部分生物合成缺陷，或者甲状腺浸润性疾病。

5.甲状腺超声

我们会为大部分患者进行甲状腺超声检查，尤其是报告甲状腺肿快速生长的患者；体格检查显示甲状腺不对称、局部质地坚硬或触痛的患者；以及 TSH 水平正常且 TPO 抗体阴性的甲状腺肿患者。

若患者 TSH 水平较低（亚临床型或显性甲亢）、体检显示非结节性甲状腺肿且甲亢是由 Graves 病导致，那么我们不会常规实施甲状腺超声检查。

6.其他检查

其他检查取决于初始检查结果。

7.特征令人担忧的甲状腺肿

若患者报告甲状腺肿快速生长，或者体格检查发现甲状腺不对称、局部质地坚硬或触痛，则应该实施甲状腺超声检查，无论 TSH 结果如何。这些表现提示可能同时存在癌症或淋巴瘤。罕见的未分化型甲状腺癌或原发性甲状腺淋巴瘤通常表现为快速增大的颈部肿块，其可能会引起梗阻性症状，例如呼吸困难、哮鸣和咳嗽。

感染性（化脓性）或亚急性甲状腺炎患者也可出现甲状腺快速生长。但此时通常伴有疼痛和发热。感染性甲状腺炎患者通常是存在单侧甲状腺异常，而多数亚急性甲状腺炎患者存在双侧甲状腺增大和疼痛。

甲状腺肿的超声纹理和多普勒血流动力学可能有助于诊断和判断甲状腺功能，甚至有助于确定预后和内科治疗。体格检查或超声检查发现令人担忧的特征时需实施 FNA。

8.TSH 正常的甲状腺肿

（1）TPO 抗体阴性：对于 TSH 正常且无 TPO 抗体的甲状腺肿（非毒性甲状腺肿）患者，最有可能的诊断包括：多结节性甲状腺肿（若有结节）、生物合成（有机化）缺陷所致弥漫性甲状腺肿（无结节）、"血清阴性"桥本甲状腺炎，或者缺碘性甲状腺肿（若患者来自缺碘地区）。

无论体检结果如何都应行甲状腺超声，以便评估结节情况和声像特征。

分化型甲状腺癌生长缓慢，临床上可能无法与单结节或多结节性良性甲状腺肿相鉴别。超声检查可在结节性或弥漫性甲状腺肿内识别出不可触及的散在甲状腺结节。有意义不明或有可疑超声特征的结节应考虑活检，因为甲状腺肿中各个结节的癌变率与超声所见结节数量无关。甲状腺结节的评估和处理见其他专题。

（2）TPO 抗体阳性：TPO 抗体阳性的甲状腺肿患者存在桥本甲状腺炎。病程早期的 TSH 水平正常。许多甲状腺专家会为此类患者检测血清 TPO 抗体，以确诊桥本甲状腺炎，尤其是没有明显自身免疫性甲状腺疾病家族史或典型检查结果的患者（腺体略微坚硬、橡胶状、对称，可能有可触及的锥体叶）。

诊断出桥本甲状腺炎并不能排除同时存在多结节型甲状腺肿或恶性肿瘤。在桥本甲状腺炎患者中，超声检查应仅在甲状腺肿较大、甲状腺不对称或可能有结节时使用。桥本甲状腺炎患者的弥漫情况不同变以及存在与持续性炎症相关的假结节，因此应谨慎解读甲状腺超声结果。

9.TSH 较高的甲状腺肿

多数居住在北美的甲状腺肿和甲减（亚临床型或显性）的患者都是存在桥本甲状腺炎。许多甲状腺专家会为此类患者检测血清 TPO 抗体，以确诊桥本甲状腺炎，尤其是没有明显自身免疫性甲状腺疾病家族史或典型检查结果的患者（腺体略微坚硬、橡胶状、对称，可能有可触及的锥体叶）。

在桥本甲状腺炎患者中，超声检查应仅在甲状腺肿较大、甲状腺不对称或可能有结节时使用。桥本甲状腺炎患者的弥漫情况不同以及存在与持续性炎症相关的假结节，因此应谨慎解读甲状腺超声结果。

TPO 抗体阴性时的诊断可能包括：血清阴性桥本甲状腺炎、甲状腺浸润性疾病，或者甲状腺激素合成或碘利用中的生物合成缺陷。这些疾病的临床表现可能类似，即无痛性进行性甲状腺增大，可呈弥漫性或结节性。此时我们采用甲状腺超声来评估甲状腺的形态。

浸润只有在足以破坏甲状腺时才会导致甲减（亚临床型或显性），这种现象并不常见。轻度或先天性显性甲减见于生物合成重度缺陷患者。缺陷程度较轻者的甲状腺功能可能正常。

存在甲减时应使用甲状腺激素（左甲状腺素）进行替代治疗。甲状腺激素治疗可能会使甲状腺肿的体积逐渐缩小，特别是血清 TSH 水平升高的桥本甲状腺炎患者。但很多患者的甲状腺肿无法完全消退。

10.TSH 较低的甲状腺肿

多数甲状腺肿伴甲亢的患者都存在功能自主性多结节性甲状腺肿（常为亚临床型甲亢），或者存在 Graves 病（显性或亚临床型甲亢）。如果甲状腺检查提示甲亢［TSH 较低、游离 T_4 和（或）T_3 较高］或亚临床型甲亢（TSH 较低、游离 T_4 和 T_3 正常），并且体格检查未明确发现病因（例如弥漫性甲状腺肿伴眼病提示 Graves 病相），则应通过下列方法区分甲亢的病因，24 小时放射性碘摄取和扫描、TRAb 检测或超声检测甲状腺血流。局部区域摄取增加应与超声显示的结节相对应。

11.甲状腺肿伴梗阻性症状或疑似胸骨后甲状腺肿

梗阻性甲状腺肿或胸骨后甲状腺肿的其他评估包括影像学检查（非增强 CT 或 MRI），其用于评估甲状腺肿的程度及其对周围结构的影响，还应包括用于梗阻性症状患者或横断面成像显示气管狭窄（<1cm）患者的流量-容积环检查。除非需要立即手术，否则应以超声来评估甲状腺肿和结节的特性。

怀疑存在恶性肿瘤时需实施 FNA，例如存在明显的散在结节；甲状腺肿快速生长、疼痛或触痛的病史;甲状腺肿某个区域异常坚硬;或者存在可疑的声像特征。

多数梗阻性颈部或胸骨后甲状腺肿都为良性。但一篇系统评价通过一项回顾性队列研究和若干病例系列研究发现,在行甲状腺切除术的胸骨后甲状腺肿患者中,甲状腺癌的发病率为3%～23%。胸骨后甲状腺肿患者的甲状腺癌发病率并未高于颈部甲状腺肿患者。恶性肿瘤的危险因素可能包括甲状腺疾病家族史、头颈部照射史、复发性甲状腺肿,以及存在颈淋巴结肿大。

12.影像学检查

胸骨后甲状腺肿常在胸片上显示为导致气管狭窄/偏移的肿块,或者上纵隔增宽。有先前的 X 线摄影结果时可以估算出甲状腺肿的生长速度,颈部 X 线摄影可能显示气道狭窄。然而,甲状腺肿的程度及其对周围结构的影响应通过 CT 或 MRI 来评估。

CT 很适合评估大型颈部甲状腺肿和胸骨后甲状腺肿的程度。但有 3 个重要注意事项:

(1)成像范围应该包括甲状腺肿的垂直全长。虽然可能需要同时进行颈部和胸部 CT 检查,但应说明成像范围需要包括甲状腺肿的下极。胸骨后甲状腺肿很少会延伸至超过主动脉弓以下 1～2cm 的部位。

(2)CT 检查时通常让患者颈部处于中立位或略微屈曲,颈部略微屈曲可能会加大甲状腺肿在胸骨下的延伸。患者颈部伸展时,CT 显示在胸骨切迹下方延伸 1～1.5cm 的小甲状腺肿可能就会完全回到颈部,因此不太可能是引发梗阻性症状的原因。

(3)不应常规给予碘化放射造影剂,因为碘可能会诱发亚临床型甲亢患者出现显性甲亢,还可能会恶化显性甲亢。事实上,甲状腺中含有碘,因此甲状腺成像根本不需要造影剂。需要给予放射造影剂来识别血管结构时,亚临床型或显性甲亢患者应使用抗甲状腺药物预处理,以防止甲状腺对碘的有机化。方案之一为给予甲巯咪唑,一次 10mg,一日 2 次,连用 2 周,至少比造影剂提早 2 小时开始使用。也可以或者换用 MRI 检查。

甲状腺超声虽然能比 CT 更准确地界定颈前部甲状腺解剖结构,但并不适合给颈后部结构或胸骨下区域成像。超声检查有助于评估甲状腺肿和结节的特性。

使用放射碘的甲状腺放射性核素显像可以为颈部大甲状腺肿确定自主功能区域,而且可能有助于检测胸骨后甲状腺肿,但结果可能偶有误导性。该检查能够识别甲状腺肿可能存在的胸骨下延伸,还能识别胸骨下肿块是否为甲状腺组织,特别是功能亢进的组织。但它无法发现部分胸骨后甲状腺肿,因为它们对放射碘的摄取较差,并且胸骨和锁骨减弱了放射强度。

虽然计划实施甲状腺切除术的患者没有必要进行放射性核素显像,但若考虑使用放射碘治疗或对甲亢患者实施非全切除手术,则应通过放射性核素显像来识别功能性区域。进行放射性核素显像时,应在可触及的颈部甲状腺组织和胸骨上切迹处放置解剖标记,以便识别胸骨下组织;还应放置尺寸标记。

13.流量-容积环

若患者存在梗阻性症状,或存在胸骨后甲状腺肿且气管窄至 10mm 以下(即使没有梗阻性症状),则应行流量-容积环检查来评估气道梗阻,特别是患者或医生不愿手术且检查结果会影响手术决策的时候。患者无症状时也有可能得出异常结果。甲状腺肿所致机械性固定性上气道梗阻可以造成流量-容积环钝化,该特征不同于慢性阻塞性肺疾病。

少数喘鸣可能是起因于双侧喉返神经麻痹。

14.细针抽吸活检

如果有甲状腺肿快速生长、疼痛或触痛的病史;甲状腺肿某个区域异常坚硬;或者超声检出有意义不明或有可疑声像特征的结节,那就需要对甲状腺肿进行 FNA。甲状腺肿快速生长的病史提示甲状腺癌,特别是未分化癌或甲状腺淋巴瘤。FNA 的结节选择标准见其他专题。

五、鉴别诊断

颈部肿块患者的鉴别诊断广泛,而且随就诊时年龄而异。非甲状腺肿的颈部肿块可能为先天性疾病(即血管畸形)、炎症性疾病(淋巴结肿大)或肿瘤性疾病(原发性或转移性病变)。

胸骨后甲状腺肿患者可以表现为纵隔肿块。一些研究探讨了纵隔肿块的原因。结果和估计发生率如下:

(1)胸骨后甲状腺肿:5%~24%。

(2)神经源性肿瘤(例如后纵隔的节细胞神经瘤):20%。

(3)胸腺瘤:18%。

(4)支气管囊肿和心包囊肿:15%。

(5)淋巴瘤:5%~10%。

(6)畸胎瘤(前纵隔):8%。

六、治疗

1.补碘

(1)碘预防:防治地方性甲状腺肿的最有效的方法是补碘。食物中加入碘盐是最简单有效的方法,我国已于 1994 年制定了应用加碘盐的法规。WHO 推荐的碘摄入标准为:≤1 岁,50~90μg/d;1~11 岁,90~120μg/d;≥12 岁,150μg/d;妊娠期和哺乳期妇女,200μg/d。考虑到加碘盐在储存和烹饪时有碘丢失,盐中碘的浓度为 20~40mg/kg,即碘酸盐 34~66mg/kg。有些地区由于社会经济条件或地理条件的限制,加碘盐不能推广,可以用碘化油替代。

(2)碘治疗:对于已经患有单纯性甲状腺肿的患者仅靠加碘盐不够,应加用碘化钾片剂。经碘治疗 1 年后,单纯性甲状腺肿的体积可以缩小 38%,但对于年老、病程较长的结节性甲状腺肿患者效果较差。

另外,补碘的不良反应主要有碘甲状腺功能亢进、自身免疫反应等。

2.TSH 抑制治疗

除了补碘外,可以口服 L-T$_4$,儿童减量,妊娠期、哺乳期女性适当加量。

TSH 对单纯性甲状腺肿疗效较好,对结节性甲状腺肿疗效较差,且外源性 T$_4$ 加上自主功能性结节分泌的 T$_4$、T$_3$,可以引起甲状腺功能亢进。

长期 TSH 抑制治疗可以引起心房纤颤和骨矿物质丢失,因此,老年人及绝经期妇女应慎用。

TSH 抑制治疗过程中,应常规检测血清 TSH 水平,应将血清 TSH 水平抑制在正常范围的低限水平,以免发生甲状腺功能亢进和骨质丢失。

3.放射性碘(^{131}I)治疗

可以使甲状腺体积缩小,在欧洲应用较多,在美国主要应用于毒性甲状腺肿的治疗,适用于有手术禁忌证的患者。^{131}I可以致永久性甲状腺功能减退。

4.手术治疗

单纯性甲状腺肿需要行手术治疗的不多,手术治疗的主要目的是解除局部压迫症状。

第二节 甲状腺功能亢进

甲状腺毒症是指血液循环中甲状腺激素过多,引起以神经、循环、消化等系统兴奋性增高和代谢亢进为主要表现的临床综合征。根据甲状腺的功能状态,甲状腺毒症可分为甲状腺功能亢进和非甲状腺功能亢进两种。甲状腺功能亢进症,简称甲亢,是指甲状腺腺体本身产生甲状腺激素过多而引起的甲状腺毒症,其病因包括弥漫性毒性甲状腺肿、结节性毒性甲状腺肿和甲状腺自主高功能腺瘤等。非甲状腺功能亢进类型包括破坏性甲状腺毒症和服用过量外源性甲状腺激素,此型患者的甲状腺功能并不亢进。由于甲状腺滤泡被炎症(如亚急性甲状腺炎、无痛性甲状腺炎、产后甲状腺炎等)破坏,滤泡内储存的甲状腺激素过量进入循环引起的甲状腺毒症称为破坏性甲状腺毒症。甲亢的患病率约为1%,其中80%以上是Graves病引起。

一、病因

1.原发性甲亢

最常见,又称Graves病或弥漫性毒性甲状腺肿,是一种自身免疫性疾病,患者年龄多为20~40岁。临床表现:高代谢症状群,弥漫性甲状腺肿,突眼征,皮损和甲状腺肢端病。腺体肿大为弥漫性,两侧对称,常伴有眼球突出,故又称"突眼性甲状腺肿"。

2.继发性甲亢

较少见,如结节性毒性甲状腺肿,是继发于结节性甲状腺肿的甲亢,患者先有结节性甲状腺肿,多年后才出现功能亢进症状。发病年龄多在40岁以上。腺体呈结节状肿大,两侧多不对称,无眼球突出,容易发生心肌损害。

3.甲状腺高功能腺瘤

少见,甲状腺内有单发的自主性高功能结节,结节周围的甲状腺组织呈萎缩改变。患者无眼球突出。

二、发病机制

Graves病(格雷夫斯病,GD)是一种器官特异性自身免疫病。它与自身免疫甲状腺炎等同属于自身免疫性甲状腺病(AITD)。该病有明显的遗传倾向,被认为是一个复杂的多基因疾病。环境因素亦参与了Graves病的发病,如细菌感染、性激素、应激等都对该病的发生有一定的影响。Graves 病的主要特征是血中存在针对甲状腺细胞 TSH 受体（TSHR）的特异性自身抗体，称为 TSH 受体抗体（TRAb）。TRAb 有两种类型，即 TSH 受体刺激性抗体（TSAb）和 TSH 受体刺激阻断性抗体（TSBAb）。TSAb 与 TSH 受体结合，激活腺苷酸环化酶信号系统，导致甲状腺细胞增生和甲状腺激素合成、分泌增加。TSH 对 TSH 受体的刺激受到下丘脑-垂体-甲状腺轴的负反馈调节，保持甲状腺激素产生的平衡。但 TSAb 对 TSH 受体的刺激不受这种调节机制的调控，TSAb 的拟 TSH 作用导致甲状腺激素的合成和分泌转变为功能自主性，甲状腺激素的过度产生抑制了垂体 TSH 的分泌。TSAb 被认为是原发性甲亢的致病性抗体。母体的 TRAb 可以通过胎盘，导致胎儿或新生儿发生甲亢。TSBAb 与甲状腺细胞表面的 TSH 受体结合，占据了 TSH 的位置，使 TSH 无法与 TSHR 结合，所以产生抑制效应，甲状腺细胞萎缩，甲状腺激素产生减少。Graves 病的甲亢可以自发性发展为甲减，TSBAb 的产生占优势是原因之一。多数原发性甲亢患者还存在针对甲状腺的其他自身抗体，如甲状腺过氧化物酶抗体（TPOAb）、甲状腺球蛋白抗体（TgAb）。过多的甲状腺激素可以促进机体细胞的氧化磷酸化，ATP 水解增多，使机体氧耗和产热增加，增加基础代谢率，加速多种营养物质的消耗，从而影响各种代谢和脏器的功能。

三、临床表现

临床表现主要由循环中甲状腺激素过多引起，其严重程度与激素升高的程度、病史长短和患者年龄等因素相关。

1.主要症状

主要症状包括易激动、烦躁失眠、心悸、乏力、怕热、多汗、消瘦、食欲亢进、大便次数增多或腹泻、女性月经稀少，可伴发甲亢性肌病（周期性瘫痪和近端肌肉进行性无力、萎缩，以肩胛带和骨盆带肌群受累为主）。少数老年患者高代谢症状不典型，相反，表现为乏力、心悸、厌食、抑郁、嗜睡、体重明显下降，称之为"淡漠型甲亢"。

2.主要体征

Graves 病大多数患者有程度不等的甲状腺弥漫性肿大和突眼，少数病例胫骨前皮肤可见黏液性水肿。甲状腺质地中等（病史较久或食用含碘食物较多者可坚韧）、无压痛，上、下极可以触及震颤，闻及血管杂音。结节性毒性甲状腺肿患者可触及结节性肿大的甲状腺；甲状腺自主性高功能腺瘤可扪及孤立结节。甲亢患者可有不同程度的心率增快、心脏扩大、心律失常、心房颤动、脉压增大等。

四、实验室检查和辅助检查

（一）实验室检查

1.促甲状腺素（TSH）

血清 TSH 浓度的变化是反映甲状腺功能最敏感的指标。敏感 TSH（sTSH，检测限达到 0.005mU/L）成为筛查甲亢的第一线指标，甲亢时 TSH 通常<0.1mU/L，sTSH 检测使得诊断亚临床甲亢成为可能。传统的 ^{131}I 摄取率和 TRH 刺激试验诊断不典型甲亢的方法已经被

sTSH 测定所取代。

2.血清总甲状腺素（TT_4）

TT_4 检测稳定、重复性好，是诊断甲亢的主要指标之一。但血清甲状腺激素结合球蛋白（TBG）量和蛋白质与激素结合力的变化会影响 TT_4 的测定结果，如妊娠、雌激素、急性病毒性肝炎等因素可引起 TBG 升高，导致 TT_4 增高；雄激素、糖皮质激素、低蛋白血症等因素可以引起 TBG 降低，导致 TT_4 降低。

3.血清游离甲状腺素（FT_4）、游离三碘甲腺原氨酸（FT_3）

FT_4 和 FT_3 与甲状腺激素的生物效应密切相关，是诊断临床甲亢的主要指标。FT_4 和 FT_3 的检测不受血 TBG 变化的影响，直接反映了甲状腺的功能状态，其敏感性和特异性高于 TT_4 和 TT_3。

4.血清总三碘甲腺原氨酸（TT_3）

20％的血清 TT_3 由甲状腺产生，80％的 TT_2 在外周组织由 TT_4 转换而来。大多数甲亢时血清 TT_3 与 TT_4 同时升高。T_3 型甲状腺毒症时仅有 TT_3 增高。

5.^{131}I 摄取率

^{131}I 摄取率是诊断甲亢的传统方法，目前已经被 sTSH 测定技术所代替。甲亢时 ^{131}I 摄取率表现为总摄取量增加，摄取高峰前移。甲状腺功能亢进类型的甲状腺毒症 ^{131}I 摄取率增高；非甲状腺功能亢进类型的甲状腺毒症（如亚急性甲状腺炎）^{131}I 摄取率降低。

6.TSH 受体抗体（TRAb）

TRAb 是鉴别甲亢病因、诊断 Graves 病的重要指标之一。新诊断的 Graves 病患者 75％～96％有 TRAb 阳性。应注意 TRAb 中包括刺激性（TSAb）和抑制性（TSBAb）两种抗体，而检测到的 TRAb 仅能反映有针对 TSH 受体的抗体存在，不能反映这种抗体的功能。

7.TSH 受体刺激抗体（TSAb）

与 TRAb 相比，TSAb 不仅能与 TSH 受体结合，而且还可产生对甲状腺细胞的刺激作用。新诊断的 Graves 病患者血 TSAb 的检出率可达 80％～100％，有早期诊断意义，有助于判断 Graves 病病情活动和是否复发，还可作为 Graves 病治疗后停药的重要指标。

（二）辅助检查

甲状腺彩超检查可显示原发性甲亢患者的甲状腺明显肿大，血流弥漫性分布、血流量明显增多，血管阻力降低；甲状腺彩色 B 超检查还可以发现结节和肿瘤。眼部 CT 和 MRI 可以排除其他原因所致的突眼，评估眼外肌受累的情况。GD 的放射性核素扫描可见核素均质性地分布增强；结节性毒性甲状腺肿可见核素分布不均，增强和减弱区呈灶状分布；甲状腺自主高功能腺瘤则仅在肿瘤区有核素浓聚，其他区域的核素分布稀疏。

五、诊断和鉴别诊断

诊断的程序：①甲状腺毒症的诊断，测定血清 TSH、TT_4、FT_4、TT_3 和 FT_3 的水平；②确定甲状腺毒症是否由于甲状腺的功能亢进引起；③确定甲亢的原因，如 GD、结节性毒性甲状腺肿、甲状腺自主高功能腺瘤等。

（一）甲亢的诊断

具备以下三项，甲亢的诊断即可成立：①高代谢症状和体征；②甲状腺肿大；③血清 TT_4、FT_4 增高，TSH 减低。应注意的是，淡漠型甲亢的高代谢症状不明显，仅表现为明显消瘦或心房颤动，尤其在老年患者；少数患者无甲状腺肿大；T_3 型甲亢仅有血清 T_3 增高；T_4 型甲亢仅有血清 T_4 增高；TSH 减低，T_3、T_4 正常，在排除下丘脑-垂体病变和低 T_3 综合征后，可诊断为亚临床甲亢。

（二）Graves 病的诊断

①甲亢诊断确立；②甲状腺弥漫性肿大（触诊和超声检查证实），少数病例甲状腺并无肿大；③眼球突出和其他浸润性眼征；④胫前黏液性水肿；⑤TRAb、TSAb、TPOAb、TgAb 阳性。以上标准中，①②项为诊断必备条件，③～⑤项为诊断辅助条件。其中，TRAb 或 TSAb 为诊断特异性指标，TPOAb 和 TgAb 虽为诊断非特异性指标，但能提示自身免疫性病因。

（三）鉴别诊断

1.甲状腺毒症原因的鉴别

主要是甲亢所致的甲状腺毒症与破坏性甲状腺毒症（如亚急性甲状腺炎）的鉴别。两者均有高代谢表现、甲状腺肿大和血清甲状腺激素水平升高，而病史、甲状腺体征、TRAb 和（或）TSAb 及 ^{131}I 摄取率是主要的鉴别手段。

2.甲亢的原因鉴别

伴浸润性突眼、TRAb 和 TSAb 阳性、胫前黏液性水肿等支持 Graves 病的诊断。结节性毒性甲状腺肿、甲状腺自主高功能腺瘤的诊断主要依靠放射性核素扫描和甲状腺超声检查，Graves 病的放射性核素扫描可见核素均质性地分布增强；结节性毒性甲状腺肿者可见核素分布不均，增强和减弱区呈灶状分布；甲状腺自主高功能腺瘤则仅在肿瘤区有核素浓聚，其他区域的核素分布稀疏。甲状腺超声检查可以发现结节和肿瘤。

六、治疗

（一）甲状腺功能亢进的手术适应证及禁忌证

1.原发性甲状腺功能亢进

文献报道，手术治疗的治愈率可达 90% 以上，手术死亡率＜0.1%，术后复发率约为 3%。

(1)结合近年国内指南建议甲状腺功能亢进手术适应证

①甲状腺肿大压迫邻近器官（如气管受压致呼吸障碍、喉返神经受压致声嘶等）或胸骨后甲状腺肿或甲状腺明显肿大（Ⅲ度以上或甲状腺≥80g）。

②ATD 治疗后复发，且甲状腺肿大Ⅱ度以上。

③放射碘相对低摄取＜40%；证实或怀疑为甲状腺恶性肿瘤（如细胞学检查怀疑或不能定性）。

④合并甲状旁腺功能亢进需要手术治疗的。

⑤计划在 4～6 个月怀孕的女性，尤其是伴促甲状腺素（TSH）受体抗体（TRAb）高值者（如在选择放射碘治疗后甲状腺功能无法恢复正常）。

⑥中到重度活动性 Graves 眼病（GO）。

（2）结合近年国内指南建议甲状腺功能亢进手术禁忌证

①青少年患者切除双侧甲状腺可能影响身体发育。

②甲状腺功能亢进症状轻,仅轻度甲状腺肿大。

③伴有严重心、肝、肾器质性病变的老年人,不能耐受手术者。

④合并恶性眼球突出,术后有可能加重者。

⑤相对禁忌证为术后复发,再次手术可能损伤周围的组织器官等。

指南新增加的内容认为,妊娠作为相对禁忌证,在需要快速控制甲状腺功能亢进症状和 ATD 不能使用的情况下可行手术治疗。在妊娠早期和妊娠晚期应避免甲状腺切除术,因为在妊娠早期麻醉药物可致胎儿畸形、妊娠晚期能增加早产风险,甲状腺切除术在妊娠中期相对安全,但也不是零风险（4.5%～5.5%的早产可能）。

2.继发性及特殊类型甲状腺功能亢进

指南推荐的手术适应证:出现颈部压迫症状和体征,考虑合并甲状腺癌,合并甲状旁腺功能亢进须手术治疗者,甲状腺≥80g,甲状腺肿扩展至胸骨下或胸骨后,不具备摄取放射碘能力须快速纠正甲状腺毒症状态。

TMNG 或 TA 选择手术前需权衡的因素与甲状腺功能亢进的手术治疗禁忌证类似。

（二）甲状腺功能亢进手术治疗的术前准备

术前准备是为了避免甲状腺功能亢进患者在基础代谢率高亢的情况下进行手术的危险,术前应采取充分而完善的准备以保证手术顺利进行和预防术后并发症的发生。

1.一般准备

对精神过度紧张或失眠者可适当应用镇静和催眠药以消除患者的恐惧心理。心率过快者,可口服利血平 0.25mg 或普萘洛尔 10mg,每日 3 次。发生心力衰竭者应予以洋地黄制剂。

2.术前检查（除全面体格检查和必要的化验检查外）

①颈部 X 线片,了解有无气管受压或移位;②详细检查心脏有无扩大、杂音或心律失常等,并做心电图检查;③喉镜检查,确定声带功能;④测定基础代谢率,了解甲状腺功能亢进程度,选择手术时机。

3.药物准备

是术前用于降低基础代谢率的重要环节。

（1）抗甲状腺药物加碘剂:可先用硫脲类药物,通过降低甲状腺素的合成,并抑制体内淋巴细胞产生自身抗体从而控制因甲状腺素升高引起的甲状腺功能亢进症状,待甲状腺功能亢进症状得到基本控制后,即改服 2 周的碘剂,再进行手术。由于硫脲类药物甲基或丙基硫氧嘧啶,或甲巯咪唑（他巴唑）、卡比马唑（甲亢平）等能使甲状腺肿大和动脉性充血,手术时极易发生出血,增加了手术的困难和危险。因此,服用硫脲类药物后必须加用碘剂 2 周待甲状腺缩小变硬,血管数减少后手术。此方法可靠,但准备时间较长。

（2）单用碘剂:症状不重,以及继发性甲状腺功能亢进和高功能腺瘤也可开始即用碘剂,2～3 周后甲状腺功能亢进症状得到基本控制（患者情绪稳定,睡眠良好,体重增加,脉率<90 次/分以下,基础代谢率<20%,便可进行手术。但少数患者,服用碘剂 2 周后,症状减轻不明

显,此时,可在继续服用碘剂的同时,加用硫氧嘧啶类药物,直至症状基本控制,停用硫氧嘧啶类药物后,继续单独服用碘剂 1～2 周,再进行手术。

需要说明:碘剂的作用在于抑制蛋白水解酶,减少甲状腺球蛋白的分解,从而抑制甲状腺素的释放,碘剂还能减少甲状腺的血流量,使腺体充血减少,因而缩小变硬。常用的剂量是复方碘化钾溶液,每日 3 次;第 1 日每次 3 滴,第 2 日每次 4 滴,以后逐日每次增加 1 滴,至每次 16 滴为止,然后维持此剂量。但由于碘剂只抑制甲状腺素释放,而不抑制其合成,因此一旦停服碘剂后,储存于甲状腺腺泡内的甲状腺球蛋白大量分解,甲状腺功能亢进症状可重新出现,甚至比原来更为严重。因此,凡不准备施行手术者不要服用碘剂。

对于常规应用碘剂或合并应用硫氧嘧啶类药物不能耐受或无效者,有主张单用普萘洛尔或与碘剂合用作术前准备。普萘洛尔是一种肾上腺素能 β 受体阻滞剂,能控制甲状腺功能亢进的症状,缩短术前准备的时间,且用药后不引起腺体充血,有利于手术操作,对硫脲类药物效果不好或反应严重者可改用此药。普萘洛尔因能选择性阻断各种靶器官组织上的 β 受体对儿茶酚胺的敏感性,抑制肾上腺素的效应而改善甲状腺功能亢进的症状。剂量为每 6 小时口服给药 1 次,每次 20～60mg,一般 4～7 天后脉率降至正常水平时,便可施行手术。由于普萘洛尔在体内的有效半衰期不到 8 小时,所以最末一次口服普萘洛尔要在术前 1～2 小时;术后继续口服普萘洛尔 4～7 天。此外,术前不要阿托品,以免引起心动过速。

（三）甲状腺功能亢进的手术治疗

甲状腺大部切除术对中度以上的甲状腺功能亢进是有效的疗法,能使 90%～95% 的患者获得痊愈,手术死亡率低于 1%。手术治疗的缺点是有一定的并发症和 4%～5% 的患者术后甲状腺功能亢进复发,也有少数患者术后发生甲状腺功能减退。建议手术主要用于 Graves 病和毒性甲状腺肿。手术治疗的优点是具有非常高的有效性和具备组织病理学评估的可能性。在 Graves 病中,首选甲状腺全切除术以确保甲状腺完全切除和消除甲状腺抗原。在毒性甲状腺肿中,大型甲状腺肿压迫周围组织及疑似恶性肿瘤的甲状腺结节,应进行全甲状腺切除术。

(1)麻醉可用颈丛神经阻滞,效果良好,可了解患者发音情况,避免损伤喉返神经。但对于精神较易紧张的甲状腺功能亢进患者,建议首选气管插管全身麻醉,以保证呼吸道通畅和手术的顺利进行。

(2)手术应轻柔、细致,认真止血、注意保护甲状旁腺和喉返神经。还应注意以下几点。

①充分显露甲状腺腺体:应紧贴甲状腺上极结扎、切断甲状腺上动静脉,以避免损伤喉上神经;如要结扎甲状腺下动脉,则要尽量离开腺体背面,靠近颈总动脉结扎其主干,以避免损伤喉返神经。

②切除腺体数量:应根据腺体大小或甲状腺功能亢进程度决定。通常需切除腺体的 80%～90%,并同时切除峡部;每侧残留腺体以如成人拇指末节大小为适当(3～4g)。腺体切除过少容易引起复发,过多又易发生甲状腺功能低下(黏液水肿)。必须保存两叶腺体背面部分,以免损伤喉返神经和甲状旁腺。

③严格止血:对较大血管(如甲状腺上动静脉,甲状腺中、下静脉),应分别采用双重结扎,防止滑脱出血。手术野应常规放置橡皮片引流 24～48 小时,并随时观察和及时引流切口内的积血,预防积血压迫气管,引起窒息。

④术后观察和护理：术后当日应密切注意患者呼吸、体温、脉搏、血压的变化；预防甲状腺功能亢进危象发生。如脉率过快，可使用利血平肌内注射。患者采用半卧位，以利呼吸和引流切口内积血；帮助患者及时排出痰液，保持呼吸道通畅。此外，患者术后要继续服用复方碘化钾溶液，每日 3 次，每次 10 滴，共 1 周左右；或由每日 3 次，每次 16 滴开始，逐日每次减少1 滴。

（3）术后常见并发症

①术后呼吸困难和窒息：多发生在术后 48 小时内，是术后最危急的并发症。常见原因如下。

a.切口内出血压迫气管：因手术时止血（特别是腺体断面止血）不完善，或血管结扎线滑脱所引起。

b.喉头水肿：主要是手术创伤所致，也可因气管插管引起。

c.气管塌陷：是气管壁长期受肿大甲状腺压迫，发生软化，切除甲状腺体的大部分后软化的气管壁失去支撑的结果。

后两种情况的患者，由于气道堵塞可出现喘鸣及急性呼吸道梗阻。

临床表现为进行性呼吸困难、烦躁、发绀，甚至发生窒息。如还有颈部肿胀、切口渗出鲜血时，多为切口内出血所引起者。发现上述情况时，必须立即行床旁抢救，及时剪开缝线，敞开切口，迅速除去血肿；如此时患者呼吸仍无改善，则应立即施行气管切开；情况好转后，再送手术室做进一步的检查、止血和其他处理。因此，术后应常规的在患者床旁放置无菌的气管切开包和手套，以备急用。

②喉返神经损伤：发生率约 0.5%。大多数是因手术处理甲状腺下极时，不慎将喉返神经切断、缝扎或挫夹、牵拉造成永久性或暂时性损伤所致。少数也可由血肿或瘢痕组织压迫或牵拉而发生。损伤的后果与损伤的性质（永久性或暂时性）和范围（单侧或双侧）密切相关。喉返神经含支配声带的运动神经纤维，一侧喉返神经损伤，大都引起声嘶，术后虽可由健侧声带代偿性的向患侧过度内收而恢复发音，但喉镜检查显示患侧声带依然不能内收，因此不能恢复其原有的音色。双侧喉返神经损伤，视其损伤全支、前支抑或后支等不同的平面，可导致失声或严重的呼吸困难，甚至窒息，需立即做气管切开。由于手术切断、缝扎、挫夹、牵拉等直接损伤喉返神经者，术中立即出现症状。而因血肿压迫、瘢痕组织牵拉等所致者，则可在术后数日才出现症状。切断、缝扎引起者属永久性损伤，挫夹、牵拉、血肿压迫所致则多为暂时性，经理疗等及时处理后，一般在 3～6 个月逐渐恢复。

③喉上神经损伤：多发生于处理甲状腺上极时，离腺体太远，分离不仔细和将神经与周围组织一同大束结扎所引起。喉上神经分内（感觉）、外（运动）两支。若损伤外支会使环甲肌瘫痪，引起声带松弛、音调降低。内支损伤，则喉部黏膜感觉丧失，进食特别是饮水时，容易误咽发生呛咳。一般经理疗后可自行恢复。

④手足抽搐：因手术时误伤及甲状旁腺或其血液供给受累所致，血钙浓度下降至2.0mmol/L 以下，严重者可降至 1.0～1.5mmol/L（正常为 2.25～2.75mmol/L），神经肌肉的应激性显著增高，多在术后 1～3 天出现手足抽搐。多数患者只有面部、唇部或手足部的针刺样麻木感或强直感，经过 2～3 周后，未受损伤的甲状旁腺增生肥大，起到代偿作用，症状便可消

失。严重者可出现面肌和手足伴有疼痛感觉的持续性痉挛，每日发作多次，每次持续 $10\sim20$ 分钟或更长，严重者可发生喉和膈肌痉挛，引起窒息死亡。若切除甲状腺时，注意保留腺体背面部分的完整。切下甲状腺标本时要立即仔细检查背面甲状旁腺有无误切，发现时设法移植到胸锁乳突肌中等，均是避免如此并发症发生的关键。

发生手足抽搐后，应限制肉类、乳品和蛋类等食品（因含磷较高，影响钙的吸收）。抽搐发作时，立即静脉注射 10%葡萄糖酸钙或氯化钙 $10\sim20mL$。症状轻者可口服葡萄糖酸钙或乳酸钙 $2\sim4g$，每日 3 次；症状较重或长期不能恢复者，可口服维生素 D_3，每日 5 万～10 万 U，以促进钙在肠道内的吸收。口服双氢速甾醇（双氢速变固醇）（DT_{10}）油剂能明显提高血中钙含量，降低神经肌肉的应激性。还可用同种异体带血管的甲状腺、甲状旁腺移植。

⑤甲状腺危象：是甲状腺功能亢进的严重合并症。临床观察发现：危象发生与术前准备不够、甲状腺功能亢进症状未能很好控制及手术应激有关。根据危象时患者主要表现[高热（>39℃）、脉快（>120 次/分）、同时合并神经、循环及消化系统严重功能紊乱，如烦躁、谵妄、大汗、呕吐、水泻等]反映出，本病是因甲状腺素过量释放引起的暴发性肾上腺素能兴奋现象。若不及时处理，可迅速发展至昏迷、虚脱、休克甚至死亡，病死率为 20%～30%。治疗包括以下几项。

a.肾上腺素能阻滞剂：可选用利血平 $1\sim2mg$ 肌内注射或胍乙啶 $10\sim20mg$ 口服。前者用药 $4\sim8$ 小时后危象可用所减轻；后者在 12 小时后起效。还可用普萘洛尔 5mg 加 5%～10%葡萄糖溶液 100mL 静脉滴注以降低周围组织对肾上腺素的反应。

b.碘剂：口服复方碘化钾溶液，首次为 $3\sim5mL$，或紧急时用 10%碘化钠 $5\sim10mL$ 加入 10%葡萄糖溶液 500mL 中静脉滴注，以降低血液中甲状腺素水平。

c.氢化可的松：每日 $200\sim400mg$，分次静脉滴注，以拮抗过多甲状腺素的反应。

d.镇静药：常用苯巴比妥钠 100mg，或冬眠合剂Ⅱ号半量，$6\sim8$ 小时肌内注射 1 次。

e.对症支持治疗：发热者应积极物理降温，如湿袋、冰袋等，必要时可给予中枢性解热药或予以人工冬眠合剂（哌替啶 100mg，氯丙嗪 50mg，异丙嗪 50mg，混合后静脉持续泵入）。注意，避免使用水杨酸类解热药，因其可增高患者代谢率，并促使游离 T_3、T_4 水平增高。

f.静脉输入大量葡萄糖溶液补充能量，吸氧，以减轻组织的缺氧。

g.有心力衰竭者，加用洋地黄制剂。

h.在 a.～h.项常规治疗效果不满意时，可选用血液透析、腹膜透析、血浆置换等方式迅速降低血中 TH 浓度。

第三节　甲状腺炎

一、急性化脓性甲状腺炎

Bauchet 第一次描述了急性化脓性甲状腺炎（AST），在无抗生素时期，AST 的发病率在甲状腺外科疾病中占 0.1%；抗生素应用后，AST 较少见。

（一）病因

甲状腺具有丰富的血管和淋巴管，而且甲状腺的包膜通常发育良好，腺体内含碘高，AST 不易发生。AST 的发生多在甲状腺结构异常的基础上，或存在甲状腺的其他疾病，如梨状窦瘘、甲状腺癌等，大都由于口腔或颈部化脓性感染而引起。机体免疫功能不全是 AST 发病的一个重要因素。目前已证实 AST 的发生主要与 2 种因素有关：一是胚胎腮弓闭合不全等先天性畸形，临床上最常见的是梨状窝瘘；二是结节性甲状腺肿的囊性变。

引起 AST 的病原菌较多，常见的是链球菌、葡萄球菌、卡式肺囊虫和分枝杆菌，少见的病原菌感染则往往继发于机体的免疫功能不全或有特殊的病菌的接触史，如患有艾滋病、糖尿病、白血病或有羊及羊乳接触史的患者容易感染克雷白肺炎球菌、假丝酵母菌等。感染的途径包括血源性扩散、甲状腺周围组织的直接感染、甲状舌骨囊肿或瘘、食管裂孔。

（二）临床表现

临床上应区别急性甲状腺炎与急性甲状腺肿炎，前者少见，后者较常见。多数患者表现为突发性颈前区疼痛，局部红斑及皮温增高，肿胀和触痛。可伴有发热、吞咽困难或声嘶。炎症可累及单侧甲状腺或双侧甲状腺，有的仅限于峡部，炎症的后期可表现为局部肿胀，出现波动感，少数病例可出现搏动性肿物。感染局限在甲状腺肿的结节或囊肿内时，因不良的血液循环易形成脓肿。脓肿形成后治疗困难而且易压迫呼吸道引发呼吸困难，严重时危及生命。有资料报道，由于临床医师对该病认识不足，重视程度不够，早期易误诊为亚急性甲状腺炎，若使用糖皮质激素会导致感染扩散，加重病情，极易发生败血症或气管食管瘘，且一旦脓肿形成，短时间内即可压迫气管造成窒息，危及生命。据报道，病死率为 3.7%～12.1%。复发性 AST 多是因为持续存在梨状窦-甲状腺瘘引起的。

（三）诊断

诊断依据如下。

（1）有上述临床表现。

（2）实验室检查发现周围白细胞增高、血细胞沉降率加快、C 反应蛋白增高。

（3）甲状腺的功能检查在细菌感染的 AST 患者中大都正常，但在真菌感染的病例中，甲状腺功能大多降低，而分枝杆菌感染的患者则多有甲状腺功能亢进倾向。

（4）甲状腺扫描时，可在 90% 以上的细菌感染患者及 78% 的分枝杆菌感染的患者中发现凉结节或冷结节。

（5）B 超可发现甲状腺单叶肿胀或脓肿形成。

（6）X 线检查可了解气管偏移或受压情况，有时可发现甲状腺及甲状腺周围组织中由产气细菌产生的游离气体。

（7）CT 或 MRI 检查可发现纵隔脓肿。

（8）颈部穿刺标本进行细菌培养、革兰染色有助于确定感染病菌。甲状腺细针穿刺细胞学检查是 AST 最可靠的诊断方法。

（四）治疗

治疗方面，局部早期宜用冷敷，晚期宜用热敷。

1.给予抗生素

AST 一经确诊应积极给予抗生素治疗,并需及早手术。AST 的致病菌多为革兰阳性球菌,而近期的文献报道阴性杆菌或厌氧菌占有很大比例。因此,在抗生素的选用上应兼顾厌氧菌和需氧菌。梨状窝瘘管与甲状腺叶的关系非常密切,如确诊为梨状窝瘘所致的 AST,应在控制甲状腺感染后手术处理原发病灶。对症状较重的患者,应采用静脉给药,对青霉素过敏的患者,可选用大环内酯类或氯霉素,有效抗生素的使用至少持续 14 天。

2.切开引流、手术切除

早期使用抗生素治疗,可防止炎症进一步发展和脓肿形成。一旦脓肿形成,仅仅使用抗生素并不足够,在 B 超检查或 CT 发现局部脓肿时,须切开引流。如有广泛组织坏死或持续不愈的感染时,则应行甲状腺切除手术,清除坏死组织,并且不缝合伤口。

3.甲状腺激素替代治疗

在严重、广泛的 AST,或组织坏死导致暂时性、长期性甲状腺功能减退时,应行甲状腺激素替代治疗。

4.B 超引导下反复穿刺

此方法简单易行、安全有效无须麻醉,可按病情需要反复多次操作,直至脓腔吸收、没有脓液为止。降低了颈部切开导致的病程延长、创面医院内感染的概率,同时也避免了切口瘢痕影响美观。需要注意的是:①穿刺的针头到达皮下后,将针尖稍移位,再向甲状腺穿刺,保证拔针后甲状腺上的穿刺点和皮肤的穿刺点不在同一平面,这样可以尽可能阻止脓腔内的脓液渗出,防止医源性导致局部二次感染和甲状腺出血;②在病程晚期,局部炎症开始吸收,脓液稠厚带有絮状物,B 超提示脓腔有分隔,可做多点穿刺并向脓腔中注入甲硝唑或生理盐水,稀释后再行回抽,更有利于脓液的抽尽和炎症的吸收。

(五)并发症

急性化脓性甲状腺炎的并发症较为罕见,可能有声带麻痹、心包炎、暂时性甲状腺功能减退、黏液性水肿、局部交感神经功能紊乱、AST 复发,脓肿破入周围组织或器官(如气管、食管或纵隔内)、颈内静脉血栓形成和气管受压等。感染扩散可为局部或全身扩散,延误治疗或治疗失误可导致患者死亡。

二、亚急性甲状腺炎

亚急性甲状腺炎可分为亚急性肉芽肿性甲状腺炎和亚急性淋巴细胞性甲状腺炎。

(一)亚急性肉芽肿性甲状腺炎

亚急性肉芽肿性甲状腺炎,又称巨细胞性甲状腺炎、deQuervain 甲状腺炎和亚急性痛性甲状腺炎,是一种与病毒感染有关的自限性甲状腺炎,一般不遗留甲状腺功能减退症;常发生于病毒性上呼吸道感染之后,是颈前肿块和甲状腺疼痛的常见原因,春秋季发病较多。病毒感染可能使部分甲状腺滤泡破坏和上皮脱落、胶体外溢引起甲状腺异物反应和全身炎症反应。

1.病因和病理

一般认为该病和病毒感染引起的变态反应有关,如柯萨奇病毒、腺病毒、流感病毒和腮腺炎病毒等),也可发生于非病毒感染(如 Q 热或疟疾等)。近年的研究发现,遗传因素也可能参与发病。病前患者常有上呼吸道感染史,发病常随季节变动且具有一定的流行性。部分患者在疾病的亚急性期发现甲状腺自身抗体,疾病缓解后这些抗体消失,推测它们可能继发于甲状腺组织破坏。疾病早期,甲状腺滤泡上皮细胞的破坏及滤泡完整性的丧失,使已生成的甲状腺激素和异常的碘化物质一起从滤泡释放入血中,促使血 T_4 和 T_3 升高,形成破坏性甲状腺毒症,抑制 TSH 的分泌。由于滤泡上皮细胞的破坏,TSH 不能增加对碘的摄取,致使 ^{131}I 摄取率降低,出现该病特征性的血清甲状腺激素水平和甲状腺摄碘能力的"分离现象"。随着病情的发展,滤泡内贮存的之前生成的甲状腺激素已排尽,血中的 T_4 和 T_3 浓度下降,有时降至甲状腺功能减退水平,而 TSH 升高。疾病后期,多数患者的甲状腺功能恢复正常,仅少数发展为甲减。

甲状腺轻中度肿大,常不对称。甲状腺滤泡结构破坏,组织内存在许多巨噬细胞,包括巨细胞,因此又称巨细胞性甲状腺炎。

2.临床表现

该病多见于 30～40 岁女性。发病有季节性,如夏季是其发病的高峰。起病前 1～3 周常有病毒性咽炎、腮腺炎、麻疹或其他病毒感染的症状。甲状腺区明显疼痛,可放射至耳部,吞咽时疼痛加重。可有全身不适、食欲减退、肌肉痛、发热、心动过速、多汗等。体格检查发现甲状腺轻至中度肿大,有时单侧肿大明显,甲状腺质地较硬,明显触痛,少数患者有颈部淋巴结肿大。典型者的病期可分为早期伴甲状腺毒症、中期伴甲状腺功能减退症及恢复期三期。

3.实验室检查和辅助检查

(1)实验室检查:根据实验室检查结果,该病可以分为甲状腺毒症期、甲减期和恢复期。①甲状腺毒症期:血清 T_4 和 T_3 升高,TSH 降低,^{131}I 摄取率降低,即该病特征性的血清甲状腺激素水平和甲状腺摄碘能力的"分离现象"。此期血沉多增快,血清过氧化物酶抗体(TPOAb)常一过性增高。②甲减期:血清 T_3 和 T_4 逐渐下降至正常水平以下,TSH 高于正常值,^{131}I 摄取率逐渐恢复。③恢复期:血清 T_3、T_4、TSH 和 ^{131}I 摄取率恢复正常。

(2)辅助检查:甲状腺扫描可见甲状腺肿大,但图像显影不均匀或残缺,也有完全不显影的。彩超可发现甲状腺体积增大,腺体内部病灶区呈低回声或不均匀融合,边界不清,形态不规则,并可有局限性钙化灶。

4.诊断

依据发病前有 1～3 周有上呼吸道感染史,甲状腺轻至中度肿大、疼痛及触痛明显,伴全身症状,血沉增快,血 T_4 和 T_3 升高,^{131}I 摄取率降低,呈"分离现象",可确立诊断。但根据患者的就诊时间和病程的差异,临床表现和实验室检查结果各异。

5.治疗

该病多为自限性病程,预后良好。患者应适当休息,轻型患者仅需应用消炎镇痛类药物(如阿司匹林、布洛芬、吲哚美辛等);中重型患者可给予泼尼松每日 20～40mg,分 3 次口服,能明显缓解甲状腺疼痛,8～10 天后逐渐减量,维持 4 周。少数患者有复发,复发后泼尼松治疗仍然有效。针对甲状腺毒症表现者可给予普萘洛尔;针对一过性甲减者,可适当给予左甲状腺素(优甲乐)替代治疗。发生永久性甲减者较为少见。

（二）亚急性淋巴细胞性甲状腺炎

亚急性淋巴细胞性甲状腺炎又称无痛性甲状腺炎、产后性甲状腺炎、寂静型甲状腺炎或非典型性甲状腺炎。一般认为，该病的发生与自身免疫有关。

1.临床表现

该病多发生于 30～40 岁女性。主要表现为轻中度"甲亢"，可有心悸、怕热、多汗、乏力、体重下降等，但无突眼和胫前黏液水肿。甲状腺轻度肿大、无触痛、无血管杂音。"甲亢"持续时间短，多数于数月后恢复正常，少数发展为永久性甲减。

2.实验室和辅助检查

早期甲状腺滤泡破坏导致血 T_3、T_4 升高，血沉正常或轻度增高，血清过氧化物酶抗体（TPOAb）升高。^{131}I 摄取率降低。彩超可发现甲状腺轻度肿大，腺体内弥漫性或局灶性低回声。甲状腺穿刺活检显示弥漫性或局灶性淋巴细胞浸润对该病有诊断价值。

3.诊断和鉴别诊断

对于产后 1 年内出现疲劳、心悸、情绪波动的甲状腺轻度肿大的妇女，应考虑该病的可能。根据骤然发病，伴甲亢表现但无甲状腺疼痛、^{131}I 摄取率降低、血 TPOAb 升高等，可诊断为该病。该病有时需与亚急性肉芽肿性甲状腺炎进行鉴别，后者有甲状腺区疼痛和触痛、复发率低，多与病毒感染有关，血沉明显增快，活检为肉芽肿性改变。

4.治疗

该病仅需对症治疗。无明显"甲亢"者不需特殊处理，症状明显者可口服 β-受体阻断剂（如普萘洛尔），不需使用抗甲状腺药物，禁用手术和放射性核素治疗。伴甲减者可给予左甲状腺素片（优甲乐）治疗 3～6 个月后停药，永久性甲减者需终身甲状腺激素替代治疗。

三、慢性淋巴细胞性甲状腺炎

慢性淋巴细胞性甲状腺炎（CLT）又称桥本甲状腺肿，是一种自身免疫性疾病，也是甲状腺肿合并甲状腺功能减退最常见的原因。由于自身抗体的损害，病变甲状腺组织被大量淋巴细胞、浆细胞和纤维化所取代。血清中可检出抗甲状腺球蛋白抗体、抗甲状腺微粒体抗体及抗甲状腺细胞表面抗体等多种抗体。组织学显示甲状腺滤泡广泛被淋巴细胞和浆细胞浸润，并形成淋巴滤泡及生发中心，本病多发生于 30～50 岁女性。

（一）病因与发病机制

CLT 的病因尚不清楚。由于有家族聚集现象，常在同一家族的几代人中发生，并常合并其他的自身免疫性疾病，如恶性贫血、糖尿病、肾上腺功能不全等，故认为 CLT 是环境因素和遗传因素共同作用的结果。环境因素的影响主要包括感染和膳食中的碘化物。近年来，较多的研究表明，易感基因在发病中起一定作用。

1.遗传因素

CLT 由遗传因素与非遗传因子相互作用而产生已成为人们的共识。甲状腺自身抗体的产生与常染色体显性遗传有关。在欧洲和北美，CLT 患者中 HLA-B8 及 DR3、DR5 多见；而日本人则以 HLA-B35 多见。徐春等用 PCR-SSCP 检测 30 例汉族 CLT 患者的 HLA-DQA1

及 DQB1 位点的等位基因多态性,发现 DQA1-0301 的频率明显高于正常对照,推测可能是中国人发病的易感基因。美国一个研究机构对 56 例患自身免疫性甲状腺疾病的高加索人家庭的基因进行了分析,鉴定出 6 个与自身免疫性甲状腺疾病相关的基因。其中,位于第 6 号染色体上的 AITD-1 基因与 Graves 病和 CLT 有关;位于第 13 号染色体上的 HT-1 及第 12 号染色体上的 HT-2 与 CLT 的发病有关。此后,他们采用全基因组筛选法研究了 1 个共有 27 位家庭成员的美籍华人家庭,发现 D11S4191 和 D9S175 与 CLT 有关,因而认为不同种族之间存在对 CLT 的不同基因易感性。Tomer 等的研究则显示,决定甲状腺自身抗体产生的一个重要基因位于染色体 2q23 上,激活途径中必不可少的协同刺激因子 CTLA-4 基因极有可能就是染色体 2q33 上的甲状腺抗体基因。

2.免疫因素

免疫因素导致甲状腺受损的机制尚未完全明确,可能通过以下机制发挥作用。

(1)先天性免疫监视缺陷导致器官特异的抑制性 T 淋巴细胞数量和质量异常,T 淋巴细胞可直接攻击甲状腺滤泡细胞。

(2)体液免疫介导的自身免疫机制及与补体结合的抗甲状腺抗体对滤泡细胞的溶解作用。

(3)抗甲状腺抗体触发和启动淋巴细胞介导的毒性。

本病属于自身免疫性疾病,多种自身免疫性疾病女性发病率均较高,女性是 CLT 的一项危险因素。

3.环境因素

在碘缺乏和富含碘的地区,CLT 的发病率均上升,说明碘在 CLT 发病中有重要作用。Rose 等发现,CLT 患者饮食中添加碘,其甲状腺损害明显加重。甲状腺球蛋白碘化后,CLT 中 T 细胞增殖,主要的致病抗原-Tg 自身抗原效力增加,全身免疫反应加重,导致 CLT。据报道,食盐加碘数年后,自身免疫性甲状腺炎的发病率增加了近 3 倍。甲状腺滤泡上皮的体外培养证明,高碘可促进淋巴细胞向滤泡上皮黏附,形成甲状腺损伤,而损伤的甲状腺上皮自身细胞内的蛋白暴露,并有可能向辅助性 T 细胞递呈。因此,地域的不同可能导致居民碘摄入量的不同,沿海地带是 CLT 发病的一项危险因素。

4.反复发作的慢性扁桃体炎也是 CLT 发病的危险因素

扁桃体感染灶的细菌和毒素反复、长期进入血液循环,作为异种蛋白反复刺激可使机体处于致敏状态,改变机体的反应性,使之慢慢转入变态反应。扁桃体切除者几乎都是因为反复发作的较为严重的慢性扁桃体炎,而扁桃体切除后,机体少了一个对细菌病毒过滤的屏障。CLT 作为一种自身免疫性疾病,结合 T 细胞的活化机制,慢性扁桃体炎诱发 CLT 是有可能的,慢性扁桃体炎是患 CLT 的一个危险因素。

(二)临床表现

95％病例见于女性,好发年龄为 30～60 岁。常见症状为全身乏力,部分患者有局部压迫感或甲状腺区疼痛,偶伴有轻压痛。发病缓慢,查体表现为无痛性弥漫性甲状腺肿大、对称、质硬、表面光滑、质地坚韧,一般与周围组织无粘连,随吞咽活动上下活动。多伴甲状腺功能减退、较大腺肿可有压迫症状。

（三）诊断

目前对 CLT 的诊断标准尚未统一。1975 年，Fisher 提出包括 5 项指标的诊断方案：①甲状腺弥漫性肿大，质坚韧，表面不平或有结节；②TGAb、TMAb 阳性；③血 TSH 升高；④甲状腺扫描有不规则浓聚或稀疏；⑤过氯酸钾试验阳性。5 项中有 2 项者可拟诊为 CLT，具有 4 项者可确诊。一般在临床中只要具有典型 CLT 临床表现，血清 TGAb、TPOAb 阳性，即可临床诊断为 CLT。对临床表现不典型者，需要有高滴度的抗甲状腺抗体方能诊断。对这些患者，如血清 TGAb、TPOAb 为阳性，应给予必要的影像学检查协诊，并给予甲状腺素诊断性治疗，必要时应以 FNAC 或冷冻切片组织学检查确诊。

（四）鉴别诊断

1.结节性甲状腺肿

少数 CLT 患者可出现甲状腺结节样变，甚至产生多个结节。但结节性甲状腺肿患者的甲状腺自身抗体滴度减低或正常，甲状腺功能通常正常，临床少见甲状腺功能减退。

2.青春期甲状腺肿

在青春期，出现持续甲状腺肿大，是甲状腺对自身甲状腺激素需要量暂时增高的代偿性增生，甲状腺功能一般正常，甲状腺自身抗体滴度多正常。

3.Graves 病

肿大的甲状腺质地通常较软，抗甲状腺抗体滴度较轻，但也有滴度高者，两者较难鉴别，特别是 CLT 合并甲状腺功能亢进时，甲状腺功能也可增高。必要时可行细针穿刺细胞学检查。

4.甲状腺恶性肿瘤

CLT 可合并甲状腺恶性肿瘤，如甲状腺乳头状癌和淋巴瘤。CLT 出现结节样变时，如结节孤立、质地较硬时，难与甲状腺癌鉴别；一些双侧甲状腺癌的病例，可出现甲状腺两侧叶肿大、质硬、合并颈部淋巴结肿大，也难以与 CLT 鉴别。应检测抗甲状腺抗体，甲状腺癌病例的抗体滴度一般正常，甲状腺功能也正常。如临床难以诊断，可给予甲状腺激素试验性治疗，如服药后腺体明显缩小或变软，可考虑 CLT；桥本甲状腺炎与乳头状甲状腺癌共存很常见。这种情况的 FNAB 结果难以评估，并且可能会增加误报的数量。

已知 TSH 对卵泡细胞甲状腺癌和滤泡细胞来源有营养作用，由于 TSH 诱导的甲状腺细胞增殖，TSH 升高可能增加甲状腺肿瘤的风险。一些学者提出，甲状腺自主性的发展，降低 TSH 水平，可能减缓癌症进展。

（五）治疗

目前无特殊治疗方法，原则上一般不宜手术治疗，临床确诊后，应视甲状腺大小及有无压迫症状而决定是否治疗。如甲状腺较小，又无明显压迫症状者，可暂不治疗而随访观察，甲状腺肿大明显并伴有压迫症状时，应进行治疗。

1.内科治疗

（1）甲状腺素治疗甲状腺肿大明显或伴有甲状腺功能减退时，可给予甲状腺素治疗，可用 L-T$_4$ 或甲状腺片。一般从小剂量开始，甲状腺素片 40～60mg/d 或 L-T$_4$ 50～100μg/d，逐渐增加剂量分别至 120～180mg/d 或 100～200μg/d，直至腺体开始缩小，TSH 水平降至正常。此后，因人而异逐渐调整剂量，根据甲状腺功能和 TSH 水平减少剂量至维持量，疗程一般 1～

2 年。甲状腺肿大情况好转,甲状腺功能恢复正常后可停药。一般甲状腺肿大越明显时,治疗效果越显著。部分患者停药几年后可能复发,可再次给予甲状腺素治疗。CLT 患者大都有发展为甲状腺功能减退趋势,因而应注意随访复查,发生甲状腺功能减退时,应给予治疗。

(2)抗甲状腺治疗 CLT 伴有甲状腺功能亢进时应给予抗甲状腺治疗,可用他巴唑或丙基硫氧嘧啶治疗,但剂量应小于治疗 Graves 病时的剂量,而且服药时间不宜过长。如为一过性的甲状腺功能亢进,可仅有 β 受体阻滞药,如普萘洛尔或酒石酸美托洛尔进行对症治疗。

(3)糖皮质激素治疗亚急性起病,甲状腺疼痛和肿大明显时,可用泼尼松(15～30mg/d)治疗,症状好转后逐渐减量,用药 1～2 个月。糖皮质激素可通过抑制自身免疫反应而提高 T_3、T_4 水平。但泼尼松疗效不持久,停药后容易复发,如复发疼痛可再次使用泼尼松。但对甲状腺功能减退明显的病例,一般不推荐使用激素。

近期有研究结果显示,给予硒酵母片 $200\mu g/d$ 治疗后,患者 TPOAb、TgAb 水平较治疗前下降,这表明硒治疗能缓解甲状腺的炎性反应,防止甲状腺组织进一步破坏,可以起保护作用。目前,硒在 CLT 发病中的作用及硒治疗 CLT 的机制仍不清楚,补硒治疗的合适剂量和疗程等需进一步研究明确。

多数 CLT 患者经内科治疗后,肿大的甲状腺可逐渐恢复正常,原来体检时触及的甲状腺结节可减小或消失,质韧的甲状腺可能变软,但甲状腺抗体滴度却可能长期保持较高的水平。

2.外科治疗

CLT 确诊后,很少需要手术治疗。许多 CLT 的手术都是临床误诊为其他甲状腺疾病而进行的。有报道,研究手术治疗 CLT 的效果,发现手术组临床甲状腺功能减退和亚临床甲状腺功能减退发生率为 93.6%,而非手术组的发生率为 30.8%,表明手术加重了甲状腺组织破坏,促进了甲状腺功能减退发生。因此,应严格掌握手术指征。

此外,除目前所采用的手术治疗和内分泌治疗外,还有内放射治疗、分子靶向治疗、中医治疗等相关辅助治疗,同样也取得了一定的疗效。

第二章 乳腺外科疾病

第一节 乳腺癌

在全球范围内,乳腺癌是女性最常见的癌症,也是女性癌症死亡的首要原因。在美国,乳腺癌也是女性最常见的癌症,并且是女性癌症死亡的第二大原因。此外,乳腺癌是 40~49 岁女性死亡的首要原因。

乳腺癌的治疗是包括肿瘤外科、肿瘤放射科和肿瘤内科在内的多学科综合治疗,这种治疗方法降低了乳腺癌的死亡率。

一、病因

(一)乳腺癌的非饮食危险因素

乳腺癌的危险因素很多,但是迄今为止,国内外学者仍未能明确其主要致病因素,但达成共识的是多个危险因素的叠加势必会导致乳腺癌危险性的增加。

乳腺癌的危险因素病因学调查研究表明:乳腺癌的非饮食危险因素与年龄、遗传因素、月经婚育史、良性乳腺疾病史等密切相关。其中,乳腺良性疾病病史是乳腺癌的最主要危险因素之一,尤其是增生性乳腺疾病。乳腺患有严重非典型上皮增生的妇女比没有此类疾病的妇女患乳腺癌的危险性高 4~5 倍,可触到的囊肿、复杂的纤维腺瘤、乳腺导管乳头状瘤、硬化性腺病及中、重度的上皮增生都有可能增加患乳腺癌的危险性。

1.年龄、性别和婚育史

年龄的增长是乳腺癌发生的主要危险因素,年龄不同乳腺癌的发生率不同,≤39 岁为 0.4%,40~59 岁为 3.86%,60~69 岁为 3.51%,≥70 岁为 6.95%。Jemal 等在 2008 年的癌症统计中报告:12.28%的乳腺癌患病是由于年龄大造成的,而绝经前妇女的发病率仅为 4%。女性患乳腺癌的危险性是男性的 100 倍。众多研究表明,女性初潮年龄晚、未生育、生育过多以及绝经年龄晚均是乳腺癌的危险因素。在北美和欧洲典型的西方国家,年龄相关的乳腺癌有很高发病率,在亚洲和非洲则发病率较低,但是菲律宾马尼拉癌症登记中心例外。1995 年,在马尼拉开始的随机对照实验通过选择性钼靶进行临床乳腺检测筛查,有 151168 名妇女入组,其目标是评价乳腺癌的增加与已知的危险因素的相关性。增加的危险因素有受教育水平(OR=1.9,95% CI 1.1~3.3),未生育(OR=5.0,95% CI 2.5~10.0,未生育的与生育 5 个或更多孩子的相比),首产年龄晚(OR=3.3,95% CI 1.3~8.3,年龄>30 岁与年龄<20 岁相比)。

2.激素

雌激素是重要的致肿瘤激素,在乳腺癌形成过程中它可以影响细胞生长和增殖。雌激素是通过一系列酶代谢的,包括 COMT,它可以将儿茶酚雌激素转变成生物学上没有危险的甲氧基雌激素。一些研究证实了雌激素和细胞周期增长的关系是通过 CCNDI 的转录实现的,COMT 和 CCNDI 的多态性影响编码蛋白的活性。Onay UV 等证实了 CCNDI 的高酶活性的基因型与乳腺癌风险的增加有关(OR=1.3,95% CI 1.0~1.69),杂合型 COMT 和它高度酶活性的基因型也与乳腺癌的患病风险有关。

最近,美国乳腺癌的发病率开始以 3.1% 的速度递减,总体降低了 12%,女性健康组织实验研究结果表明:乳腺癌发病率降低的主要原因是绝经后雌激素治疗应用的显著减少。

一个最常见的乳腺癌病因学因素是外源性激素的暴露,包括口服避孕药(Ocs;尤其是在绝经前的病例中)和激素替代治疗(HRT;尤其是绝经后的病例中)。最近的数据提示接受口服避孕药 1 年的妇女与从来没服用过或者短期服用过的妇女相比,乳腺癌的相对危险度(RR)可达 1.5。一般来说,接受 HRT 的患者比没有接受 HRT 的患者乳腺癌年发病率高 2%。妇女健康倡议(WHI)和其他关于 HRT 和乳腺癌危险因素流行病学研究均发现绝经前妇女(提示子宫和卵巢仍正常)应用激素替代治疗时患乳腺癌风险最大,且与雌激素的剂量有关。因此,虽然 Ocs 和 HRT 可用于月经周期的控制、生活质量以及症状的控制是合理的,但是雌激素应尽可能低剂量短时间的应用。

3.遗传因素

与其他癌症一样,乳腺癌是遗传和环境影响的最终结果。约 5% 的乳腺癌归因于熟知的遗传因素,另有 10%~15% 的病例有家族倾向。可能的遗传相关因素包括基因突变(如致癌基因和在 BRCA1、BRCA2 和 P53 的 DNA 修复过程中 DNA 的突变),通常是常染色体为主(即 50% 的妇女有遗传基因,这些遗传一半是来自父亲——所谓的创始作用)和高度的渗透(导致基因的症状)。源自遗传症状的肿瘤常发生在幼年时期(因为个体存在癌症形成所必需的"双重打击"这个重要因素)并且有很高的双侧乳腺癌发生率(包括同时和异时发生),而双侧乳腺癌在散发病例是罕见的。10%~15% 的乳腺癌被认为与家族史的相关风险增加有关,直系亲属有 2 人患乳腺癌的女性患乳腺癌的 RR 是 4~6,发生双侧乳腺癌的 RR 升高到 6 以上。

突变基因的携带者每年发生乳腺癌的风险是 1.4%~4%,最典型的为 BRCA1 和 BRCA2 的突变。携带有突变的 BRCA1 和 BRCA2 妇女终生的乳腺癌发生风险分别为 36%~87% 和 45%~84%。例如,在德系犹太妇女(有很强的乳腺癌家族史的群体)的研究中,对侧乳腺癌发生为 15/54 BRCA1 和 BRCA2 个突变者(28%),对照组仅为 8/118(7%)的非携带者。

除了 BRCA1、BRCA2 和 HER2 等基因外,其他乳腺癌相关基因也有报道。X 线修复交叉互补群组 1(XRCC1)蛋白在基底切除修复中有重要作用。Meta 分析表明,399Gln 等位基因可能通过隐性等位基因与乳腺癌风险相关。细胞周期检测点激酶 2(CHEK2)在细胞核中起肿瘤抑制作用,它可以阻断细胞增殖并在 DNA 双链断裂时激活 DNA 修复。功能失调的 CHEK2 1100deIC 失去了这种能力。

CHEK2 1100delC 主要在北欧和东欧的后裔中出现,一些文献报道携带者比非携带者乳腺癌的发病风险增加,而其他类型的肿瘤则没有增加。Meta 分析证实,CHEK2 1100delC 是个重要的乳腺癌预测基因,可使乳腺癌的风险增加 3～5 倍。由于 CHEK2 1100delC 在 70 岁的家族性乳腺癌的累积风险和 BRCA1 和 BRCA2 的突变是一致的,因此在家族性乳腺癌妇女的筛查时 CHEK2 1100delC 基因型 BRCA1 及 BRCA2 突变同时筛查。

4.电离辐射

自 16 世纪以来,电离辐射诱导人类癌症问题一直受到人们的关注。电离辐射和乳腺癌之间的关系已在多项研究中被证实。乳腺的低剂量辐射,尤其是发生于年轻时期的辐射是一明显的乳腺癌致病因素。发生于 30 岁以前的影响比较大。随着暴露剂量的增加,乳腺癌发病危险升高,如日本广岛和长崎的原子弹爆炸、肺结核荧光透视法、治疗中的放射治疗。虽然危险度和暴露时的年龄呈负相关,但是在绝经后暴露的危险度却较低。尽管放射治疗致使乳腺癌发病危险度增加不明显(近 1%),但是在特定人群如共济失调、毛细血管扩张症患者中就会表现出乳腺癌发病风险升高。

目前,对于磁场暴露与乳腺癌的关系还无定论。一些流行病学研究发现磁场暴露可能增加乳腺癌的危险性,而另一些研究表明,住宅电磁场暴露与乳腺癌并无关联。

(二)乳腺癌的饮食相关危险因素

病例一对照研究结果显示,高脂肪膳食会增加绝经后妇女乳腺癌的危险性。由于发展中国家女性摄入的能量较低而消耗的能量较高,所以发展中国家乳腺癌的发病率低于发达国家。膳食脂肪与乳腺癌的队列研究的结论不一。膳食类维生素 A 可抑制乳腺癌细胞的生长,不管在雌激素受体(ER)阳性或阴性的人乳腺癌细胞系,全反式视黄酸和 13-顺式视黄酸均能抑制癌细胞生长。在体外培养的人乳腺癌细胞表达过氧化物酶增殖体激动受体 γ(PPARγ),膳食多不饱和脂肪酸可激活 PPARγ 的表达,在 ER 阳性或阴性的人乳腺癌细胞系,激活 PPARγ 可导致癌细胞凋亡。在致癌物诱导的小鼠模型,PPAR 配体可抑制致癌物的诱导作用。膳食类维生素 A 和多不饱和脂肪酸可通过核受体 PPAR 相互促进,有可能在乳腺癌的预防中发挥协同作用。

大豆异黄酮有广泛的生物学活性。首先,可以在体外与雌激素受体结合,因此可竞争性结合雌激素受体位点,起到抗雌激素的作用,大豆异黄酮还可以抑制雄激素向雌激素转换时的关键酶,引起基因表达,如 BRCA1 和 PTEN 的变化。此外,大豆异黄酮还有抗增殖、抗血管生成、抗氧化以及抗炎作用,这些结果提示大豆异黄酮可能是预防乳腺癌潜在的药物。流行病学研究表明:大豆异黄酮的摄入在亚洲人群与乳腺癌负相关,但是西方人无此联系。与低量大豆异黄酮摄入者(≤5mg/d)相比,饮食中大量摄入大豆异黄酮(≥20mg/d)的亚洲妇女乳腺癌危险因素降低 29%,提示在亚洲妇女饮食中大豆异黄酮的消耗水平是乳腺癌的保护性因素。除了大豆异黄酮的消耗水平,异黄酮的形式和食品来源、异黄酮的暴露时间、肿瘤激素受体状态和个体雌马酚生产者状态及激素的作用可能调节大豆异黄酮的吸收与乳腺癌危险的相关性。这些因素可能解释研究结果的不一致性。

维生素 D 是一种脂溶性维生素,在骨代谢中起重要作用,可能有抗炎和免疫调节作用。最新的流行病学研究观察了低维生素水平和多种疾病状态的关系,低维生素 D 水平与癌症发病率和死亡率的全面增加有关。

Luo 对上海 40～70 岁的 353 例乳腺癌和 701 例土著居民进行分析,在对照组中随着茶叶的消耗量增加,尿液排出物茶多酚的增加,对照组有更高的尿液总茶多酚和茶叶的茶多酚,没有发现乳腺癌和尿茶多酚间的任何剂量反应关系,但发现尿液排出物表儿茶素与乳腺癌的危险度呈负相关,OR 值和 95%可信区间为 0.59(0.39～0.88)。在样条回归中,表儿茶素的水平和乳腺癌之间是完全的剂量反应关系,但在低、中度尿液排泄物范围内不明显。因此,高的表儿茶素(为茶叶茶多酚的成分)可能与乳腺癌风险降低有关。

目前对饮酒是否是明确的乳腺癌致病因素尚无定论。同样尚未证实的是吸烟与乳腺癌的关系。但一些流行病学调查指出,被动吸烟及饮酒亦增加乳腺癌的危险度。女性被动吸烟者患乳腺癌的危险性是无被动吸烟者的 2.54 倍;而每天饮酒 3 次以上的妇女患乳腺癌的危险性可增加 50%～70%。Steven 的研究发现,与对照组相比,饮酒每天超过 15g 者患乳腺癌的风险将增加 1 倍,超过 30g 者风险将增加 2 倍。

流行病学证据表明,高脂肪、低蔬菜、体重指数大、体脂含量高等因素可增加女性乳腺癌的发病率。

特殊饮食因素在乳腺癌病因中的作用尚未完全明了。曾有饮食脂肪的摄入导致了西方国家乳腺癌高发病率的假说,并对该假说抱有很高的热情,这很大程度是基于最微弱的流行病学证据形式——生态学的相关性研究。中年或晚年生活中脂肪摄入与乳腺癌的发病风险有很大关系这一观念,在前瞻性研究和 WHI 试验的结果中得不到支持。与体育活动相关的高能量摄入,可加速儿童时期的生长发育和月经初潮的开始,并导致中年时期中体重增长,因此可以明显地增加乳腺癌发病风险。这些能量平衡的作用显然在乳腺癌发病率的国际差异方面起了很重要的作用。有一些证据表明,类胡萝卜素或富含类胡萝卜素食物中其他化合物可以适度地降低乳腺癌的发病率,但这些发现并不是结论性的,还需要进一步斟酌。乙醇摄入是最明确的乳腺癌的特殊饮食风险因素,研究表明即使是轻度的乙醇摄入也为内源性雌激素水平的升高提供了一种可能的机制,因此支持了因果关系的解释。关于童年和青少年期饮食与数十年以后的乳腺癌的发病风险的假说会更难得到证明。虽然如此,有明确的证据可以证明,通过避免成年时期体重增长和限制乙醇摄入可降低乳腺癌的发病风险。有些证据显示,将饱和脂肪替换为单不饱和脂肪可能会降低乳腺癌发病风险,同时也可降低冠心病的发病风险。

二、TNM 分期系统概述

(一)TNM 分期系统的分类

TNM 分期系统包括 5 种:临床分期(cTNM)、病理分期(pTNM)、治疗后分期(yTNM)、再次治疗分期(rTNM)以及尸检分期(aTNM)。

1.TNM 或 cTNM 即 TNM

的临床分期(治疗前分期)。以治疗前的物理学检查、影像学检查、内镜、活检、外科探查或其他相应的检查资料为基础,反映初治患者的肿瘤进展情况。

2.pTNM

即 TNM 病理分期(手术后分期)。以治疗前 TNM 分期资料为基础,根据手术所见及病理检查附加说明或予以修正。pTNM 可提供更确切的有关恶性肿瘤的生长范围和扩散程度的信息,是对术前临床分期的补充和修正。

3.yTNM

即 TNM 治疗后分期。适用于在手术前实行了新辅助治疗的患者或进行了放疗或系统性治疗或而未手术的患者,根据不同情况可记录为 TNM 临床分期或 TNM 病理分期的形式。TNM 治疗后分期可以反映患者对治疗的反应,并可指导下一步的治疗。但需要注意,这种分期并非患者的初始分期。

4.rTNM

即 TNM 再次治疗分期。该种分期用于描述经过初次治疗的患者经历无病生存期后复发、需再次接受治疗时,对其进行的分期。

5.aTNM

即 TNM 尸检分期。用于生前没有确诊而在患者死亡后,依据尸体解剖结果,对肿瘤进行的 TNM 分期。

(二)TNM 分期系统的基本概念

1.T、N、M 的定义

TNM 分期系统主要依据以下因素分类和分期肿瘤:原发肿瘤的解剖范围、区域淋巴结的状态及远处转移情况。其本质是一种描述肿瘤临床和病理解剖学特征的记录法。

T(tumor):表示原发肿瘤大小和累及的范围。

N(node):表示区域淋巴结受累的状态。

M(metastases):表示远处转移的有无。

2.T、N、M 的分类原则

(1)T 分类:T—原发肿瘤,主要分为以下 7 种情况(表 2-1-1)。

表 2-1-1　T—原发肿瘤

原发肿瘤(T)	
T_0	没有原发肿瘤证据
Tis	原位癌
T_1,T_2,T_3,T_4	依据原发肿瘤大小及局部浸润范围而定。随原发肿瘤的大小和(或)局部浸润范围的增加,数字逐渐增大
Tx	原发肿瘤无法评估(TX 应尽量少用)

(2)N 分类:N—区域淋巴结,主要分为以下 5 种情况(表 2-1-2)。

表 2-1-2　N—区域淋巴结

区域淋巴结(N)	
N_0	无区域淋巴结转移
N_1,N_2,N_3	依据区域淋巴结受累情况而定。随区域淋巴结受累的数量或程度的增大,数字逐渐增大
Nx	区域淋巴结无法评估(NX 应尽量少用)

(3)M 分类：M—远处转移，主要分为以下 2 种情况（表 2-1-3）。

表 2-1-3　M—远处转移

远处转移（M）	
M_0	无远处转移
M_1	有远处转移

需要指出的是，第 7 版 AJCC/UiCC 分期删除了"MX"分类。对存在远处转移者（M_1），可以用下列标识标记转移部位（表 2-1-4）。

表 2-1-4　远处转移者转移部位的标识

转移部位	标识
肺	PUL
骨	OSS
肝	HEP
脑	BRA
淋巴结	LYM
其他	OTH
骨髓	MAR
胸膜	PLE
腹膜	PER
肾	ADR
皮肤	SKI

2.TNM 的病期分组（解剖分期/预后组别）

根据 T、N、M 各自的分类，可以组成多种 TNM 组合。在此组合基础上，分期系统进行了进一步的病期分组。将进展程度和预后相似的 TNM 病例划分到一个病期分组，在第 7 版分期手册（乳腺癌部分）中将其称为"解剖分期/预后组别"。以罗马数字标注为Ⅰ～Ⅳ级，数字越大，期别越晚。有时，需在罗马数字后以 A、B、C 显示亚期。除此以外，以 0 期表示原位癌，0 期的诊断必须有病理学检查证据。

三、乳腺癌 TNM 分期系统

自 1958—1959 年 UICC 首次对乳腺癌进行 TNM 分期后，乳腺癌的 TNM 分期已走过 50 多年的历史。UICC 与 AJCC 密切合作，不断完善、修订乳腺癌 TNM 分期系统，于 2009 年发布了最新的乳腺癌 TNM 分期第 7 版，并于 2010 年 1 月起施行。作为女性高发肿瘤，乳腺癌临床病理研究进展迅速，如新辅助治疗、前哨淋巴结活检以及肿瘤标志物的运用等。第 7 版乳腺癌 TNM 分期以循证医学为基础，参考了近年来在临床和基础研究方面的新进展，分期较第 6 版有些变化，反映了目前乳腺癌临床诊断及治疗方面的广泛性共识，现将其简介如下。

（一）乳腺癌 TNM 分期（第 7 版）概述

由于 AJCC 乳腺癌工作组一直注重保持 TNM 分期新旧版本的连续性,因此第 7 版乳腺癌分期在 TNM 的界定以及乳腺癌解剖分期/预后组别的划分上变动较小,而对新辅助治疗后的分期给予了加强。

1.ⅠA 期和ⅠB 期的设立

第 7 版分期将Ⅰ期肿瘤进一步划分为ⅠA 期和ⅠB 期肿瘤,具体变化是将 $T_1N_0M_0$ 肿瘤划为ⅠA 期,而将有淋巴结微转移(pN_{1mi})的 T_0 和 T_1 肿瘤由ⅡA 期变更为ⅠB 期。传统上 AJCC 将淋巴结微转移(即 pN_{1mi},转移灶>0.2mm 但≤2mm)的预后价值等同于>2mm 的淋巴结转移。美国 SEER 国家癌症数据库近期的分析显示,pT_0~$T_1N_{1mi}M_0$ 患者的 5 年和 10 年生存率较 $pT_1N_0M_0$ 患者仅低 1%,但优于 pT_0~$T_1N_{1a}M_0$,因此做出上述调整以便进一步研究。

2.远处转移的分类

第 7 版分期在保留 M_0 和 M_1 的基础上增加了"$cM_0(i+)$",取消了 MX。各 M 分期的定义更为细化。M_0 是指肿瘤患者缺乏远处转移的临床或影像学证据。如果缺乏远处转移的临床或影像学证据,但通过分子生物学方法或镜检在循环血液、骨髓或其他非区域淋巴结组织中发现不超过0.2mm 的肿瘤细胞时即为 $cM_0(i+)$。$M_0(i+)$ 属于 M_0,肿瘤的解剖分期/预后组别不会因此发生变化。M_1 是指通过传统的临床和影像学方法发现的远处转移和(或)组织学证实超过 0.2mm 的远处转移。M 分期主要是基于临床和影像学检查,但推荐进行病理学确认,尽管后者可能因安全性等原因而无法获得。AJCC 声明没有"pM_0"的命名,M_0 只能是临床的概念。

3.原发肿瘤大小的测量

第 7 版中要求原发肿瘤(T)大小的测量应精确到毫米,用于分期的肿瘤最大径的单位随之由厘米改为毫米。T 分期添加"c"或"p"的修饰前缀(即"cT"或"pT")以显示其大小测量方法是基于临床(体格检查、乳腺摄片、超声或 MRI)或病理检查。一般而言,病理检查确定的原发肿瘤大小较临床测量准确。在确定"pT"分期时,如果浸润性癌可以用一个石蜡块全部包埋,镜下测量是较好选择;如果浸润性癌需要多个石蜡块才能包埋,标本的大体测量更为准确。

4.区域淋巴结转移的判定

第 7 版分期对于孤立肿瘤细胞簇(ITC)的定义更加严格。不超过 0.2mm 的小细胞簇,或在单张组织切片中不融合或接近不融合的细胞簇,其肿瘤细胞数量<200 个属 ITC 范畴,仅含有 ITC 的淋巴结不计入 N 分期的阳性淋巴结数目中。第 7 版分期对于前哨淋巴结活检标志"sn"的使用进行了规范。如果前哨淋巴结大体检出的淋巴结数量≥6 枚,不应再使用"sn"标记。

5.新辅助化疗后的分期

新辅助化疗、内分泌治疗甚至靶向治疗的应用促成乳腺癌工作组在第 7 版中增加(或增强)了新辅助治疗后的分期系统,用于评估该组患者的预后。该系统的表述方式是在 TNM 前添加"yc"或"yp"的前缀,即 ycTNM 或 ypTNM。新辅助治疗后的 T 分期(yT)可依据临床或影像学检查得出(ycT)或依据病理学检查结果判定(ypT)。其中,ypT 规定为测量浸润性肿瘤中最大的一个病灶（尚存争议），而添加下角标"m"表示多病灶肿瘤。ypN 的分期参照 pN 分期。新辅助化疗后淋巴结的转移灶不超过 0.2mm 者被归入 $ypN_0(i+)$，但该患者不能被认为是获得了病理完全缓解（pCR）。新辅助化疗后的 ypM 取决于患者接受治疗前的临床 M_0。如果患者在新辅助化疗前已经发现远处转移灶（M_1），无论其新辅助化疗的反应如何，仍被划分为 M_1（Ⅳ期）。因而，新辅助化疗不改变患者治疗前的临床分期。如果患者治疗前为 M_0，新辅助化疗开始后发现远处转移（ypM_1）则提示肿瘤进展。

另外，ypTNM 应记录患者对新辅助治疗的反应程度（完全缓解、部分缓解、无缓解），而且需要说明判定反应程度的依据［体格检查、影像技术（乳腺摄片/B 超/磁共振）、病理检查］。

（二）乳腺癌 TNM 分期的内容

AJCC/UICC 第 7 版 TNM 分期系统适用于乳腺浸润性癌或原位癌（伴有或不伴有微转移）。所有分期病例必须由病理组织学证实，同时应记录其组织学类型和组织学分级。TNM 分期类型包括临床分期、病理分期以及治疗后分期。

1.T 分期

（1）原发肿瘤的临床/病理分期（cT/pT）：原发肿瘤的临床与病理分期均采用相同的 T 分类标准，测量应准确至毫米。对于略微超过 T 分类临界值者（如 1.1mm 或 2.01cm）可记录为 1mm 或 2.0cm。与第 6 版分期手册相比，T 分类标准没有变化。以"c"或"p"前缀（即 cT 或 pT）表明 T 分期是基于临床（体检或影像学检查）还是病理学检查得出；一般而言，病理确定的原发肿瘤大小较临床测量准确（表 2-1-5）。

表 2-1-5　乳腺癌 TNM 分期系统（第 7 版）

原发肿瘤（T）	
临床/病理分期（cT/pT）	
Tx	原发肿瘤无法评估
T_0	无原发肿瘤证据
Tis	原位癌
Tis(DCIS)	导管原位癌
Tis(LCIS)	小叶原位癌
Tis(Paget's)	不伴实质内肿瘤（浸润性癌或原位癌）的乳头 Paget 病（伴有肿块时按肿瘤大小和特征进行分类，尽管仍需注明存在 Paget 病）
T_1	肿瘤最大直径≤20mm
T_{1mi}	微小浸润最大直径≤1mm
T_{1a}	肿瘤最大直径>1mm 而≤5mm
T_{1b}	肿瘤最大直径>5mm 而≤10mm
T_{1c}	肿瘤最大直径>10mm 而≤20mm
T_2	肿瘤最大直径>20mm 而≤50mm
T_3	肿瘤最大直径>50mm

| 原发肿瘤(T) | |
临床/病理分期(cT/pT)	
T_4	不论肿瘤大小,直接侵犯胸壁和(或)皮肤(溃疡或皮肤结节);单纯侵犯真皮不作为 T_4
T_{4a}	侵犯胸壁,仅仅胸肌粘连/侵犯不包括在内
T_{4b}	乳房皮肤溃疡和(或)同侧乳房皮肤卫星结节和(或)皮肤水肿(包括橘皮样变),但不满足炎性乳癌的标准
T_{4c}	$T_{4a}+T_{4b}$
T_{4d}	炎性乳癌

注:a"胸壁"概念;b 炎性乳癌的诊断要求典型的皮肤受累面积至少占据乳房皮肤面积的 1/3。组织学发现皮肤淋巴管癌栓是支持诊断的证据,但并非必需,而且只有皮肤淋巴管受累的组织学证据而没有典型临床表现者也不足以诊断炎性乳腺癌。

(2)原发肿瘤的治疗后分期:新辅助治疗后的 ypT 的测量标准尚存在争议,目前规定以测量浸润性肿瘤中最大的一个病灶为准,添加字母"m"以表示多病灶肿瘤。另外应该注意,对新辅助治疗前诊断为炎性乳癌患者,即便治疗后炎症表现完全缓解,仍然划归为炎性乳癌。

2.N 分期

(1)区域淋巴结临床分期(cN):在 N 分期中,第 7 版手册使用"clinically detected"替代了第 6 版中的"clinically apparent",并将其定义明确为:通过影像学检查(不包括淋巴闪烁造影术)或临床检查而发现高度怀疑有恶性肿瘤的特征,或者在针吸活检细胞学检查基础上推测有病理性宏转移。

经过针吸活检而非切除活检证实的转移淋巴结,需要添加后缀"f",如 cN3a(f);在缺乏"pT"时,淋巴结切除活检或前哨淋巴结活检的结果归入 cN,如 cNi;确认淋巴结状态的方法需要加以注明,如临床检查、针吸活检、空芯针活检或前哨淋巴结活检;只有具有"pT"信息时,才将 pN 分期用于淋巴结切除活检或前哨淋巴结活检(表 2-1-6)。

表 2-1-6　乳腺癌 TNM 分期系统(第 7 版)

| 区域淋巴结 | |
临床分期(cN)	
Nx	区域淋巴结无法评估(例如既往已切除)
N_0	无区域淋巴结转移
N_1	同侧Ⅰ、Ⅱ级腋窝淋巴结转移,可移动
N_2	同侧Ⅰ、Ⅱ级腋窝淋巴结转移,临床表现为固定或融合;或缺乏同侧腋窝淋巴结转移的临床证据,但临床上发现有同侧内乳淋巴结转移
N_{2a}	同侧Ⅰ、Ⅱ级腋窝淋巴结转移,互相融合或与其他组织固定
N_{2b}	仅临床上发现同侧内乳淋巴结转移的临床证据,而没有Ⅰ、Ⅱ级腋窝淋巴结转移的临床证据

区域淋巴结临床分期（cN）	
N₃	同侧锁骨下淋巴结（Ⅲ级腋窝淋巴结）转移，伴或不伴Ⅰ、Ⅱ级腋窝淋巴结转移；或临床上发现同侧内乳淋巴结转移伴Ⅰ、Ⅱ级腋窝淋巴结转移；或同侧锁骨上淋巴结转移伴或不伴腋窝或内乳淋巴结转移
N₃ₐ	同侧锁骨下淋巴结转移
N 3b	同侧内乳淋巴结转移伴腋窝淋巴结转移
N 3c	同侧锁骨上淋巴结转移

（2）区域淋巴结病理分期（pN）：在 pN 分期中，第 7 版对于孤立肿瘤细胞簇（ITC）的定义更加严格。其定义为：不超过 0.2mm 的小细胞簇，或散在单个肿瘤细胞，或在单张组织切片中 <200 个细胞的细胞簇。ITC 可通过常规组织学或免疫组化法（IHC）检测。仅包含 ITCs 的淋巴结在 N 分期时不计入阳性淋巴结，但应包括在总的评估淋巴结数中（表 2-1-7）。

表 2-1-7　乳腺癌 TNM 分期系统（第 7 版）

区域淋巴结病理分期（pN）	
pNx	区域淋巴结无法评估（例如淋巴结既往已切除或切除后未进行病理学检查）
pN₀	组织学检查无区域淋巴结转移
pN₁（1－）	组织学检查无区域淋巴结转移，IHC 阴性
pN₀（i＋）	区域淋巴结中的恶性细胞转移灶≤0.2 分钟（HE 或 IHC 方法确定，包括 ITC）
pN₀（mol－）	组织学检查无区域淋巴结转移，分子生物学检测（RT-PCRb）阴性
pN₀（mol＋）	分子生物学检测（RT-PCR）阳性，但组织学或 IHC 检测无区域淋巴结转移
pN₁	微转移；1～3 枚腋窝淋巴结转移；和（或）前哨淋巴结活检发现内乳淋巴结转移，但临床上未发现
pN₁ₘᵢ	微转移[>0.2mm 和（或）单个淋巴结单张组织切片中肿瘤细胞数量 >200 个，但≤2mm]
pN₁ₐ	1～3 枚腋窝淋巴结转移，至少一处转移灶>2mm
pN₁ᵦ	前哨淋巴结活检发现内乳淋巴结微转移或宏转移；但临床上未发现
pN₁c	1～3 枚腋窝淋巴结转移，且前哨淋巴结活检发现内乳淋巴结微转移或宏转移，但临床上未发现
pN₂	4～9 枚腋窝淋巴结转移，或临床上发现内乳淋巴结转移；但不伴腋窝淋巴结转移
pN₂ₐ	4～9 枚腋窝淋巴结转移（至少一处转移灶>2mm）
pN₂ᵦ	临床上发现内乳淋巴结转移，但不伴腋窝淋巴结转移

区域淋巴结	
病理分期(pN)	
pN_3	≥10 枚腋窝淋巴结转移;或锁骨下(Ⅲ级腋窝)淋巴结转移;或临床上发现同侧内乳淋巴结转移,并伴有 1 枚或多枚Ⅰ、Ⅱ级腋窝淋巴结转移;或>3 枚腋窝淋巴结转移,并且前哨淋巴结活检发现内乳淋巴结宏转移或微转移(但临床上未发现);或同侧锁骨上淋巴结转移
pN_{3a}	≥10 枚同侧腋窝淋巴结转移(至少一处转移灶>2mm);或锁骨下(Ⅲ级腋窝)淋巴结转移
pN_{3b}	临床上发现同侧内乳淋巴结转移,并且有 1 枚或多枚腋窝淋巴结阳性;或多于 3 枚腋窝淋巴结转移,同时前哨淋巴结活检发现内乳淋巴结微转移或宏转移,但临床上未发现
pN_{3c}	同侧锁骨上淋巴结转移

(3)区域淋巴结治疗后分期(yN):新辅助治疗后的 ypN 的分期方法参照 pN 分期。如果新辅助治疗后未行前哨淋巴结活检或腋窝淋巴结清扫术,可以归类为 ypNx。如果新辅助治疗后进行了前哨淋巴结活检,那么治疗后分期应该标记"sn",没有标记"sn"者,默认为进行了腋窝淋巴结清扫术。

3.M 分期

(1)远处转移临床/病理分期:M 分期主要是基于临床和影像学检查,但推荐进行病理学确议,尽管后者可能因方便性或安全性等原因而无法获得。第 7 版分期在保留 M_0 和 M_1 的基础上增加了"$cM_0(i+)$",取消了 Mx。$M_0(i+)$ 属于 M_0,肿瘤的解剖分期/预后组别不会因此发生变化。另外,AJCC 声明没有"pM_0"的命名,M_0 只能是临床的概念(表 2-1-8)。

表 2-1-8　乳腺癌 TNM 分期系统(第 7 版)

远处转移(M)	
M_0	无远处转移的临床及影像学证据
$cM_0(i+)$	无远处转移的临床及影像学证据,但分子生物学或镜下检查在循环血液、骨髓,或其他非区域淋巴结组织中发现不超过 0.2mm 的肿瘤细胞,患者没有转移的症状和体征
M_1	通过传统临床及影像学方法发现的远处转移,和(或)组织学证实超过 0.2mm 的转移灶

(2)远处转移的治疗后分期:新辅助治疗后的 yM 取决于患者接受治疗前的临床 M。新辅助化疗不会改变患者治疗前的临床分期。如果患者在新辅助化疗前已经发现远处转移(M_1),无论其新辅助化疗的反应如何,即使完全缓解也仍被划分为 M_1。如果患者治疗前为 M_0,新辅助化疗开始后发现远处转移(ypM_1)则提示肿瘤进展。

4.解剖分期/预后组别

(1)乳腺癌 TNM 解剖分期/预后组别(第 7 版):将 T、N、M 分期按照进展程度和预后进一步划分成0～Ⅳ期的病期分组,七版分期手册将其称为"解剖分期/预后组别"(表 2-1-9)。

表 2-1-9　乳腺癌 TNM 解剖分期/预后组别(第 7 版)

期别	T	N	M
0 期	Tis	N_0	M_0
Ⅰ A 期	N_0	M_0	
Ⅰ B 期	T_1	N_{1mi}	M_0
	T_1	N_{1mi}	M_0
Ⅱ A 期	T_0	N_1	
	T_1	N_1	M_0
	T_2	N_0	M_0
Ⅱ B 期	T_2	N_1	M_0
	T_3	N_0	M_0
Ⅲ A 期	T_0	N_2	M_0
	T_1	N_2	M_0
	T_2	N_2	M_0
	T_3	N_1	M_0
	T_3	N_2	M_0
Ⅲ B 期	T_4	N_0	M_0
	T_4	N_1	M_0
	T_4	N_2	M_0
Ⅲ C 期	任何 T	N_3	M_0
Ⅳ 期	任何 T	任何 N	M_0

(2)第 7 版解剖分期/预后组别：与第 6 版的比较第 7 版分期在第 6 版基础上对乳腺癌的病期分组进行了调整，将Ⅰ期肿瘤进一步划分为Ⅰ A 期和Ⅰ B 期肿瘤，将有淋巴结微转移的 T_0 和 T_1 肿瘤(即 $T_0 \sim T_1 N_{1mi} M_0$)由Ⅱ A 期归入Ⅰ B 期(表 2-1-10)。

表 2-1-10　第 7 版与第 6 版乳腺癌 TNM 解剖分期/预后组别比较

期别	第 7 版	第 6 版
Ⅰ 期	Ⅰ A 期：$T_1 N_0 M_0$	$T_1 N_0 M_0$
	Ⅰ B 期：$T_0 N_{1mi} M_0$	
	$T_1 N_{1mi} M_0$	
Ⅱ A 期	$T_1 N_1 M_0$	$T_0 N_1 M_0$
	$T_1 N_1 M_0$	$T_0 N_1 M_0$
	$T_2 N_0 M_0$	$T_2 N_0 M_0$

5.组织学分级(G)

所有浸润性乳腺癌都应分级。推荐使用 Nottingham 联合组织学分级。肿瘤的分级由形态学特点决定(包括腺管形成的程度、细胞核的多形性以及核分裂计数)。每项评分从1分(良好)至2分(差),然后将3类分数相加,评出3个等级:3~5分为1级,6~7分为2级,8~9分为3级(表2-1-11)。

表 2-1-11 组织学分级(推荐使用 Nottingham 联合组织学分级)

GX	不能判断分化程度
G_1	综合评分为低分数(预后好)
G_2	综合评分为中度分数(预后中等)
G_3	综合评分为高分数(预后差)

6.补充说明

(1)TNM 分期中涉及的相关解剖部位

①胸壁:胸壁的概念包括肋骨、肋间肌、前锯肌,但不包括胸肌。因而,胸肌浸润不属于胸壁侵犯。

②区域淋巴结:乳腺的淋巴引流路径包括3个主要途径,分别是经腋窝、穿胸肌和经内乳淋巴途径。乳腺内淋巴结位于乳腺组织内,用于 N 分期时计入"腋窝淋巴结"。用于分期时,锁骨上淋巴结也属于区域淋巴结。而除此外的淋巴结转移:包括颈淋巴结、对侧内乳或腋窝淋巴结均为远处转移(M_1)。

乳腺的区域淋巴结分为下述4个部位:

a.腋窝(同侧):包括胸肌间淋巴结以及沿腋静脉及其属支分布的淋巴结,根据引流方向分为3个水平:Ⅰ级(腋下组),位于胸小肌外缘外侧的淋巴结。Ⅱ级(腋中组):位于胸小肌内外侧缘之间的淋巴结,胸肌间淋巴结。Ⅲ级(腋上组):位于胸小肌内缘之内至锁骨下缘的淋巴结,也称"尖淋巴结"或"锁骨下淋巴结"。这一水平的淋巴结转移意味预后不良,因而第7版分期系统以"锁骨下淋巴结"称谓这一水平的淋巴结以示区别。

b.内乳(同侧):沿胸内筋膜胸骨边缘分布,位于肋间的淋巴结。

c.锁骨上:位于锁骨上窝内,即在由肩胛舌骨肌及腱(外侧界和上界)、颈内静脉(内侧界)、锁骨及锁骨下静脉(下界)界定的解剖三角内的淋巴结。位于该解剖三角以外的毗邻淋巴结属于颈淋巴结,其转移属 M_1。

d.乳腺内:位于乳腺组织内的淋巴结,用于 N 分类分期时归为腋窝淋巴结。

(2)TNM 分期相关的大样本预后研究:乳腺癌 TNM 分期系统以循证医学为基础,根据近年来临床和基础研究的新进展,不断进行修正、调整,以符合临床乳腺癌治疗的实际情况,更好地指导临床医疗实践。以下研究是 AJCC 手册中列出的与乳腺癌 TNM 分期相关的两个大样本人群预后研究。

7.问题与展望

随着乳腺癌手术、放疗和药物治疗的迅速进展以及对肿瘤标志物的深入研究,以肿瘤 T、N、M 的解剖特征为主要分期依据的 TNM 分期系统已经面临挑战,乳腺癌的治疗和预后可能更多地受到其他因素的影响,如肿瘤切缘、病灶数目、肿瘤标志物状态、乳腺癌组织学分级以及多基因表达等。上述因素是否应该以及如何整合到新的分期系统中,已经成为乳腺癌 TNM

分期工作组的一项重要任务。事实上,某些肿瘤的分期系统已经引入了一些预后因素作为分期的评价因素,如 Gleason 评分和前列腺特异抗原(PSA)已经运用于前列腺癌的分期。经过充分的考虑和评价,AJCC 第七版乳腺癌 TNM 分期尚没有纳入前述任何一项指标,而是以单列的、以"预后因子"为标题的小节建议收集相关的预后因子,以便预测患者预后以及评价这些指标在未来 TNM 分期中可能起到的作用。这些预后因子包括:组织学分级、肿瘤标志物状态(ER、PR 和 HER2)及检测方法、淋巴结的评价方法(临床检查、针吸细胞学、空芯针活检、前哨淋巴结活检)、区域淋巴结的 IHC 染色情况及分子研究结果、远处转移的评价方法(临床、放射学、活检)、循环肿瘤细胞(CTC)及其检测法、播散肿瘤细胞(DTC)及其检测法、多基因标志评分和患者对新辅助化疗的反应程度(完全、部分或无缓解)及其确认方式等。随着临床以及基础研究的不断深入和进展,乳腺癌的生物学特征对患者治疗及预后的影响会日渐明朗,也许在不久的将来有望见到新的乳腺癌 TNM 生物学分期系统。

四、临床诊断

(一)乳腺癌的临床表现

早期乳腺癌往往不具备典型的症状和体征,不容易引起重视,通常是由体检或筛查发现并诊断。具有典型临床表现的乳腺癌通常已经不属于早期,这些典型的临床表现包括以下几个方面。

1.乳腺肿块

多为单发、质硬、边缘欠规则、活动欠佳,大多数为无痛性肿块,仅少数伴有不同程度的隐痛或刺痛;乳腺肿块为乳腺癌最常见的症状,约 90% 的患者是以该症状前来就诊的。随着肿瘤知识的普及,防癌普查的开展,这一比例或许还会增加。若乳腺出现肿块,应对以下几个方面加以了解。

(1)部位:乳腺以乳头为中心,做一十字交叉,可将乳腺分为内上、外上、内下、外下及中央(乳晕部)5 个区。而乳腺癌以外上多见,其次是内上。内下、外下较少见。

(2)数目:乳腺癌以单侧乳腺的单发肿块为多见,单侧多发肿块及原发双侧乳腺癌临床上并不多见。

(3)大小:早期乳腺癌的肿块一般较小,有时与小叶增生或一些良性病变不易区分。但即使很小的肿块有时也会累及乳腺悬韧带,而引起局部皮肤的凹陷或乳头回缩等症状,较易早期发现。

(4)形态和边界:乳腺癌绝大多数呈浸润性生长,边界欠清。有的可呈扁平状,表面不光滑,有结节感。但需注意的是,肿块越小,上述征象越不明显,而且少数特殊类型的乳腺癌可因浸润较轻,呈膨胀性生长,表现为光滑、活动、边界清楚,与良性肿瘤不易区别。

(5)活动度:肿块较小时,活动度较大,但这种活动是肿块与其周围组织一起活动。若肿瘤侵犯胸大肌筋膜,则活动度减弱;肿瘤进一步累及胸大肌,则活动消失。让患者双手叉腰挺胸使胸肌收缩,可见两侧乳腺明显不对称。晚期乳腺癌可侵及胸壁,则完全固定,肿瘤周围淋巴结受侵,皮肤水肿可以呈橘皮状,称"橘皮征",肿瘤周围皮下出现结节称"卫星结节"。

2.乳头溢液

多为血性乳头溢液,发生于单侧、单孔;有生理性和病理性之分。生理性乳头溢液主要见于妊娠和哺乳期女性。病理性乳头溢液是指非生理状态下的乳腺导管泌液。通常所说的即指后者。乳头溢液可因多种乳腺疾病而引起,也较易为患者注意,是临床上约 10% 的患者前来就诊的主要原因之一,在各种乳腺疾病的症状中,其发生率仅次于乳腺肿块和乳腺疼痛。

3.皮肤改变

乳头皮肤出现典型的"酒窝征""橘皮征""皮肤卫星结节"等改变;乳腺癌侵犯腺体与皮肤之间的韧带使之萎缩,可出现皮肤凹陷,这也是早期乳腺癌症状表现。若乳腺癌细胞阻塞了淋巴管,造成皮肤水肿,毛囊处凹陷,皮肤呈橘皮样改变,这已是晚期乳腺癌的表现。此外,雌激素是乳腺肿瘤发病的先决条件之一。乳腺癌的发病期从 18～70 岁不等,年龄多在 30～60 岁之间,生育期、更年期是女性乳腺癌的高发阶段,使用雌激素替代治疗超过 10 年以上的妇女应密切监测,有条件的应进行基因筛查。另外,乳腺肿瘤引起皮肤的改变,与肿瘤的部位、深浅和侵犯程度有关,通常有以下几种表现。

(1)皮肤粘连。

(2)皮肤浅表静脉曲张。

(3)皮肤发红。

(4)皮肤水肿。

此外,晚期乳腺癌尚可直接侵犯皮肤引起溃疡,若并发细菌感染,气味难闻。癌细胞若浸润到皮内并生长,可在主病灶的周围皮肤形成散在的硬质结节,即"皮肤卫星结节"。

4.乳头异常

包括乳头回缩、抬高、糜烂、破溃等;乳头扁平、回缩、凹陷,直至完全缩入乳晕下,看不见乳头。有时整个乳房抬高,两侧乳头不在同一水平面上。乳腺癌患者若有乳头异常改变,通常表现为乳头糜烂或乳头回缩。

5.腋窝淋巴结肿大

同侧腋窝出现肿大淋巴结,质硬、散在、可推动,随着病情发展,淋巴结可逐渐融合,并在皮肤和周围组织粘连、固定、晚期可在锁骨上和对侧腋窝摸到转移的淋巴结。乳腺癌逐步发展,可侵及淋巴管,向其局部淋巴引流区转移。其中,最常见的淋巴转移部位是同侧腋窝淋巴结。淋巴结常由小逐步增大,淋巴结数目由少逐步增多,起初,肿大的淋巴结可以推动,最后相互融合,固定。肿大的淋巴结如果侵犯、压迫腋静脉常可使同侧上肢水肿;如侵及臂丛神经时引起肩部酸痛。

检查腋窝淋巴结时,应使患侧上肢尽量放松,这样才可扪及腋顶。若能触及肿大淋巴结尚需注意淋巴结的数目、大小、质地、活动度及其表面情况,以和炎症、结核相鉴别。如果乳房内未及肿块,而以腋窝淋巴结肿大为首发体征而来就诊的比较少,当腋窝淋巴结肿大,病理证实是转移癌时,除仔细检查其淋巴引流区外,尚要排除肺和消化道的肿瘤。若病理提示是转移性腺癌,要注意"隐匿性乳腺癌"可能。此时,多未能发现乳房病灶,钼靶摄片或许有助于诊断。淋巴结行激素受体测定若阳性,即使各项检查都未能发现乳房内病灶,仍然要考虑乳腺来源的肿瘤。

乳腺癌可向同侧腋窝淋巴结转移,还可通过前胸壁和内乳淋巴网的相互交通,向对侧腋窝淋巴结转移,发生率在5%左右。此外,晚期乳腺癌尚可有同侧锁骨上淋巴结转移,甚至对侧锁骨上淋巴结转移。

6.乳腺疼痛

可见于多种乳腺疾病,但疼痛并不是乳腺肿瘤的常见症状,不论良性或恶性乳腺肿瘤通常总是无痛的。有研究显示,绝经后女性出现乳腺疼痛并伴有腺体增厚者,乳腺癌检出率将增高。当然,肿瘤伴有炎症时可以有胀痛或压痛。晚期肿瘤若侵及神经或腋淋巴结肿大压迫或侵犯臂丛神经时可有肩部胀痛。

7.乳晕异常

炎性乳腺癌时局部皮肤呈炎症样表现,颜色由淡红到深红,开始时比较局限,不久即扩大到大部分乳腺皮肤,同时伴有皮肤水肿。皮肤增厚、粗糙、表面温度升高。

(二)乳腺癌的检查

1.乳腺癌的X线检查

乳腺X线筛查是医学史上最具价值的影像学检查。尽管在19世纪70年代,乳腺X腺摄影已被证实可以比临床及一般检查检测出更早期、更微小的癌灶,但问题是能不能提高生存率,后来有人陆续做过验证性试验,其中有两个试验发现妇女参加筛查能使乳腺癌的死亡率降低20%～30%。对所有结果进行的分析结果明确显示X线筛查能降低乳腺癌的死亡率。在美国有学者认为X线摄影对任何年龄段妇女的筛查价值没有任何差别。乳腺癌的X线检查主要用以表明:如果妇女带有这种基因缺陷,其50岁以前患乳腺癌的可能性为50%,在65岁以前为80%。而对于一般妇女来说,这种可能性分别为2%和6%。这种普查方法可使有该基因缺陷的妇女早期被发现,从而采取积极而有效的预防措施,如严密监测、化学预防或者预防性双侧乳腺切除。

乳腺癌的X线检查主要有以下几种。

(1)乳腺X线摄片(乳腺钼靶X线检查):是利用一种先进的钼靶X线机,对乳腺进行照片,以获取其影像学资料,是早期发现乳腺癌病灶的一个重要方法。乳腺癌可以出现多种X线表现,肿块和钙化是乳腺癌的基本X线征象和重要的诊断依据。乳腺钼靶摄影常能检查出医师不能触及的结节,即所谓"隐匿性乳癌"和很早期的原位癌。乳腺癌在钼靶成像中多为簇状钙化、小结节影、团片状密度增高影、星芒征等。钼靶X线中出现钙化灶,对早期乳腺癌的诊断有重要意义。钼靶X线对乳腺整体感官性强,可以有效地提高乳腺癌发现率,降低误诊、失诊的机会,在国外已成为乳腺癌的普查手段之一。乳腺X线摄片对乳腺癌的确诊率可达80%～90%,然而乳腺X线检查还有另一个重要的实际目的,那就是为了评价是否存在其他隐匿性癌灶。在乳腺良、恶性病变的鉴别诊断和乳腺癌早期诊断方面,目前还没有其他方法能够取代它,现常用的有钼靶和干板摄片2种方法。

X线片有以下特征时,要考虑乳腺癌。

①肿块影:多表现为不规则或呈分叶状,无明显界限,中心密度高,有的其边缘有短的毛刺,外突而呈星状表现。或有僵直的索状带向外周延伸。有时肿块周围结构紊乱变形,可出现砂粒样钙化,有时可见增粗扭曲的血管影,或可见到邻近皮肤增厚凹陷或乳头凹陷。

②钙化影:有部分患者临床上摸不到肿块,X 线片上也可能没有肿块影,而单纯表现为簇状细砂粒样钙化影,或伴有斑片状密度稍高影像。已成为乳腺癌的普查手段之一。

乳腺钼靶 X 线检查主要目的是评价在乳腺 X 线筛查中偶然发现而没有临床症状的病灶,其作用如下:a.明确病灶是否存在,或仅仅是由于正常结构重叠所致;b.观察肿块的边缘以判断其倾向于良性或恶性,决定是否需要进行活检;c.观察肿块的形态及钙化的分布来决定是否需要进行活检。

(2)乳腺导管造影术:乳头溢液是乳腺疾病的一种症状,常见的乳头溢液有清水样、乳汁样、浆液性或血性,可表现为单侧单孔、单侧多孔、双侧单孔及双侧多孔溢液等。其原因可见于多种乳腺疾病如乳腺导管内病变(包括导管内乳头状瘤或导管内乳头状瘤病及乳腺癌等),多表现为淡黄色或血性溢液;乳腺导管扩张、浆细胞乳腺炎及内分泌因素如泌乳素升高,后者多表现为双侧多乳汁样或清水样溢液。乳腺导管内病变由于其体积小,触诊大多难以发现肿块,影像学检查很少有阳性发现。因此,是否存在乳头溢液是临床体检必不可少的步骤,而体检发现后进一步检查及诊断意义十分重要。1930 年 Ries 及 1937 年 Hicken 利用碘油行导管造影,20 世纪 60 年代后新的低毒水溶性造影剂普遍应用,乳腺导管造影才被放射界普遍应用。

我们在临床应用中体会到导管造影术简单、安全、无明显毒副作用,给患者带来的痛苦相对较轻,方便而经济,导管造影钼靶摄片可同时了解腺体的结构,可清晰显示导管内的结构,弥补导管镜对终末导管的病变难以检测的不足,还可了解病变的方位及范围,对外科治疗有一定的指导意义。

①适应证和禁忌证:除内分泌性溢乳外,所有病理性乳头溢液患者,包括血性、浆液性、浆液血性和清水样溢液,为了解导管内是否有占位性病变,均可行导管内造影检查。急性炎症、乳头乳晕明显感染、哺乳期、对造影剂过敏者,为导管造影禁忌证。

②造影方法:患者仰卧位或坐位。用 1mL 注射器接 4% 顶端已磨钝的针头,抽 1mL 60% 的泛影葡胺,排出空气备用。用 75% 的乙醇常规消毒并拭净乳头,轻轻挤压乳头,使少量液体从乳孔溢出,识别溢液导管口,然后轻轻捏起乳头,以柔软的捻转动作将钝头细针插入到溢液导管口内,进针一般不超过 1cm,以没有阻力为准。缓慢注入造影剂,至患者有胀感或注射有阻力时停止,一般需注入 0.1~0.4mL。注毕拔出针头,迅速拍轴、侧斜位片。一般情况下造影剂不会外溢,导管内有占位时,造影剂会自行流出,必要时可重复注射。

③注意事项

a.病变导管口的选择必须准确,若误插入正常的导管口,可造成假阴性表现。

b.操作时勿将小气泡注入导管内,否则可造成假阴性充盈缺损。

c.针头插入不宜过深,否则很易刺破管壁造成造影剂外渗而导致造影失败。

d.注射造影剂时应缓慢、轻柔,若注射时感到有阻力,且患者主诉有疼痛感,应立即停止注射。过多注射可导致造影剂渗入间质,影响诊断。

e.对多孔淡黄色或血性溢液患者可选择两孔以上注入造影剂。

④导管造影的表现

a.正常导管的造影表现:一般乳头有 15~20 个乳孔,每一个乳孔开口引流一支乳腺导管,每一支乳腺导管分成主导管(Ⅰ级导管)、Ⅱ级导管、Ⅲ级导管、Ⅳ级导管。主导管最粗,管径为

0.3～1.0mm,平均1.28mm；Ⅱ级导管管径 0.5～1.5mm,平均 0.93mm；Ⅲ级导管管径 0.3～1.0mm,平均 0.59mm,Ⅳ级导管0.2～0.7mm。正常导管表现为整个导管显示清晰,走势柔软、粗细均匀、逐渐变细,遍及整个乳房。在每一次的分叉中有一短暂的扩大,也属正常。

b.乳腺导管扩张的造影表现:导管不同程度增粗扩张,呈柱状或囊状扩张,或者表现为导管失去由粗到细的正常分布形态,显示管腔粗细不同,但走势尚自然柔软。

c.导管内病变的导管造影表现:乳腺导管内病变包括导管内乳头状瘤、导管内乳头状瘤病和导管内癌,主要表现为淡黄色或血性溢液。导管内乳头状瘤主要发生在大导管,表现为主导管或Ⅰ～Ⅱ级导管内大小不等的单发或多发的圆形、类圆形充盈缺损,近端导管可不同程度扩张,导管边缘光整,远侧导管分支走行自然;亦可见导管梗阻,在主导管梗阻处呈弧形杯口状肿块影,近端导管管壁光滑、完整、无浸润现象,远端导管完全不显影。多发导管内乳头状瘤,也称管内乳头状瘤病,病灶多位于Ⅱ级导管以上,表现为导管内圆形或类圆形充盈缺损,形如小米粒状大小不等之串珠样积聚征象,或多个Ⅱ级以上导管分支远端呈续断状显影或显影中断,近端导管可不同程度扩张。

d.乳腺癌的导管造影表现:可表现为多种形态,如导管内不规则充盈缺损、管壁破坏呈锯齿状、导管狭窄、截断或断续状充盈、导管形态僵硬、扭曲变形;部分可见区域性乳腺组织结构紊乱或异常收缩、纠集;部分可伴有导管显影区域广泛分布的多形性细小钙化;部分表现为"潭湖征",是肿瘤破坏导管造成造影剂渗漏至乳管附近或肿瘤坏无效腔内形成潭湖状、片状外溢现象;部分仅表现中、小导管内小充盈缺损,术前易误诊为导管内乳头状瘤。由于导管内造影间接反映了乳腺导管的情况,不能获得病理学的资料,只能初步临床诊断,遇有可疑征象时,应及时手术活检取得病理学诊断为妥,以免贻误病情。总之,影像特征可因癌肿的浸润、梗阻、破坏而引起乳腺导管壁僵硬、局部狭窄、管壁不规则破坏或突然中断或本应呈树枝状分支的导管树整体走向扭曲异常。

(3)CT(计算机断层扫描):CT 可对乳腺进行横断及薄层扫描,从而减少了组织结构重叠的干扰。运用低剂量型 CT 是目前诊断乳腺癌早期的重要手段,CT 技术较 X 线更易于发现密集型乳房肿块。乳腺癌的 CT 表现为:肿瘤呈不规则,多有分叶,可见"毛刺";密度不均匀,高于正常腺体密度,正常导管、腺体结构紊乱;增强扫描可见肿瘤均匀强化,内部可见许多增粗扭曲血管,脂肪间隙正常形态消失。CT 优势是可以清晰显示<5mm 的病灶,并能观察肿瘤对周围组织浸润程度和范围,不足之处是对比剂使用不便和轻微的辐射。CT 检查可用于不能触及的乳腺病变活检前定位,确诊乳腺癌的术前分期,检查乳腺后区、腋部及内乳淋巴结有无肿大,有助于制定治疗计划。CT 检查可能有助于检出小而致密的乳腺肿瘤,MRI 亦可用于小乳腺癌检出,都优于普通 X 线检查。

2.超声显像检查

超声显像检查无损伤性,可以反复应用。对乳腺组织较致密者应用超声显像检查较有价值,但主要用途是鉴别肿块系囊性还是实性。超声检查对乳腺癌诊断的正确率为 80%～85%。癌肿向周围组织浸润而形成的强回声带,正常乳房结构破坏以及肿块上方局部皮肤增厚或凹陷等图像,均为诊断乳腺癌的重要参考指标。彩色多普勒经济简便,准确无创,可以有效地进行诊断,是目前诊断乳腺病变的首选方法。通过彩色多普勒了解乳腺肿块的大小、形态,回声强度以及肿块周围的血管和血流是否丰富情况来判定肿瘤的性质。良性肿瘤形态大多规则,呈椭圆形或球形。

乳腺恶性肿瘤声像图表现:形态不规则,呈蟹足状或锯齿状改变,边界不清,多呈低回声,内部回声不均匀,后方回声衰减;肿块内见簇状钙化灶,肿块纵横比>1。癌瘤中心有液化坏死时,可见低回声或无回声暗区。但乳腺癌早期血管及血流速度不同于中、晚期肿瘤丰富,仅通过乳腺彩超来分辨早期乳腺病变的良恶性有些困难,要加上其他诊断技术及临床症状等综合评定,以免误诊。高频超声等新超声技术的产生,使早期乳腺癌的准确诊断率有所提升。

3.MRI

动态 MRI 可清楚显示乳腺癌的血流状况,敏感度和特异度分别为88%和82%。可以清晰地分析软组织的情况,对于极其隐秘的微小病灶有较好的诊断作用。MRI 自应用于临床乳腺疾病诊断以来,在乳腺癌诊断方面发挥了重要作用。

MRI 检测早期乳腺癌主要有三种方式:①通过检测活体细胞生化成分的方法是磁共振质子波谱分析法;②运用布朗运动水分子产生扩散加权成像法;③检测血流量及血容量等灌注参数的是灌注加权成像法。

MRI 具有很高的软组织分辨力,动态增强检查对乳腺癌的诊断有较高的敏感性和准确性,国内胡静等报道,MRI 对早期乳腺癌的诊断正确率可达94.4%,明显高于乳腺钼靶及彩超。作为最新的乳腺疾病检查手段,MRI 检查技术可以实现多平面、多参数成像检查的目标,具有高敏感性,三维成像使病灶定位更准确,显示更直观,对乳腺高位、深位病灶显示较好等特点,而且对多中心、多灶性病变的检出、邻近胸壁的侵犯及腋窝、胸骨后、纵隔淋巴结转移的显示较为敏感等特点,为乳腺癌的分期和治疗提供了可靠依据。作为对高危患者检查的首选技术,其在疑难病例确诊、肿瘤病灶范围评估和化疗疗效评价以及手术方式选择等方面也发挥着不可替代的作用。不过 MRI 也有局限性,如价格昂贵、操作复杂、检查时间长、影像易受呼吸心脏搏动伪影的影响,且对钙化的显示不如钼靶。

4.近红外线乳腺扫描

近红外线乳腺扫描是根据人体软组织密度和血红蛋白含量对红外线光有选择吸收的原理,将红外线源探头对乳腺组织进行透视扫描并取像后由计算机处理,将组织图像显示在屏幕上,根据病变组织阴影的灰度、大小、形状、边界、位置以及血管走行情况,判断乳腺疾病及良、恶性肿瘤。该方法具有直观性、费用低、无辐射、无创伤、操作简便等特点,患者乐于接受。人体正常乳腺组织对红外光透射程度大,而病变组织能大量吸收红外光,对致密型乳腺的中、青年妇女敏感性可能高于乳腺钼靶拍片检查,乳腺癌的影像为团块状灰影,灰度深,边界不整,形态不规则,可见异常血管影(如血管畸形并进入瘤体,或血管中断、血管受压,或血管呈放射状、蝌蚪状改变等),其血管特异性改变是其他检查所没有的,但也有它的局限性,如肿瘤部位在乳房边缘、肿块位置较深紧贴胸壁、乳房较大而肿块较小的红外光探及不到易致漏诊。

5.微创活检法

微创活检对于早期诊断乳腺癌提供了组织病理学依据,通过前述辅助检查,准确对病变组织定位并进行穿刺活检。目前临床常用的活检术包括乳腺空心针穿刺活检和 Mammotome

微创旋切活检术。微创活检术可以直接获取病变组织标本,得到确定的病理诊断,对乳腺癌术前选择麻醉方式、手术方案提供了可靠的依据。活检术是乳腺癌早期诊断的金标准,其地位是不可替代的,可以弥补相关影像学产生的失诊、误诊。

6.分子生物学技术

随着医学科学技术的日益发展,乳腺癌的诊断研究由细胞病理学逐渐深入到分子病理学领域,乳腺癌中越来越多的分子缺陷被揭示,分子生物学技术将有望成为乳腺癌诊断的一个重要内容。国外已有报道,通过针吸活检组织或细胞穿刺进行乳腺病变中微量 DNA 或 RNA 的提取,从而发现分子水平检测基因异常,可早期发现乳腺癌。乳癌在家族中的多发性已在统计中获得证实,母系有乳癌史的妇女,乳癌的发生率较之母系无乳癌史者高一倍。有报道对家族性乳腺癌病史的特定人群进行 BRCA1、BRCA2 基因异常的检测,对高危人群进行端粒酶活性、8q 染色体断臂缺失的检测等。检测 BRCA1 基因的胚系突变,有利于乳腺癌高危人群的早发现和早治疗,降低乳腺癌的死亡率,但检查费用昂贵是该手段不能推广的原因之一。

乳腺癌的发生是对妇女生命的极大威胁,早期诊断乳腺癌是十分重要的。本文将乳腺癌的诊断现状归纳总结,各有其优缺点,能否将这些手段有机结合起来,取长补短,是提高诊断准确性的关键。选择合理的检查方法,做到早期诊断才能使乳腺癌患者得到及时准确的治疗方案,延长患者生存时间和提高患者生活质量。

此外,在癌变过程中,由肿瘤细胞产生、分泌,直接释放细胞组织成分,并以抗原、酶、激素或代谢产物的形式存在于肿瘤细胞内或宿主体液中,这类物质称为肿瘤标志物。

(1)癌胚抗原(CEA):为非特异性抗原,在许多肿瘤及非肿瘤疾病中都有升高,无鉴别诊断价值,行手术的乳腺癌患者术前检查,有 20%～30% 的患者血中 CEA 含量升高,而晚期及转移性癌肿患者则有 50%～70% 出现 CEA 升高。

(2)铁蛋白:血清铁蛋白反映体内铁的储存状态,在很多恶性肿瘤如白血病、胰腺癌、胃肠道肿瘤、乳腺癌中有铁蛋白的升高。

(3)单克隆抗体:用于乳腺癌诊断的单克隆抗体 CA15-3 对乳腺癌诊断符合率为33.3%～57%。

(4)激素受体检查:通过检查 ER 和 PR,可以指导治疗,尤其是内分泌治疗,并判断预后。

(5)Her-2 检测:Her-2 可以指导预后,阳性者预后较差,阴性者预后较好。

7.乳腺癌的鉴别诊断

乳腺癌的诊断应该结合患者的临床表现、病史、体格检查、影像学检查、细胞或组织病理学检查等多方面。大多数患者是自己无意中发现乳腺肿块来医院就诊,少数患者是通过体检或筛查发现乳腺肿物而就诊。针对临床可触及的乳腺肿块,可采用针吸活检或手术切除活检明确诊断;而针对临床摸不到的肿块,主要依靠影像学检查发现病变,并可借助影像学检查(例如:B 超或 CT)进行定位并活检,所有手段中,病理学检查才是诊断乳腺癌的金标准。乳腺癌需要和乳腺增生、乳腺纤维腺瘤、乳腺结核、乳腺囊肿、乳腺炎、乳腺淋巴瘤等多种疾病进行鉴别诊断。需要结合临床表现、体格检查、影像学检查等多种手段加以排除,如果难以鉴别诊断,常常需要借助于细胞或组织病理学检查才能最终确诊乳腺癌。

（三）乳头溢液及导管冲洗液的检测

1.乳腺导管造影检查

对于乳头溢液的患者,可在钼靶 X 线下行乳腺导管造影检查,显示乳腺导管内的病变。

（1）导管内乳头状瘤:造影多表现为导管内圆形、边缘光滑,充盈缺损,近端导管常有扩张增宽。

（2）导管扩张:表现为各级导管失去正常树枝状形态,呈节段性增宽或扩张成囊状,部分病例因导管内多量分泌物,除导管增宽改变外还可见导管内连续不规则密度减低区,使导管边缘显示不锐利。

（3）乳腺增生:临床触及 10cm×10cm 包块,各级导管均匀增宽延伸,轻度受压环绕肿块周围,导管末端见数个小囊状扩张。15 例合并导管扩张的病例还同时表现有导管扩张的 X 线改变。

（4）乳腺脓肿及乳腺炎:表现为造影剂直接进入脓腔,形态不规则,乳晕后方导管变细、分支减少,导管边缘模糊。

（5）乳癌:导管造影、X 线造影改变不尽相同。临床触及质硬、固定性肿块,可伴有血性溢液;钼靶片显示肿块密度不均匀,边缘不规则,周围见粗大、扭曲引流血管影;造影见主管后方管壁不规则破坏,管壁僵硬,远端小导管纤细、杂乱,呈线团状分布。

（6）浸润性导管癌:乳晕后方能触及较硬肿块;钼靶片显示肿块不规则,中等密度且不均匀,肿块内及周围见成堆泥沙样钙化,造影见导管中断于肿块前方,残端导管不规则破坏并有僵硬,导管无增粗。

2.乳头溢液涂片细胞学检查

该方法简单快捷,仅需挤出乳头溢液,用载玻片接住,再用玻片一端轻刮,制成涂片,然后在显微镜下寻找病变细胞。乳头溢液细胞学检查既有其优越性,也有其局限性。不能认为其诊断是绝对的良性或恶性。另外,它也不能做出定位诊断。

3.纤维乳管镜检查

通过患者乳头溢液的小孔插入乳管,可在直视下对可疑的病变部位进行定位和诊断,如有慢性的乳腺导管炎症,可以直接进行冲洗治疗。

乳管内视镜检查是将一根直径为 0.75mm(0.6mm 或 0.95mm)的内视镜由乳腺导管口插入,并通过医用监视器一边观察乳腺导管内的情况一边向乳管末梢探进,最远可到达第四或五级乳管分支。整个检查时间为 10～15 分钟,无须局部注射麻醉药,患者亦无任何痛苦或不超细乳管内视镜是由超细光导纤维传像束、导光束、微小的自聚焦镜和镜头组成,通过乳管内视镜检查可以清晰地观察乳腺导管壁及管腔分泌物的情况,如有占位性病变可描述其色泽、大小、形状、光滑程度等。乳腺导管癌、导管内乳头状瘤、导管炎症分别有其特征性的乳管内视镜下表现,因而可据此做出诊断。乳导管内视镜的另外的作用是可以在乳管内视镜引导下进行病灶的活检以获得病理确诊;对病灶进行体表皮肤的标记或通过乳导管镜下置定位导丝而为手术准确地定位;通过乳管镜对乳管内良性疾病的治疗。

（1）乳管镜的优势:

①正常情况下,属于无创检查手术。

②能够在直视状况下作检查,可以作为临床确诊的依据,使以乳头溢液为表现而无扪及肿块的乳腺病患者的手术指征明确化,使仅患有导管扩张等症状的患者免除了手术;同时,为乳腺癌的早期诊断提供了可靠的依据。

③提供了三维的手术定位,明确了手术的部位和范围,提高了手术的准确性和成功率,缩小了手术的范围。例如,可正确确定乳管内癌病灶距乳头的距离。

④借助乳管镜器械通道,使得一些手术和检查器械能直接进入乳管腔内,例如可利用细胞刷刷取病灶部位细胞(不再通过吸取腔内液体获取细胞样本)作细胞学检查,利用器械(如网篮)摘取单发性良性刺状瘤,完成一些局部的手术。

⑤随着临床医学的发展,乳管镜将为应用激光技术直接摘除乳管内肿瘤开创有利的条件。

(2)检查意义:

①各种乳头溢液,尤其是乳头血性溢液、黄色溢液的患者,乳管内肿瘤性病变的发生率为1/3～1/2,此外白色溢液的患者亦有不少病例为乳管内肿物所致,均需要乳管镜检查后进行手术治疗。

②伴有乳头溢液的乳晕区肿物,此区域的肿物多数为乳管内肿瘤或纤维腺瘤,与乳管关系密切,通过乳管镜检查可以明确病变乳管,从而指导手术,准确切除肿物及病变乳管,减少术后的局部复发机会。

③乳晕周围的浆细胞性乳腺炎患者,浆细胞性乳腺炎是因为乳管近端阻塞,乳管内分泌物、脱落细胞、炎症细胞堆集,从而造成了乳腺的急、慢性炎症。乳管镜可以灌洗、收集乳管内的脱落细胞,行细胞学检查,明确诊断;同时亦可以冲洗、疏通病变乳管,达到引流的目的;此外,若炎症比较局限,亦可在乳管镜下明确病变乳管,手术切除病变乳管及局部瘢痕组织。

④乳痛症是乳腺增生的一种类型,部分原因是近端乳管堵塞,使远端乳管排泄不畅、扭曲所致,行乳管镜下乳管灌洗、疏通乳管,有助于明确诊断,并可达到一定的治疗作用。

⑤对积乳囊肿患者,疏通乳管后可改善症状。

五、治疗

(一)乳腺癌外科治疗的进展概述

乳腺癌是世界范围内女性最常见的恶性肿瘤,是威胁妇女健康的主要恶性肿瘤之一,每年被诊断为乳腺癌的患者约130万人(约占女性恶性肿瘤的18%),死亡约50万人。在美国,其发病率约占全部恶性肿瘤的30%,排第1位;病死率约占15%,列第2位。近30年来美国乳腺癌的发病率虽然上升,但死亡率却呈下降趋势。在我国其发病率已高出世界平均水平的1%～2%,据中国抗癌协会统计,近年来中国乳腺癌发病率正以每年3%速度增长,已成为城市中增长最快的癌症,尤以上海最高,且乳腺癌发病也越来越年轻化。目前已知乳腺癌与家族史、绝经、母乳喂养、肥胖、初潮年龄、避孕药、良性肿瘤病史、环境等因素有关。

1.近代乳腺癌外科治疗的演变

手术是治疗乳腺癌的主要手段,从1882年Halsted"经典"根治术到今天,乳腺癌的较好手术方式一直是争论和研究的热点。随着医学研究的深入和前瞻性临床研究的开展,新的理论、观念、技术的出现和应用,不断地冲击和推动着乳腺外科及相关学科的发展,使乳腺癌外科治疗向更科学、更合理的方向迈进。

19 世纪末,Halsted 通过大量的临床观察和病理解剖学研究认为,乳腺癌的发展规律是肿瘤细胞的局部浸润,后沿淋巴管转移,最后出现血行播散,故认为在一定的时间范围内,乳腺癌是一种局部疾病,只要能将肿瘤及区域淋巴结完整切除,就能治愈。Halsted 手术包括整块切除肿瘤在内的全部乳腺、相当数量的乳腺皮肤和周围组织以及胸大、小肌和腋窝淋巴结。此手术开创了乳腺癌外科史上的新纪元,被誉为"经典"乳腺癌根治术。1918 年 Stibbe 通过尸检首先描述了内乳淋巴结的分布。20 世纪 40 年代末,人们认识到除腋窝淋巴结外,内乳淋巴结同样是乳腺癌转移的第一站,加上麻醉及胸外科技术的发展,Margottin 和 Urban 分别提出了根治术合并胸膜外和胸膜内清扫内乳淋巴结的内乳淋巴结扩大根治术。此后大量的前瞻性临床试验和多中心研究逐渐显示,乳腺癌的扩大根治术与经典乳腺癌根治术疗效无统计学差异,且术后并发症多,故逐渐被摒弃。

随着生物学和免疫学的深入,Fisher 首先提出:乳腺癌是一种全身性的疾病,区域淋巴结虽具有重要的生物免疫功能,但不是癌细胞滤过的有效屏障,血液播散更具有重要意义。1948 年 Patey 就报道保留胸大肌、切除其筋膜的改良根治术,由于病例较少,未引起重视;1963 年 Auchincloss 又报道保留胸大、小肌的另一种改良根治术。

国际协作的前瞻性临床随机试验对比改良根治术与经典根治术的疗效,随访 10~15 年,两组差异无统计学意义,但改良根治术的形体及上肢功能均较根治术好。美国外科医师协会调查统计显示,1950 年 Halsted 手术占全美乳腺癌手术的 75%,1970 年占到 60%,1972 年 48%,1977 年降至 21%,1982 年仅占 3%;与此同时,改良根治术由 1950 年的 5% 上升到 1972 年的 28%,到 1981 年上升至 72%。

然而乳腺癌的"缩小"手术并没有就此停留在改良根治术上,在改良根治术兴起的同时,Fisher 提出了"乳腺癌一开始就是一种全身性疾病"的假说,"原发灶和区域淋巴结的处理方式不会影响患者生存率"的理论也越来越被广泛认同,这为日后的保留乳房手术提供了理论依据。于是出现了各种保留乳房的手术方式,统称保乳手术,包括象限切除、区段切除、局部切除,加上腋窝淋巴结清扫。全世界几项有代表性的研究,如美国乳腺与肠道外科辅助治疗研究组 NSABPB 06 计划、欧洲癌症研究与治疗组织 EORTCS 试验 10810 计划均证实了保乳手术的可能性及术后放疗的必要性。

1977 年 Cabanas 将最先接受肿瘤原发病灶淋巴液引流的淋巴结定义为前哨淋巴结 (SLN)。1993 年 Krag 率先将前哨淋巴结引入乳腺癌外科治疗中,开创了乳腺癌前哨淋巴结检测的先河。乳腺癌前哨淋巴结活检术是研究的热门课题,近年来发展很快。它在保证治疗效果的同时并不影响临床病理分期,减少不必要的损伤,更进一步提高了生活质量。

2.乳腺外科治疗进展

(1)前哨淋巴结活检术:乳腺淋巴引流至腋窝首先到达的第一个淋巴结即为前哨淋巴结。如果乳腺癌向该处转移,则癌细胞会被这一防卫屏障暂时阻挡住,其后才会继续向下转移,如前哨淋巴结未见癌细胞侵犯,则说明尚无癌细胞达到腋窝区,其后面的淋巴结也不会有癌细胞侵入,因此可不做腋窝淋巴结清扫。

前哨淋巴结的意义：前哨兵淋巴结指乳癌手术时在癌块周围注射染料或同位素胶体（^{99}锝标记人血清白蛋白），然后解剖腋窝检查有无染色的淋巴结或用同位素探测仪探测有无放射性。若在腋窝发现有染色或带放射性的淋巴结，则称为 SLN，然后根据 SLN 的活检结果，判断有无腋淋巴结转移，决定是否需行腋淋巴结清扫。若 SLN 无转移，则不需行腋淋巴结清扫。SLN 的意义在于判断有无腋淋巴结转移，指导腋淋巴结的清扫，避免不必要的清扫，并提示预后。

越来越多的研究表明，在早期乳腺癌患者中，前哨淋巴结癌转移阴性，单纯前哨淋巴结切除可以取得与全腋窝淋巴结清除相同的结果，而其低创伤、低并发症、高生活质量的优点更是广大患者和外科医生追求的目标，它将是乳腺癌外科治疗的一个里程碑。

（2）保乳手术：1894 年 Halsted 首先开展乳癌根治术至今已有一百多年的历史，随即乳腺癌的手术治疗经历了扩大根治术、改良根治术，发展到近 20 年的各种保乳手术，如乳腺癌的肿块切除术、象限切除术以及最近的前哨淋巴结活检术等，乳腺癌的手术范围正在逐渐缩小。各种保乳手术在欧美各国已被广泛接受。随着我国医疗条件的逐步改善，越来越多的乳腺癌患者能得到较早的诊断，乳腺癌手术范围的逐渐缩小，也必然成为我国乳腺癌手术发展的必然趋势。其理论根据如下。

①癌症不是一种局部疾病，而是一种全身性疾病。

②外科在局部将肿瘤切除，不能达到根治的目的，但将局部的肿瘤干净切除可减少局部复发。

③局部治疗的程度（范围大小）只是影响局部复发率，而对生存率无影响。

④淋巴结转移和淋巴结清除程度对预后影响不大。

⑤乳腺癌的远处转移可先于淋巴结转移，淋巴结并不是癌细胞机械的滤过屏障，而是具有重要的生物学免疫作用与癌细胞相抗衡。

因此，乳腺癌在早期即应按全身性疾病对待，综合采用多种疗法才有希望治愈。由此可见，乳腺癌外科已从以局部解剖学为基础、追求手术彻底性的根治手术，发展到以全身生物学改变为指导理论的防治措施。保乳手术和前哨淋巴结活检正是这方面发展的结果。

乳腺癌规范化保乳治疗是手术加放疗，多数患者还需要辅助化疗、内分泌治疗等。保乳治疗是多种疗法序贯应用的综合治疗。保乳治疗要取得与根治术同样的疗效，首先要严格掌握手术的适应证。在保乳手术开展初期，对肿瘤大小有严格限制，一般在 3cm 以内。随着该项技术的不断开展与熟练，人们逐渐把注意力转移到肿瘤大小与乳腺大小的比例上，若乳腺较大，尽管肿瘤直径＞3cm，术后对乳腺外形影响不大，仍可进行保乳手术。近年来随着保乳手术经验的积累，欧美国家对直径＞5cm 的乳腺癌，术前先行化疗和放疗，待肿瘤缩小后再行保乳手术，同样取得了较好的疗效。我国对保乳手术持慎重态度，多数医院选择 T_1 和 T_2 患者，有的医院采用了术前化疗。现在一般认为对肿瘤≤3cm 的乳腺癌直接行保乳手术；对肿瘤＞3cm，但≤5cm，则先行 2～4 个周期化疗，肿瘤缩小至≤3cm，仍可行保乳手术；若化疗后肿瘤仍＞3cm，则进行改良根治术。

目前，保留乳房手术在欧美国家已成为早期乳腺癌的首选术式。中国自 20 世纪 80 年代中期开始逐渐开展保留乳房手术，目前文献报道仅占乳腺癌手术的 9.7%～27%，虽然明显低于欧美国家,但呈逐年上升趋势。中国医学科学院中国协和医科大学肿瘤医院等10家三级甲等医院协作完成了中国首项多中心、前瞻性"早期乳腺癌规范化保留乳房综合治疗"的研究,共完成保留乳房手术872例,占符合保留乳房治疗条件乳腺癌患者的19.5%,占同期全部可手术乳腺癌患者的9.0%。保留乳房治疗组复发率为1.0%,远处转移率为1.3%,与乳房切除组相比差异无统计学意义(P 均>0.05)。

虽然保留乳房手术开展了半个世纪,仍有许多争议和值得深入思考的问题。例如:保留乳房手术的禁忌证,以前认为年龄<35岁、肿瘤大且乳房小、肿瘤位置靠近乳头、弥漫的恶性钙化等均为保留乳房手术的禁忌证,而2013年St.Gallen共识中,大部分专家认为年龄<35岁、不能完全切除的广泛或弥漫性可疑恶性钙化、多中心病灶、肿瘤位置靠近乳头以及BRCA1或BRCA2基因突变等,只是保留乳房手术的相对禁忌证,唯一的绝对禁忌证是"切缘经过反复切除仍有浸润癌或DCIS成分或术后不能进行放射治疗"。另外,保留乳房手术的安全切缘以多宽为宜也值得思考与探讨。保留乳房手术的切缘越宽,局部复发率越低。外科医师最初对保留乳房手术的美观要求相对较低,多认为阴性切缘应距肿瘤至少30mm。很长一段时间内,外科医师普遍接受>10mm的切缘为阴性,但是从美观的角度考虑,此宽度也许仍然过大。2013年St.Gallen共识中近3/4的专家认为最小且可被接受的切缘是"浸润性肿瘤没有墨水染色"(即无瘤切缘),其他大部分专家愿意接受的最小切缘为1mm。总之,外科医师需要在可接受的局部复发率和良好的术后外观之间寻找恰当的平衡点。

(二)乳腺癌根治术

1.概述

乳腺癌根治切除术(Halsted法)是标准的乳腺癌根治术,该手术是切除全部乳房及其周围脂肪组织,切除胸大、小肌,清除腋窝及锁骨下淋巴结和脂肪组织。手术包括整体乳房、胸大肌、腋窝及锁骨下淋巴结的整块切除,切口可采取纵行或横行、梭形切口,但皮肤的切除范围距肿瘤边缘一般不低于3cm,手术范围上至锁骨,下至腹直肌上段,外至背阔肌前缘,内至胸骨旁或中线,这一治疗由乳腺的生理解剖基础所确定。

切除的所有组织应做到整块切除,以防手术中癌组织扩散。作为乳腺癌的基本手术方式,在任何需要廓清腋窝淋巴结的术式中,若想确切进行廓清,都需掌握乳腺癌根治术的手术要领。

2.适应证

乳腺癌临床Ⅱ期,肿瘤位置较深,侵犯胸大肌筋膜或胸大肌以及临床Ⅲ期的患者。腋下可以触及多发肿大淋巴结或融合的肿大淋巴结。

3.术前准备

(1)临床诊断为乳腺癌,术前检查无手术和麻醉禁忌证。

(2)剃除乳房和腋窝部毛发。

(3)术前必须有双乳X线钼靶射片和(或)B超检查。

(4)术前正确估计病变累及范围、临床分期。

(5)手术当天禁食。

(6)对乳腺肿块术前行细针穿刺细胞学检查或空芯针活检未能肯定性质,则应在根治术前将肿块切除,行快速冷冻切片病理检查。

(7)确定为乳腺癌患者,应重新消毒铺巾,准备器械行根治术。

4.麻醉

行全身麻醉或高位硬膜外麻醉。

5.手术体位

仰卧位,患侧上肢外展90°,肩胛部垫高。将手术台略向健侧倾斜,以便腋窝部廓清有良好的暴露。健侧上肢用以测量血压。

手术野消毒,应包括两侧锁骨上区、整个乳房和前胸壁及上腹部近脐处,以及患侧的腋窝和上臂到肘关节。铺消毒巾和无菌大单,应暴露出患侧乳房。患侧上肢,自上臂中部至手部用无菌巾包裹,放在无菌托台上。

6.手术步骤

(1)切口:根据肿瘤在乳房的位置,选择 Halsted-Meyer 纵梭形切口或 Stewart 横梭形切口,皮肤切口距肿瘤边缘 3cm 以上,如肿瘤与皮肤有粘连或皮肤有水肿时,皮肤切除范围更广一些。

(2)游离皮瓣:在切皮前,可用肾上腺素盐水(每 250mL 生理盐水中加肾上腺素 0.5mg)作局部皮下浸润。切开皮肤后,用蚊式止血钳或组织钳每隔 2cm 将皮肤真皮夹住,以作牵引皮瓣之用。手术者目视皮肤的外面,用锐刀刺入皮肤和皮下脂肪之间作皮瓣游离,在肿瘤周围 4~5cm 范围内,分离皮瓣宜在皮肤与浅筋膜之间进行,仅留薄层脂肪,毛细血管网留在皮瓣侧,超过此范围后,皮瓣可逐渐变厚。游离皮瓣范围,上到锁骨,内侧到中线,外侧到背阔肌前缘,下到肋弓及腹直肌上部。用电刀游离皮瓣者,其要求和范围同上。

(3)切断胸大肌:首先游离出乳腺边缘,显露出胸筋膜等。在锁骨下方露出胸大肌横行纤维,保留锁骨下横行纤维 1~2cm,分离出胸大肌纤维,术者用左手示指深入胸大肌纤维的后方,向肱骨游离,在尽量靠近肱骨部直至胸大肌止点处,用刀切断胸大肌之纤维和筋膜。

(4)切断胸小肌:切开胸大肌深面的喙锁肌膜,暴露胸小肌,将胸小肌内、外两缘游离,并与深部组织分开,术者左手示指钩住胸小肌,直达肩胛骨之喙突,将胸小肌附着处切断。胸大肌、小肌切断后向下内方牵拉,即暴露出锁骨下的血管和臂丛。

(5)分离锁骨下血管及腋窝:自臂丛下方起,将血管周围的疏松组织自上而下的分离,并切断结扎走向胸壁动、静脉及神经。肩胛下血管和胸背神经是腋窝外界的标志,一般情况下,应保留此血管和神经。锁骨下血管下行的分支切断结扎后,进一步分离胸壁表面,胸长神经自内上向外下走行,一般情况下应予保留。清除锁骨下和腋窝脂肪和淋巴组织时,除保留肩胛下动、静脉,胸长神经和胸背神经外,尽量保留第 2、3 肋间穿出的肋间臂神经。但当腋窝淋巴结有明显转移时,该神经亦可切断。

(6)标本整块切除:腋部分离结束后,助手将标本自胸壁提起,将乳房、腋窝脂肪和淋巴结,胸大、小肌自胸壁的起始部切断,标本整块切除。

(7)冲洗切口:用大量生理盐水冲洗切口,或用灭菌蒸馏水冲洗切口,由于蒸馏水的低渗作用,有可能破坏脱落细胞的细胞膜,从而减少肿瘤细胞在手术区的种植及复发机会。

(8)缝合切口:缝合皮肤时,张力不可过大,如皮肤缺损较多,应行中厚皮片移植。

（9）引流为防止术后皮下积液,在腋下和伤口外侧以及内侧放多孔负压引流管。

7.术后处理

（1）一般处理:手术完毕,检查切口对合情况,并用吸引器抽吸引流管,吸净渗液和皮瓣之下空气,使皮瓣贴敷于胸壁。

（2）伤口加压包扎:要适度,锁骨下和腋窝下放大小适中的纱布团块压迫,以促进皮瓣和胸壁愈合,减少皮瓣下积液,胸带包扎。回病房后观察患者一般情况,测量血压、脉搏,并注意患侧手臂血供情况和活动能力。

（3）饮食:手术后当日禁食,术后第 1 天可进水和流质饮食,3 天后可进普通饮食。

（4）引流管护理:引流管自始至终应保持通畅,详细记载引流量和引流液的变化。引流液每日清倒1次,注意负压引流器保持无菌。一般术后 3 天仅有血清样液体引出,如果引流液每日不超过 15mL,可考虑拔管。

（5）患侧上肢护理:术后 48 小时内患侧肩关节轻度内收,约 45°制动,48 小时后开始逐渐练习上肢活动,肩关节可保持近 90°。术后勿在患侧上肢输液,以免引起静脉炎,致上肢水肿加重。

（6）观察切口皮瓣血运:切口皮肤发生坏死时,一般不宜过早剪除坏死组织,以减少感染机会,可用碘酒棉球擦拭保持干燥。近切口边缘的小部分皮肤坏死,可能在切口愈合后自行脱落。范围较大的Ⅲ度皮肤坏死,待坏死界限明确后,可以切痂植皮。长期不愈的伤面也需植皮处理。

（7）拆线:拆线一般在根治术后 2 周进行,由于剥离皮瓣范围大,血供不良,切口愈合常较慢。宜先做间断拆线,视切口愈合情况择日完全拆线。

（三）乳腺癌扩大根治术

1.概述

乳腺癌的淋巴转移途径最主要的是转移到腋下淋巴结、锁骨下淋巴结,继而转移到锁骨上淋巴结,但是也有相当一部分乳腺癌可以直接转移到胸骨旁的内乳淋巴结,再至锁骨上淋巴结。发生内乳淋巴结转移的概率,与原发肿瘤的部位、疾病分期密切相关,一般以内乳和中央区的肿瘤发生内乳淋巴结转移的机会较大,肿瘤越大,发生该区淋巴结转移的可能性也越大。该手术的主要目的是在乳腺癌根治术的基础上清除内乳淋巴结,故而称为乳腺癌扩大根治术。

乳腺癌扩大根治术开始应用于 20 世纪 60 年代,一般分为 2 种方式。

（1）胸膜外扩大根治术（Margotini 手术）:在胸膜外切除内乳淋巴结。

（2）胸膜内扩大根治术（Urbon 手术）:连同局部相应的壁胸膜在内一并切除内乳淋巴结。

乳腺癌扩大根治术有胸膜内扩大根治术、胸膜外扩大根治术,通常我们所说的扩大根治术,指胸膜外扩大根治术,即在清除腋窝淋巴结的同时,切除 2、3、4 肋软骨,切除胸廓内动、静脉及其周围的淋巴结（胸骨旁淋巴结）。这一手术治疗基础,也是由乳腺的解剖所决定的。

由于该手术能够清除可能发生转移的内乳淋巴结,曾经广泛应用于临床分期Ⅱ、Ⅲ期的乳腺癌患者,对于内乳区肿瘤的患者曾显示出一定的生存优势。由于近年来随着对乳腺癌生物学行为认识的深入,早期诊断、放射治疗和化学药物治疗的进步,以及手术方式的选择更加趋于个体化、人性化等,乳腺癌的手术呈缩小趋势,乳腺癌扩大根治术的应用逐渐减少。但是,该手术清除内乳淋巴结较放射治疗的效果肯定确切。了解内乳淋巴结转移状态也是有助于判断分期、预后和指导选择辅助治疗的依据之一,所以乳腺癌扩大根治术仍具有一定的临床价值。

2.适应证

(1)临床分期。Ⅱ与Ⅲ期、原发肿瘤位于中央区和内乳区的乳腺癌患者,尤其是适用于影像学检查如 MRI、CT、B 超发现内乳淋巴结明显肿大者。实际为:适合乳腺癌根治术的中央区和内乳区的患者,均可考虑选择乳腺癌扩大根治术。

(2)该手术创伤较大,需要气管插管全麻,年龄较大、一般状况差、有心肺等重要脏器并发症的患者,因其手术耐受力较差,该手术视为相对禁忌。

3.术前准备

(1)一般准备同乳腺癌根治术。

(2)心肺功能检查、胸部 X 线检查,以明确患者手术耐受力。

(3)就目前乳腺癌手术方式的选择而言,对于年轻的乳腺癌患者,原发肿瘤位于中央区或内乳区,临床Ⅱ、Ⅲ期,建议选择胸部 MRI 或 CT 检查,用以明确内乳淋巴结有无肿大,证实确有肿大的淋巴结时再考虑乳腺癌扩大根治术为宜。

4.麻醉

行气管插管全身麻醉。

5.手术步骤

(1)胸膜外扩大根治术

①体位与切口:同乳腺癌根治术。

②游离皮瓣:方法同乳腺癌根治术,内侧一般要超过胸骨边缘。

③显露内乳血管:在完成常规腋窝淋巴结脂肪组织清除、将整个标本掀向内侧时,不切断胸大肌的起点,在第 1 肋间胸骨旁 1.0cm 附近切断肋间肌,于胸骨内筋膜下面解剖出内乳血管,即胸廓内动、静脉,予以结扎离断;同法一般在第 4 肋间解剖显露内乳血管结扎离断。

手术中要注意:a.切开肋间肌时要分层渐进,操作轻柔,避免用力过猛,防止损伤胸膜;b.离断前最好先穿线结扎后再切断之,近心端双重结扎为宜;c.第 4 肋间处有胸横肌,要注意在其浅面进行分离显露内乳血管;d.由于第 4 肋间间隙窄小,也可以先切断第 4 肋软骨外侧端,向内牵拉,便于分离显露胸廓内动、静脉。

④分离胸膜和离断肋软骨:自第 1 肋间向下、第 4 肋间向上,用手指轻轻将胸膜推开,用手术刀或电刀距离胸骨旁 3~4cm 切断第 2、3、4 肋软骨外端,向内掀起折断肋软骨的内侧端,操作中更要注意保护胸膜;然后于胸大肌的胸骨起点部用电刀切断,至连同肋软骨、内乳血管与淋巴结在内整块标本移除。

⑤关于胸膜损伤:胸膜很薄,稍有不慎即易损伤,在分离时应注意保留胸膜外的一层胸横肌,如此不易发生胸膜损伤。如果伤及胸膜,应及时告知麻醉师,并予以修补,破口较小者可以利用周围的胸横肌修补之,此时操作更要轻柔,以免加重损伤;破口较大者无法修补时,可应用双面聚丙烯补片将胸壁缺损处完整修补,修补最后缝针固定时,应让麻醉师配合使肺膨胀,挤出胸腔的积气。缝合伤口前冲洗时,可用少量生理盐水或蒸馏水来检测该区有无气泡溢出。

（2）胸膜内扩大根治术

①由于该手术与胸膜外扩大根治术的不同之处在于要切除相应部位的壁胸膜,胸腔与外界相通,需要考虑胸壁缺陷的修补问题,一般有两种途径:一是选择自体的阔筋膜进行修补,则需要在根治性手术开始之前,先切取大腿阔筋膜(12～15)cm×(8～10)cm 备用;二是选择人工合成材料如双面聚丙烯补片进行修补。

②该手术与胸膜外扩大根治术的第二个不同之处是在切断肋骨外侧端后,需要纵行切除约 1cm 宽、相应长度的胸骨边缘,连同所属的胸膜、内乳血管与淋巴结和整个乳房标本一并移除。

③胸壁修补材料。现在临床上所应用的双层聚丙烯补片等,具有一定张力和可塑性、理化性质相对稳定、无毒性与致癌作用等优点,尤其不增加手术创伤,已完全可以替代自体筋膜。修补时注意先行壁胸膜外翻缝合固定于胸壁,再用筋膜或补片修补胸壁缺损,四周行双排单结缝合固定。

④胸腔闭式引流。虽然该手术确实造成胸腔开放,但并没有在胸腔操作,胸腔内没有明显创伤,局部修补得当,手术野渗出少、胸腔内也可以不安置闭式引流。

6.术后处理

（1）观察病情:注意呼吸情况,给予吸氧,观察有无呼吸急促、口唇发绀、皮下气肿、血、气胸以及血氧饱和度等情况,发现问题,及时处理,必要时安置胸腔闭式引流。

（2）一般处理:同乳腺癌根治术,但更需要注意在手术完毕时,用负压吸引器抽吸胸壁引流管,吸净渗液和皮瓣之下空气,并保持手术后的引流。

（四）乳腺癌的改良根治术

1.概述

乳腺癌改良根治术是乳腺癌的常用外科治疗手段,是早、中期乳腺癌的常用手术方式,该手术要求整块切除全部乳房及其周围脂肪组织、胸大肌筋膜、胸肌间淋巴脂肪组织(Rotter 淋巴结)、腋下淋巴脂肪组织[包括第 1 水平、第 2 水平和(或)第 3 水平淋巴结]。

该式式特点是保留了胸大、小肌或只保留胸大肌的功能,故要求保留支配肌肉的胸前神经及伴行血管。胸前神经分 3 支:内侧肌支(胸外侧神经)自胸小肌上部内侧穿出,是支配胸大肌的主要神经;中间肌支自胸小肌中部穿出;外侧肌支(胸内侧神经)自胸小肌外缘中部穿出,支配胸大肌外 1/3。

2.适应证

（1）按 TNM 国际分期不宜行保乳手术的Ⅰ、Ⅱ期乳腺癌,肿瘤未侵犯胸肌。

（2）Ⅲ期乳腺癌,不包括皮肤广泛受侵、胸肌受侵以及同侧锁骨上淋巴结转移者。

（3）无远处转移证据,全身情况好,无重要脏器功能损害,能耐受手术者。

3.禁忌证

（1）皮肤、胸壁广泛受侵,不能达到"根治"切除要求。

（2）影像学检查发现远处转移证据。

（3）患者一般情况差,不能耐受手术者。

4.术前准备

(1)完善术前检查,无手术禁忌证。

(2)患侧备皮,如需术中植皮,应对取皮区皮肤备皮。

(3)术前禁食、水 4～6 小时。

(4)术前经病理学检查应确诊为乳腺癌。方法包括细针穿刺找到癌细胞;空芯针穿刺活检;麦默通活检;肿瘤切除活检,尽量不要行切取活检。

(5)对术前不能确诊患者,应行术中快速冷冻活检。活检时注意不应切透胸肌筋膜,并应将皮肤切口妥善封闭(如 OB 胶),以免渗液流出;活检用过的手术器械不应重复使用,手术人员更换手套,避免造成癌细胞种植。

5.麻醉

一般采用气管插管吸入麻醉、静脉麻醉或高位硬膜外麻醉。

6.手术方法

(1)保留胸大、小肌的改良根治术(Auchincloss 法)

①体位:仰卧位,患侧肩胛部垫高,患侧上肢外展 90°,或外展并悬吊于头架上,便于良好显露腋窝。

②切口:根据肿瘤所在位置,选择横梭形切口或纵梭形切口。横梭形切口内侧点选择在中部或中上 1/3 交界处,一般不高于第 2 肋间;外侧点选择在中上 1/3 交界处,便于清扫腋窝。

纵梭形切口上点选择在锁骨中外 1/3 交界处,便于显露腋窝。切缘应距肿瘤 3～5cm。如果有皮肤水肿,应将水肿区包括在切除范围内,不应随意缩小切除范围,以免术后复发,如皮肤切除范围过大,应术中植皮。

③游离皮瓣:游离皮瓣有两种方法:手术刀游离皮瓣和电刀游离皮瓣。范围上到锁骨,内侧至中线,外侧至背阔肌前缘,下至肋弓。

a.手术刀游离皮瓣:切皮前用肾上腺素盐水(生理盐水 250mL＋肾上腺素 0.5mg)做切口和游离范围皮下浸润注射,可以减少出血。切开皮肤至真皮层,电刀切开至皮下,用蚊式钳或组织钳夹住真皮层,间隔 2～3cm,提起夹皮钳,助手绷紧皮肤,术者目视皮肤外侧,于皮肤和皮下脂肪之间用 22 号手术刀游离皮瓣,术者隐约可见皮下手术刀片。距肿瘤 4～5cm 范围内,皮瓣宜较薄,以皮瓣下可见皮下血管网、基本上见不到皮下脂肪为宜,远距肿瘤的皮瓣可适当变厚,至边缘处向下切开达胸肌筋膜。

b.电刀游离皮瓣:宜使用电凝按钮,功率不宜太大,以免烧伤皮肤。一般电刀游离皮瓣不用提前注射肾上腺素盐水,提起夹皮钳,将皮下组织下压,自皮肤与皮下脂肪交界处开始游离皮瓣,近肿瘤处皮瓣薄,基本不带皮下脂肪,3～5cm 后逐渐变厚,至手术范围边缘处达胸肌筋膜,清理切断乳腺边缘和胸肌筋膜。

④离断、结扎内乳动脉静脉第 1、3 穿通支。

⑤显露胸大肌:以数把血管钳钳夹并提起乳房,自上向下、自内向外于胸肌筋膜后方电刀切除乳房及周围脂肪组织至胸大肌外缘。

⑥游离胸大肌外侧缘和胸大肌后疏松组织:向上提拉胸大肌,显露胸小肌,清除 Rotter 淋巴结,游离胸小肌内、外缘,并将胸小肌背侧也进行钝性分离,便于拉钩提拉,清除腋下淋巴结。

注意保护胸前神经中间肌支和外侧肌支,保护胸肩峰血管。

⑦切开喙锁胸筋膜:切开喙锁胸筋膜显露腋静脉,切断、结扎腋动、静脉走向乳腺(向下)的分支(包括胸外侧动静脉、胸长静脉及最外侧动静脉等)。牵开胸小肌,清除第2水平淋巴脂肪组织。采用深部拉钩,可以清除胸小肌内侧的第3水平淋巴脂肪组织。

⑧保护前臂内侧皮神经和肋间臂神经:前臂内侧皮神经紧贴腋静脉下方向外侧走行,肋间臂神经于胸小肌外缘第2肋间穿出,向外侧走行进入腋窝,支配前臂内侧感觉。如有必要,两者皆可切断结扎。

⑨自前锯肌筋膜向外、下游离,切断肋间神经、血管肋间穿通支,解剖显露并保护胸长神经、胸背神经及肩胛下血管。

⑩整块切除患侧乳房及腋窝淋巴脂肪组织。

⑪检查创面无活动性出血后,蒸馏水浸泡及冲洗创面。

⑫于胸肌下腋窝处和内乳区安放多孔引流管,经最低点引出并妥善固定。

⑬间断缝合皮肤。如缝合张力大,可做减张缝合,必要时植皮。

⑭负压吸引后,加压包扎。

(2)其他手术方式

①保留胸大肌的改良根治术(Patey法):保留胸大肌切除胸小肌的乳腺癌改良根治术便于清除第3水平淋巴结。在清除胸大、小肌间淋巴脂肪组织时,应常规探查第3水平淋巴结,如发现第3水平淋巴结有肿大者,考虑清除困难时,应采用该术式。

该术式包括两种手术方法。切口、游离皮瓣以及乳房和胸肌筋膜的游离均同上述改良根治术。

a.第一种方法:术中悬吊上肢,使胸大肌松弛,牵开胸大肌,游离胸大肌后方的疏松组织,显露胸小肌并进行游离,紧贴肩胛骨喙突切断胸小肌附着处,即显露出腋静脉下脂肪淋巴组织,自胸壁切断胸小肌起点。此时,胸小肌仅和腋下的软组织相连,切开喙锁胸筋膜,显露出腋静脉,清除腋静脉下方的淋巴脂肪组织(第1、2、3水平淋巴结)。术中应注意保留胸前神经内侧肌支和中间肌支,以避免胸大肌萎缩。

b.第二种方法:将胸大肌筋膜连同乳房一并切至胸大肌外侧缘,显露胸大肌,将胸大肌第4、5、6肋的起始部切断。上翻胸大肌并牵拉至锁骨上,游离暴露胸小肌,然后切除胸小肌,清除第1、2、3水平淋巴结,将乳房连同腋窝脂肪淋巴组织和胸小肌行整块切除。保护胸前神经分支。清扫完毕后,再将胸大肌复位、缝合。腋下放多孔橡皮引流管。余处理同保留胸大、小肌的改良根治术。

②横行劈开胸大肌的改良根治术(Kodama法):该术式便于更好地清除第3水平淋巴结。凡乳腺癌适合根治术且肿瘤未侵犯胸肌者,均可施行此术式。术前可行B超等影像学检查,以确定锁骨下有无肿大淋巴结。

a.手术切口和皮瓣游离均同上述改良根治术。游离乳房和胸大肌筋膜,常规将乳房游离至胸大肌外缘,仅和腋下方外侧胸壁相连。

b.显露出胸大肌,在胸大肌锁骨部(横行肌纤维)和胸肋部(斜形肌纤维)之间有一自然间隙,解剖学上称之为胸肌间沟。

c.分离胸大肌间沟,用拉钩向上、下牵开肌纤维,注意保护胸前神经内侧肌支及肩峰血管勿受损伤。

d.显露出胸小肌,清除胸大、小肌之间淋巴脂肪组织(Rotter 淋巴结)。游离胸小肌,用纱布带向外侧牵拉胸小肌,清除锁骨下淋巴结(即第 3 水平淋巴结),缝线作为标记,便于术后解剖。

e.游离胸大肌外侧缘和胸大肌后疏松组织,向内上前拉胸大肌,显露胸小肌并进行内外侧和背侧游离,将胸大、小肌向内上方提拉,分离出腋静脉,清除胸小肌背侧和外侧的淋巴脂肪组织,如此将腋下第 3、2、1 水平淋巴结顺序完整切除。余处理和上述改良根治术相同。

③保留乳头的改良根治术(樱井武雄手术):该手术是在 Auchincloss 改良根治术的基础上,实施保留乳头的改良根治术。其适应证为肿瘤<3cm、距乳晕≥2cm 的乳腺癌患者,因某种原因未能行保乳手术。由于保留了乳头、乳晕复合体,便于将来乳房重建时达到更佳的美容效果。中国女性乳房较小者,即使不施行乳房重建,该手术方式术后也有一定外观美容效果。

保留乳头的乳腺癌改良根治术,除了切口选择、皮瓣游离及乳头、乳晕保留上与 Auchincloss 手术不同外,其淋巴结清除方法、要求及神经保留等方面完全相同。

根据肿瘤位置选择 1 或 2 个皮肤切口。肿瘤位于乳房外上或外下象限者,仅取一个乳房外侧,沿胸大肌外缘的弧形纵切口,在肿瘤表面演变为梭形切口。肿瘤位于内上或内下象限者,可取 2 个切口,除取一个外侧长弧形切口外,另在肿瘤表面取一个横梭形切口,依肿瘤位置的深浅决定切口距肿瘤边缘的距离。

皮瓣游离范围同 Auchincloss 手术,为保证血供,皮瓣可稍厚。一般乳头下组织保留约 7mm 厚度,乳晕下要求保留"乳晕下肌肉组织",厚度约 5mm。乳头正下方乳腺表面相应部位取组织块送快速冷冻病理,检查是否有癌残留。腋淋巴结廓清方法同 Auchincloss 手术。该手术将乳腺完整切除,解决了乳腺的多发癌灶问题,因选择早期病例,一般情况下术后不需追加放疗。如行假体植入,其乳房外形良好。

④乳腺癌改良扩大根治术(保留胸大肌,切除内乳淋巴结的手术):该术式适用于中央区及内乳区肿瘤,且术前影像学检查(B 超、MRI、CT、PET)发现内乳淋巴结肿大者。

常规改良根治术完成后,于胸骨旁相当于第 1~4 肋间处胸大肌做弧形切开,显露第 2、3、4 肋软骨及肋间肌。于第 1 肋间胸骨旁切开肋间肌达胸膜,在胸膜外寻找并结扎切断内乳动静脉。于胸骨旁和肋软骨肋骨交界处切断 2、3、4 肋软骨,切除 2~4 肋软骨、肋间肌及其后方的部分内乳动、静脉和内乳淋巴结。胸膜撕破者应予补修,间断缝合胸大肌。

7.术后处理

术后观察、处理及并发症防治同乳腺癌根治术。

(五)乳房单纯切除术

1.概述

乳房单纯切除术即全乳房切除术,手术包括切除整个乳房及腋尾部、胸大肌筋膜。该手术方式适用于原位癌、微小癌及年迈体弱不宜做根治者。乳房包括乳头、乳晕、乳腺腺体和腺体外的筋膜、脂肪和皮肤等。乳腺皮下切除术是仅切除腺体组织、保留乳头和乳晕。乳房单纯切除术是将乳头、乳晕和腺体组织全部切除,所谓单纯切除术,是指未行区域淋巴结清扫而言的术式。

2.适应证

(1)巨大的良性肿瘤。

(2)慢性囊性乳腺病,家族有乳腺癌病史,细胞学检查有明显增生乳管上皮细胞。

(3)患者年龄较大,乳头溢血,细胞学检查有瘤细胞或疑有早期导管内癌者。

(4)多发纤维腺瘤。

(5)乳房结核,抗结核治疗无效,病变范围广或形成瘘管者。

(6)乳腺癌患者,有较重心、肺疾病,不能耐受根治性手术者。

(7)乳腺肉瘤及晚期乳腺癌伴有溃疡不宜做根治切除术,但尚未固定于胸壁者。

3.术前准备

手术区备皮,如肿瘤破溃感染应给予抗生素治疗。

4.麻醉

行全身麻醉、硬脊膜外腔阻滞麻醉或局部浸润麻醉。

5.体位

仰卧位,头略偏向健侧,患侧上肢外展90°,患侧肩胛下垫以敷料包,使患侧略抬高。

6.手术步骤

(1)切口选择:以乳头为中心环绕乳房作梭形切口,可为横切口,也可为纵切口。如为恶性肿瘤患者,切口应距离肿瘤边缘大约3cm。

(2)游离皮瓣:切开皮肤、皮下组织,以电刀或手术刀片潜行分离切口两侧皮瓣。皮瓣以保留皮下毛细血管网,附有少许脂肪组织为宜。游离范围,上至胸大肌锁骨部的间隙处,下至乳房下皱襞下1~2cm处,内至胸骨正中线,外至腋前线。

(3)切除乳房:当一侧皮肤分离后,用热盐水纱布填塞止血,再分离另一侧皮肤。然后沿乳房上缘,围绕乳房基底部边切边止血,直切到胸大肌筋膜为止。用组织钳将乳房拉下,用锐刀将整个乳房及周围脂肪组织从胸大肌筋膜上切除,在切割时遇有胸壁穿出的血管,要一一结扎。

(六)保留乳房的乳腺癌切除术

1.概述

保留乳房的乳腺癌切除术是指包括原发病灶在内的部分乳房切除和腋窝淋巴结的切除,术后对残留乳房进行放射治疗以杀灭可能残存的癌细胞。但这一方式,要确保切除的标本边缘无肿瘤细胞浸润,术后必须放疗或化疗。寓意在获得与根治术相同或相似治疗效果的同时,保留相对完好的乳房外观,以提高患者的生活质量。此手术方式已有30余年的历史,随着对乳腺癌生物特性研究的不断深入,以及放疗技术和设备的改进,结合放疗的保乳手术已日趋成熟,在西方发达国家开展得尤为广泛,通常在50%以上。

2.适应证

(1)经组织学或细胞学检查证实为乳腺癌的女性患者。

(2)各项检查证实为单发病灶。

(3)肿瘤最大直径≤3cm。

（4）肿瘤为周边型，肿瘤距乳晕边缘＞2cm。

（5）腋淋巴结无明显转移征象。

（6）乳房体积适当，术后能保持体形美容的效果。

（7）患者有保乳要求或同意行保乳手术。

（8）病灶＞3cm 经化疗降期后也可保留乳房，但局部复发的风险会增加。

3.禁忌证

（1）绝对禁忌证

①分布比较广泛的多灶性或多中心性乳腺癌。

②钼靶 X 线片上恶性或可疑恶性钙化点分布范围比较广泛。

③再次手术切除标本切缘仍为阳性。

④患侧乳房和胸壁曾经接受过放射治疗。

⑤妊娠期患者近期不能终止妊娠接受放射治疗。

（2）相对禁忌证

①肿瘤直径＞5cm。

②肿瘤位于中央区以及乳头乳晕区佩吉特（Paget）病。

③伴有乳头溢液的乳腺癌。

④病理为浸润性小叶癌，且有相距较近的多发病灶表现。

⑤腋淋巴结或其他部位已有转移（包括隐性乳腺癌）。

⑥患有结缔组织或胶原血管性疾病，如硬皮病、系统性红斑狼疮，难以耐受放射治疗。

⑦由于患者经济条件或当地医疗条件难以保证手术后放射治疗。

⑧标本切缘局灶性阳性。2008 年乳腺癌临床实践指南（中国版）指出，对显微镜下有局灶性阳性切缘，但不伴广泛导管内癌结构的病例，选择性施行保乳手术是合理的，对这部分患者应考虑施行更高剂量的瘤床推量照射。

⑨已知存在 BRCA1/2 突变的绝经前患者。

⑩年龄＜35 岁，年轻患者复发或再发乳腺癌风险相对较大。

4.术前准备

手术前一天清洗局部皮肤，剃除腋部及局部区域毛发，并与有关科室联系术中冷冻切片检查。

5.麻醉

行全身麻醉或高位硬膜外麻醉。

6.体位

仰卧位患侧垫高，患侧上肢外展 80°左右。

7.手术步骤

（1）切口：根据癌灶的原发部位和大小确定切口，位于乳房上部应沿自然皮纹走行（Langer线）采用弧形切口，位于乳房下部者可采用弧形或放射状切口。对于是否切除肿瘤表面皮肤的意见尚不一致，多数学者主张切除肿瘤表面皮肤及粗、细针穿刺的针道和针孔，切取活检术后患者必须切除部分皮肤。

(2)切除肿瘤:切开皮肤、皮下组织后,显露肿瘤,切除乳腺组织应距肿瘤边缘≥1cm,并切除胸大肌筋膜。有人提出切除标本时应避免使用电刀,以免影响切缘的病理检查。

(3)标本处置:切除的肿瘤应包裹在正常的乳腺组织之中,切除的标本应标明方位,最简便的方法为依时钟点位缝线法。切除标本乳头侧为12点(缝双线标本),顺时针3点处标记缝单线,依此二点可以定出6点、9点,以及更多的点位,便于快速冷冻切片病理检查,某一切缘不满意或有癌残留,可以进行补充切除。

(4)手术残端处理:乳腺肿瘤切除后,残端仔细止血、冲洗后,切缘可放置4～6枚金属夹,作为瘤床加量放疗的定位标志。手术残腔可以缝合或不予缝合,术后由纤维组织充填残腔,有利于保留良好的乳房外观,局部适当加压包扎。

(5)清除腋淋巴结:行腋淋巴结清除时,对原发肿瘤位于乳腺尾部或靠近腋窝者,可经同一切口进行手术。原发病灶位于其他部位均应分别切口。腋下切口应于腋皱襞下,沿 Langer 线做弧形切口,前起胸大肌外缘,后到背阔肌前缘。

切开皮肤、皮下后,游离皮瓣,上到腋皱襞,下至乳房尾部,游离胸大肌外侧缘,锐性解剖腋窝,注意保留胸肌外侧神经,牵开胸大肌,显露并清除胸大、小肌间的脂肪淋巴组织,清除胸小肌内侧缘的淋巴脂肪组织时应注意保留胸肌内侧神经。然后牵开胸大、小肌,显露腋静脉,根据患者腋淋巴结的转移情况决定切开或保留腋静脉鞘。

行保乳手术时,通常临床分期较早,可以保留腋静脉鞘,以减少术后上肢水肿的机会。沿静脉清除第1、2或3水平淋巴结,向外游离至腋静脉与肩胛下静脉交汇处时,应注意清除其外交角处的胸外侧淋巴结。常规保留肩胛下动、静脉,胸背神经及胸长神经,尽力保留肋间臂神经。标本应整块切除,于背阔肌内侧腋窝处放置多孔橡皮管引流,引流管外接负压吸引囊,伤口适当加压包扎。

8.术后美容效果评价

保乳手术应于放、化疗结束后3个月评价乳房美观程度,并应随访3年,因为3年后乳房外形才趋于稳定。评价标准是从双侧乳房是否对称、乳头间的距离及皮肤改变三方面进行评价。

(1)优:双侧乳房对称,乳头水平距离≤2cm,手感和对称无差异,皮肤颜色正常。

(2)良:双侧乳房基本对称,患侧乳房外形正常或略小,乳头水平距离≤3cm,手感略差,皮肤颜色有改变。

(3)差:两侧乳房明显不对称,外观变形,患侧乳房明显缩小,乳头水平距离＞3cm,手感差,皮肤增厚,表面粗糙。

第二节　乳房良性肿瘤

乳腺良性肿瘤是青、壮年女性常见的乳腺肿瘤。几乎所有可以发生在腺上皮、间叶组织及皮肤上的肿瘤均可在乳腺上发生。其中最常见者为乳腺纤维腺瘤,临床上多以无痛性肿块就诊,而导管内乳头状瘤则常以乳头溢液就诊。

一、乳腺纤维腺瘤

乳腺纤维腺瘤常见于青年妇女。早在 19 世纪中叶,国外学者即对本病进行了阐述及命名。在对本病的认识过程中,曾被称为乳腺纤维腺瘤、腺纤维瘤、腺瘤等。实际上这仅仅是由构成肿瘤的纤维成分和腺上皮增生程度的不同所致,当肿瘤构成以腺管上皮增生为主,而纤维成分较少时则称为纤维腺瘤;如果纤维组织在肿瘤中占多数,腺管成分较少时,则称为腺纤维瘤;肿瘤组织由大量腺管成分组成时,则称为腺瘤。但上述 3 种情况只是具有病理形态学方面的差异,而 3 种肿瘤的临床表现、治疗及预后并无差别,所以准确分类并无必要。

(一)发病率

乳腺纤维腺瘤的发病率在乳腺良性肿瘤中居首位。好发年龄 18~25 岁,月经初潮前及绝经后妇女少见。Demetrekopopulos 报道,本病在成年妇女中的发病率为 9.3%。

乳腺纤维腺瘤是良性肿瘤,但文献报道少数可以恶变。肿瘤的上皮成分恶变可形成小叶癌或导管癌,多数为原位癌,亦可为浸润性癌,其癌变率为 0.038%~0.12%。肿瘤间质成分也可以发生恶性变,即恶变为叶状囊肉瘤,此种恶变形式较为常见,为叶状囊肉瘤的发生途径之一。如果肿瘤的上皮成分及间质成分均发生恶变即形成癌肉瘤,此种癌变形式少见。纤维腺瘤恶变多见于 40 岁以上患者,尤以绝经期和绝经后妇女恶变危险性较高,临床上应予注意。

(二)病因

乳腺纤维腺瘤虽好发于青年女性,但详细发病机制不详,一般认为与以下因素有关:

1.性激素水平失衡

如雌激素水平相对或绝对升高,雌激素的过度刺激可导致乳腺导管上皮和间质成分异常增生,形成肿瘤。

2.乳腺局部组织对雌激素过度敏感。

3.饮食因素

如高脂、高糖饮食。

4.遗传倾向。

(三)临床表现

乳腺纤维腺瘤可发生于任何年龄的妇女,多见于 20 岁左右。多为无意中发现,往往是在洗澡时自己触及乳房内有无痛性肿块,亦可为多发性肿块,或在双侧乳腺内同时或先后生长,但以单发者多见。肿瘤一般生长缓慢,怀孕期及哺乳期生长较快。

查体:本病好发于乳腺外上象限,一般乳腺上方较下方多见,外侧较内侧多见。肿瘤多为单侧乳房单发性肿物,但单乳或双乳多发肿物并不少见,有时,乳腺内布满大小不等的肿瘤,临床上称之为乳腺纤维腺瘤病。肿瘤直径一般在 1~3cm,亦可超过 10cm,甚或占据全乳,临床上称之为巨纤维腺瘤,青春期女性多见。肿瘤外形多为圆形或椭圆形、质地韧实、边界清楚、表面光滑、活动,触诊有滑动感,无触压痛,肿瘤表面皮肤无改变,腋窝淋巴结不大。对该肿瘤的详细触诊,是对该病诊断的重要手段,仔细触诊,虽肿瘤光滑,但部分肿瘤有角状突起或分叶状。

有学者将本病临床上分为三型：

1.普通型

最常见，肿瘤直径在 3cm 以内，生长缓慢。

2.青春型

少见，月经初潮前发生，肿瘤生长速度较快，瘤体较大，可致皮肤紧张变薄，皮肤静脉怒张。

3.巨纤维腺瘤

亦称分叶型纤维腺瘤。多发生于 15～18 岁青春期及 40 岁以上绝经前妇女，瘤体常超过 5cm，甚至可达 20cm。扪查肿瘤呈分叶状改变。

以上临床分型对本病的治疗及预后无指导意义。

（四）病理

1.大体形态

肿瘤一般呈圆球形或椭圆形，直径多在 3cm 以内，表面光滑、结节状、质韧、有弹性、边界清楚，可有完整包膜。肿瘤表面可有微突的分叶。切面质地均匀，灰白色或淡粉色，瘤实体略外翻。若上皮成分较多则呈浅棕色。管内型及分叶型纤维腺瘤的切面可见黏液样光泽，并有大小不等的裂隙。管周型纤维腺瘤的切面不甚光滑，呈颗粒状。囊性增生型纤维腺瘤的切面常见小囊肿。病程长的纤维腺瘤间质常呈编织状且致密，有时还可见钙化区或骨化区。

2.镜下观察

根据肿瘤中纤维组织和腺管结构的相互关系可分为 5 型：

（1）管内型纤维腺瘤：主要为腺管上皮下结缔组织增生形成的肿瘤，上皮下平滑肌组织也参与肿瘤形成，但无弹力纤维成分。病变可累及一个或数个乳管系统.呈弥漫性增生，早期，上皮下结缔组织呈灶性增生，细胞呈星形或梭形，有程度不等的黏液变性。增生的纤维组织从管壁单点或多点突向腔面，继而逐渐充填挤压管腔，形成不规则的裂隙状，衬覆腺管和被覆突入纤维组织的腺上皮因受挤压而呈两排密贴。在断面上，因未切到从管壁突入部分，纤维组织状如生长在管内，故又称之为管内型纤维腺瘤，纤维组织可变致密，并发生透明变性，偶可见片状钙化。上皮及纤维细胞无异形。

（2）管周型纤维腺瘤：病变主要为腺管周围弹力纤维层外的管周结缔组织增生，弹力纤维也参与肿瘤形成，但无平滑肌，也不呈黏液变性。乳腺小叶结构部分或全部消失，腺管弥漫散布。增生的纤维组织围绕并挤压腺管，使之呈腺管状。纤维组织致密，常呈胶原变性或玻璃变，甚至钙化、软骨样变或骨化。腺上皮细胞正常或轻度增生，有时呈乳头状增生。上皮及纤维细胞均无异型。

（3）混合型纤维腺瘤：一个肿瘤中以上两种病变同时存在。

（4）囊性增生型纤维腺瘤：为乳腺内单发肿块，与周围乳腺组织分界清楚，可有包膜。肿瘤由腺管上皮和上皮下或弹力纤维外结缔组织增生而成。上皮病变包括囊肿、导管上皮不同程度的增生、乳头状瘤病、腺管型腺病及大汗腺样化生等。上皮细胞和纤维细胞无异型。本病与囊性增生病的区别在于后者病变范围广泛，与周围组织界限不清，且常累及双侧乳腺，镜下仍可见小叶结构。

（5）分叶型纤维腺瘤（巨纤维腺瘤）：本瘤多见于青春期和 40 岁以上女性，瘤体较大，基本结构类似向管型纤维腺瘤。由于上皮下结缔组织从多点突入高度扩张的管腔，又未完全充满后者，故在标本肉眼观察和显微镜检查时皆呈明显分叶状。一般纤维细胞和腺上皮细胞增生较活跃，但无异型。本型与向管型的区别在于，分叶型瘤体大、有明显分叶。与叶状囊肉瘤的区别在于，后者常无完整包膜、间质细胞有异型，可见核分裂。

以上几种分型与临床无明显关系。

（五）诊断

乳腺纤维腺瘤的诊断一般较为容易，根据年轻女性、肿瘤生长缓慢及触诊特点，如肿瘤表面光滑、质韧实、边界清楚、活动等，常可明确诊断。

对于诊断较困难的病例，可借助乳腺的特殊检查仪器、针吸细胞学检查甚至切除活检等手段，以明确诊断。

1.乳腺钼靶片

乳腺纤维腺瘤表现为圆形、椭圆形、分叶状，密度略高于周围乳腺组织且均匀的块影，肿瘤边界光滑整齐，有时在肿瘤周围可见一薄层透亮晕，病程长者可有片状或弧形钙化，但无沙粒样钙化。瘤体大小与临床触诊大小相似。乳腺钼靶拍片不宜用于青年女性，因为此阶段乳腺组织致密，影响病变的分辨，且腺体组织对放射线敏感，过量接受放射线会造成癌变。

2.B超

B超是适合年轻女性的无创性检查，且可以重复操作。肿瘤为圆形或卵圆形，实质性，边界清楚，内部为均质的弱光点，后壁线完整，有侧方声影，后方回声增强。B超可以发现乳腺内多发肿瘤。

3.液晶热图

肿瘤为低温图像或正常热图像，皮肤血管无异常。

4.红外线透照

肿瘤与周围正常乳腺组织透光度基本一致，瘤体较大者边界清晰，周围没有血管改变的暗影。

5.针吸细胞学检查

乳腺纤维腺瘤针吸细胞学检查的特点是可以发现裸核细胞或有黏液，诊断符合率可达90％以上。

6.切除活检

切除活检既是一种诊断手段，又是一种治疗手段。但对于有以下情况者不宜盲目行切除活检，宜收入病房，并在快速冰冻病理监测下行肿瘤切除活检。

(1)患者年龄较大，或同侧腋下有肿大淋巴结；

(2)乳腺特殊检查疑有恶性可能者；

(3)有乳腺癌家族史者；

(4)针吸细胞学有异形细胞或有可疑癌细胞者。

（六）治疗

乳腺纤维腺瘤的治疗原则是手术切除。

1.关于手术时机

(1)对于诊断明确且年龄<25岁的患者,可行延期手术治疗。因为该病一般生长缓慢、极少癌变。

(2)对于已婚,但尚未受孕者,宜在计划怀孕前手术切除。妊娠后发现肿瘤者,宜在妊娠3～6个月间行手术切除,因妊娠和哺乳可使肿瘤生长加速,甚至发生恶变。

(3)对于年龄超过35岁者,均应及时手术治疗。

(4)如肿瘤短期内突然生长加快,应立即行手术治疗。

2.手术注意事项

因本病患者多为年轻女性,手术应注意美观性。放射状切口对乳腺管损伤较小,对以后需哺乳者较为适宜;环状切口瘢痕较小,更美观。乳晕附近的肿瘤可采取沿乳晕边缘的弧形切口;乳腺下部近边缘的肿瘤,可沿乳房下缘作弧形切口,瘢痕更隐蔽。临床触摸不到的纤维腺瘤可以B超定位下手术治疗。

近年来,出于美学的要求,开展了麦默通微创手术治疗乳腺纤维腺瘤。麦默通微创旋切装置需在B超或钼靶X线引导下进行,切口一般选择在乳腺边缘,约0.3～0.5cm,术后基本不留瘢痕,且一个切口可以对多个肿瘤进行切除。但肿瘤最大直径应小于2.5～3.0cm,术后加压包扎。该方法价格较为昂贵。

手术切除的肿瘤标本一定要送病理组织学检查,以明确诊断。

二、乳腺纤维腺瘤病

乳腺纤维腺瘤病又称韧带样瘤,为罕见的乳腺良性肿瘤。由增生的成纤维细胞、肌成纤维细胞和胶原纤维共同组成,具有局部浸润性生长,无远处转移及恶变的特点。发病率占所有乳腺疾病的0.2%。女性常见,偶有男性,发病原因可能与乳房外伤、创伤、乳房整形(硅胶植入),少数与家族性息肉综合征或Garnder综合征相关。

(一)临床表现

一侧多见,双侧偶见,肿块大小不等、个数不一、质韧硬,边界欠清,形不规整,活动欠佳,表面不光滑,肿块与皮肤有粘连,可见"酒窝征",偶见乳头皱缩,有触压痛,腋窝、锁骨、上、下淋巴结肿大,少数伴乳头溢液,超声表现为低回声结节,边界欠清,形不规则,后方回声衰减,回声不均匀,个别结节有毛刺,可有伪足样改变,血流信号多见0级、1级。钼靶X线摄片检查:可见大小不一,形不规整,边界欠清,高密度块影,同时也表现为毛刺征或结构扭曲,免疫组化、雌激素受体(ER)、孕激素受体(PR)为阴性。

(二)诊断与鉴别诊断

乳腺纤维瘤病从临床表现和乳腺彩超及钼靶X线摄片检查都与乳腺癌极为相似,所以术前很难确诊。诊断依靠病理和免疫组化,需与梭形细胞癌、肌上皮癌、肌成纤维细胞瘤、纤维肉瘤、结节性筋膜炎和乳腺反应性梭形细胞结节等病变进行鉴别。

(三)治疗和预后

乳腺纤维瘤病首选外科区段切除术,笔者曾遇1例年轻患者,右乳孤立硬结节1cm,不活动,伴周围多发结节,手术中发现乳腺肿块呈石榴子样生长,难以切除,区段切除后,某教授会诊为乳腺纤维瘤病,观察 5 年未复发。乳腺纤维瘤病由于肿瘤浸润性生长与周围组织分界不清,无包膜,手术难以彻底清除,术后 3 年内复发率为 21%～27%,多数证据显示放疗控制率为 73%～94%,多柔比星联合用药,蒽环类单药,甲氨蝶呤联合长春新碱也有较好的控制率,使患者获益。

三、单纯型纤维腺瘤

此类肿瘤通常见于年轻女性,表现为质韧、光滑、可活动的肿块。这些特点中尤其是明显的活动性这一点对大多数年轻女性可以果断地做出诊断。

"单纯型"一词用以区分常见的纤维腺瘤与近来描述的"复杂型"纤维腺瘤及落在简单病变之外的多发和巨大纤维腺瘤。总发病率在 35 岁左右到刚过 40 岁时最高,但在这个年龄组较常见的诊断依赖于影像或病理,而体征缺乏典型特征。

1.年龄和自然病程

(1)年龄:临床上该病变显著发生于年轻女性,其小叶起源、小叶发展最快的时间是在初潮后的第一年。然而研究一直表明诊断的中位年龄在大约 30 岁。这比临床经验提示的年龄要大,但在英国卡地夫的系列研究中已被证实。

年龄较大患者的诊断是在病理科而非临床乳腺科,这可以解释纤维腺瘤在不同年龄组的不同体征。具有典型体征的病灶(分界清楚、光滑、活动度好)出现在 16～25 岁年龄组,洗澡或穿衣时偶然被发现。年长组典型临床症状可能不明显,因其与退行性改变并存,对临床显性的肿块进行病理活检可得到准确的组织学诊断,此类肿块缺少年轻女孩纤维腺瘤明显孤立性和活动性的特点。

超声的广泛应用证实了亚临床纤维腺瘤在整个育龄期很常见。

许多年轻女性坚挺乳房中的纤维腺瘤不易感知,如果不处置,其会保持不变或在 1～5 年内逐渐增大直至直径 1～3cm。在生长阶段,肿瘤在 6～12 个月内大小增加一倍,然后很可能终生保持不变或逐渐变小。在 30 岁或 40 岁阶段随着肿瘤增大或生育后乳房变软或下垂,纤维腺瘤会变成临床显性。

(2)自然病程:有关自然病程更详细的知识来自对很多保守治疗患者随访的前瞻性研究。在第一项重要的研究中,Dent 和 Cant 在开普敦随访了 63 例临床和细胞学诊断为纤维腺瘤的年轻女性。在 13～24 个月的观察期间,他们发现 201 枚包块中的 31%消失、另外 12%变小、25%保持原样、32%变大。单发病灶比多发病灶更可能容易退化。Edinburgh 的一项研究里,对 201 例<40 岁通过临床超声和细胞学检查确诊为纤维腺瘤的患者给予保守治疗。在所有 17 例选择手术的患者中进行了组织学检查,证实了三重诊断评估的准确性。2/3 的肿瘤直径<2cm,1/3 为 2～4cm。肿瘤大小是通过超声测量客观评估的。随访中,肿块大小是通过超声测量客观评估的。随访中,肿块中的 13%消失,85%未改变,2%增大并被切除,切除的这四例肿块组织学上都证实是单纯纤维腺瘤。因此,可以接受的观点是大部分纤维腺瘤在确诊后的几年里保持不变,少部分出现退化,还有更小部分出现增大。事实上,Takei 等能推导出一

个公式来预测日本女性 20～40 岁之间纤维腺瘤尺寸的变化速度(每年减小 0.34mm)。

为了探究为何大部分纤维腺瘤以此种方式停止生长,Meyer 测量了正常乳腺上皮、纤维腺瘤和上皮增生的细胞增殖情况,发现纤维腺瘤的上皮细胞不同于另外两种。这些细胞显示在月经期间有丝分裂率的变化很小,而且随着年龄增长有丝分裂率下降。这解释了为什么纤维腺瘤生长停滞。

2.发病率

很难对纤维腺瘤的发病率和患病率作出精确估计,经过大家认为大约是 10%。在有临床症状的门诊患者中纤维腺瘤与乳腺癌的比例是 1:4,筛查的实施以及临床上超声和乳腺 X 线照相的应用发现小型无症状的纤维腺瘤较为常见。首次筛查后新发的纤维腺瘤与激素替代治疗有关。纤维腺瘤多发于左侧乳房。

3.地域差异

纤维腺瘤占亚洲和非洲地区良性乳腺病变中如此大的比例以至于应该可以考虑在这些人群中使用"过量"一词。然而,没有具体基于人群的数据支持此观点。一项非洲的研究显示纤维腺瘤占所有良性乳腺病变的 55%,远远高过西方人群。报道的中国女性纤维腺瘤的发病率似乎比非洲女性低,并且印度女性良性乳腺病变中纤维腺瘤所占比例大幅下降,而痛性结节变得更突出。Onuigbo 认为非洲 20 世纪 70～90 年代纤维腺瘤发病率增加,而同时很少延误诊断.且发现很多微小病变,更多是由于对乳腺疾病的认识提高而非病变本身有所增加。

对比乳腺癌发生率差异很大的 3 个不同种族群体(英裔美国人、西班牙裔和美国印第安人)的良性病变的发生率,3 个种族纤维腺瘤的发病率相似,不像重度增生在 3 个种族中发病率有明显差异。因此,单纯纤维腺瘤的发病率似乎是在很多种族中都相当恒定,其形式不同在于西方人群中更常见的增生和在非西方人群中更常见的巨大纤维腺瘤。

总之,人群中纤维腺瘤发病率的不同报道似乎与种族间完全不同的医疗保健体系有关。

四、巨大纤维腺瘤

Onukak 和 Cederquist 发现 29% 的纤维腺瘤直径超过 6cm,与 Uganda 报道的 30% 接近,这些肿瘤有资格称之为巨大纤维腺瘤。相比之下,在南非的一个印第安/非洲人群中只有 4% 的纤维腺瘤超过 5cm(包括妊娠、哺乳期腺瘤等)。叶状肿瘤较为特别,有证据显示其发生率的差别相当大,但没有明显原因。

(一)发病机制

有学者将纤维腺瘤视为正常发育和退化过程中的失常(ANDI)中的一部分的原因和依据,它应该属于正常小叶发育中的失常而非肿瘤。有很好的组织学证据证明这些肿块是从乳腺小叶发育而来,例如,弹性组织存在于导管中而正常小叶中没有,而纤维腺瘤中不存在弹性组织。小叶来源解释了纤维腺瘤的许多特点,例如,为什么大部分纤维腺瘤见于小叶发育高峰期的年轻女性,以及为什么间质形成了纤维腺瘤中的主要成分。其源于小叶的激素依赖性间质,而不是乳腺实质中的单纯纤维性间质。这也同样解释了为何许多起源于纤维腺瘤(非常罕见)的癌症是较为"良性"的类型——小叶原位癌(LCIS)。

Archer 和 Omar 的研究工作支持这一理论。他们发现在常规组织学和电子显微镜下纤维腺瘤所有的细胞成分都是正常的。上皮和肌上皮细胞维持正常关系。瘤体体积源于成纤维细胞、纤维细胞和胶原的增加，它们都表现为正常的特征。Noguchi 和同事已经显示普通的纤维腺瘤属于多克隆，说明它们是增生而不是瘤形成。这与有些肿瘤后来进展，并以叶状肿瘤形式复发的情况恰恰相反，叶状肿瘤属于单克隆。纤维腺瘤的多克隆性在上皮和间质成分中均可见。叶状肿瘤的单克隆性只在间质成分中体现，上皮细胞仍属于多克隆。这些研究者提出所有的纤维腺瘤开始都表现为多克隆病变，但叶状肿瘤在早期间质成分即发生单克隆改变。（如果间质起始即为单克隆，按理论叶状肿瘤只应该由间质组成，这种情况在罕见的肺转移瘤中可见）这个观点受到了 Sawyer 等的质疑，他们发现叶状肿瘤的上皮和间质成分都有改变。

已有研究探讨纤维腺瘤中的类同醇受体表达。证明雌激素和孕激素受体在细胞质和细胞核中都呈相对低浓度表达。相比于其他的 ANDI 状况，这些受体更容易在纤维腺瘤中被发现。高水平的雌激素受体似乎与上皮增殖有关，而低水平与间质细胞增殖相关。这些研究者发现孕激素受体与细胞结构关系不大，总的结论就是纤维腺瘤的激素依赖性随着病变的发展迅速减小，这可能进一步解释了生长曲线的平台期。

纤维腺瘤的病因不明，但乳腺小叶对雌激素刺激反应性增殖的事实提示它的出现可能是小叶对雌激素刺激异常反应的结果。纤维腺瘤的生长通过小叶的增殖还包括邻近小叶的参与，这个事实与手术切除后意义重大的复发率相关。有趣的是军事学院报道了 4 例纤维腺瘤和 1 例叶状肿瘤男性患者，其均为男性乳房发育症的患者，有显著发育的小叶形成。与通常诱发男性乳房发育相比，男性乳腺小叶的发育显然需要更高水平的雌激素刺激。

另有一假说是有关纤维腺瘤上皮细胞中 Bcl-2 基因水平升高的发现。此基因出现在很多组织和肿瘤中，它可以通过阻止凋零的发生来延长细胞寿命。因此，无法通过凋亡使细胞减少在纤维腺瘤的发展中非常重要，但令人惊奇的是此基因只在上皮细胞中发现，间质细胞中没有。

避孕药在年轻女性中的广泛应用使获得相关数据变得很困难，特别是研究避孕药在发病机制中的作用。没有证据显示使用避孕药增加纤维腺瘤发生的风险，已知的流行病学数据提示它可能与发病率减少相关。大多数研究显示在服用避孕药的人群中，纤维腺瘤发生的风险减少超过一半，特别是长期服用者。流行病学研究提示是联合制剂中的孕激素成分起了保护作用。

在这方面，Canny 等的研究特别引人注目，他们在一个大的病例对照研究中对所有年龄段均进行了调查，却出现了不同的结果。<45 岁的女性纤维腺瘤的发病率下降（OR=0.57）且与口服避孕药的使用相关，而>45 岁以上的发病率则升高（OR=1.65 但不显著）。这一差异可能与开始使用口服避孕药的年龄、不同的方式或其他未知的因素有关。超过 45 岁并进行激素替代治疗（HRT）的女性发病率显著升高（OR=2.83，但因为人数少差异不显著），其中所有的患者都只用雌激素。使用联合制剂的 7 例对照组病例无纤维腺瘤发生，同样，与上述孕酮的保护作用结论一致。

吸烟似乎对纤维腺瘤有保护作用。一项加拿大的研究发现最大降低风险 0.49（0.28～0.98）发生在目前活跃吸烟者中，但对曾经吸烟的人没有明显影响。Baildam 等关注纤维腺瘤与移植患者使用的环孢素 A 的关系。Son 等发现 2% 的移植患者发现纤维腺瘤样病变,并倾向于较大、多发,还有一些具有不良倾向的组织学特征。这些纤维腺瘤也有非典型的超声特征。虽然机制不清,但考虑是激素性的。纤维腺瘤患者血清卵泡刺激素(FSH)水平显著偏低,而催乳素和雌二醇水平偏高。这样的激素效应可能是环孢素的直接作用,或继发效应。在某些患者中,把免疫制剂从环孢素换位他克莫司后出现病变的退化。

Koerner 和 O'Connell 对 ANDI 假说提出了相反的观点,他们认为纤维腺瘤是肿瘤,主要基于人类腺病毒 9 可以在大鼠中诱发相似病变。但是,可以观察到的从纤维腺瘤样增生、单纯纤维腺瘤到较大的纤维腺瘤以及叶状肿瘤这些转变过程,再加上可观察到的基因改变则支持我们的假说。

(二)病理学

纤维腺瘤大体表现为边界清楚的圆形或有圆凸的肿瘤,色白、光滑、部分表面膨胀(与癌性肿块切面的凸出不同)。由于上皮排列的裂缝破坏了均一性而使其表面不规则。纤维腺瘤通过明确的蒂依附于乳腺组织并很容易从受压的乳腺组织形成的假包膜中摘除。如果表面呈褐色,应考虑叶状肿瘤的可能。

纤维腺瘤的组织学表现很有特点,一般是有疏松的白色间质和规则的上皮细胞排列而成的管样结构组成,存在形成两种主要模式的倾向,Cheatle 定义为"小管周型"和"小管内型"。小管周型模式中上皮结构很丰富,环状导管周围可见间质。在小管内型模式中,间质的优势是推进上皮排列裂缝的伸长,这样上皮裂隙就明显围绕间质岛。现在发现这两种模式在同一个纤维腺瘤中均可出现,鉴别两者的差异没有实际意义。不同程度的上皮增生较为常见,细胞学样本中就呈现如此反映。

纤维腺瘤样增生是"微纤维腺瘤"的一种组织学模式,发生于乳腺定义模糊区域,与分界清楚的孤立性临床纤维腺瘤形成对比。最好将它们视为与一系列临床表现相关的小叶过度生长范畴中的一部分。大部分年轻女性的纤维腺瘤分界清晰、活动性好,而小叶过度生长的其他领域可能缺乏清晰的分界,甚至呈多中心性;其他的则仅仅是一种组织学检查所见。

纤维腺瘤的组织对外界影响的反应方式与正常乳腺小叶相似。因此,它们会在妊娠期出现增生改变,在哺乳期分泌乳汁而在更年期退化。妊娠期的增生改变可能出现供血不足,导致梗死。

典型的纤维腺瘤临床表现变化较少,而组织学改变相反却变化无常,且非常广泛,认识到这一点非常重要。此类组织学改变包括顶浆分泌和鳞状上皮化生,这两者都不是很显著。上皮成分明显的增生也很常见,但不表现为侵袭性。然而,如此多样的上皮改变给细胞学医生造成了困扰,良性的纤维腺瘤是细胞学上乳腺癌假阳性诊断的重要原因,除了那些最有经验的病理医生。

(三)病因

卵巢功能旺盛,雌激素水平过高,调节失衡,加之患者对雌激素反应敏感,在雌激素的长期刺激下,引起乳腺腺上皮组织和纤维组织过度增生,结构紊乱,形成肿瘤。由于乳腺纤维腺瘤与性激素分泌旺盛有关,故此多发生在青年女性,月经来潮前或绝经后妇女少见。

（四）临床特征

主要为乳房无痛性肿块，很少伴有乳房疼痛或乳头溢液。肿块往往是无意中、洗澡时，或体检中被发现。单发肿块居多，亦可多发，也可两侧乳房同时或先后触及肿块。多为圆形或椭圆形，直径常为 1～3cm，亦有更小或更大者，偶可见巨大者。边界清楚，边缘整齐，表面光滑，富有弹性，无压痛，活动度较大，与皮肤无粘连。

1.一般临床表现

年轻女孩、育龄后期和绝经后女性的临床表现各有不同。纤维腺瘤的临床特征在年轻女性中较为典型，以至于可以在一定程度上很确信地做出临床诊断，其可信度就像抽吸后诊断囊肿一样。这些特征在老年女性中不是很显著，诊断时要慎重。在年轻女性中，纤维腺瘤呈光滑的圆形或分叶状、坚韧、界清、膨胀且活动度好，从而得以"乳腺鼠"一词，活动度非常显著，当发现活动度较差时诊断应慎重。这一原则的一个例外就是其自乳头后方的纤维腺瘤，在乳头后方周围的导管会限制其活动（不是所有人都了解许多女性的乳晕后方有很多小叶组织，这解释了为什么囊肿和纤维腺瘤，这两种有小叶衍生的改变，有时出现在乳头后方）。年轻女性瘤体的活动度好是因为包膜以及这个年龄段乳腺间质的柔软和柔韧度。这也解释了为什么纤维腺瘤触诊的位置要比真正生长的位置更表浅，这一情况促使外科医生要确保开始局部麻醉下的纤维腺瘤切除术之前有足够的准备措施。

这些典型的特征在老年女性中不明显，围绕肿瘤的退化性纤维变性降低了其活动度。在这个年龄组，纤维腺瘤常被误认为 ANDI（纤维腺病）的显性包块，只能通过组织学检查做出诊断。乳腺癌和纤维腺瘤的体征可能非常接近，纤维腺瘤在这个年龄组不能仅仅通过临床即做出诊断，除非已经明确排除癌症。

有时老年女性的纤维腺瘤，也可表现为小的、石头样的、质硬、孤立的包块，仍有中等活动度。在此年龄组，体征也呈现如此典型以至于通常可以确信地做出临床诊断。然而，很容易（而且必须）通过乳腺 X 线检查发现石头样坚硬的成分源于钙化。因此，可以合理地推断在育龄后期或绝经后期发现的小纤维腺瘤是很多年之前就存在的，一直维持原状，仅仅是因为退化改变使它们更容易被触及而被发现。这样的情形在乳腺 X 线筛查中并不少见。

2.少见的临床表现

纤维腺瘤样组织形成的非常小的表浅小结节，直径 3～4mm，有时可见于年轻女性，且常常保持多年无变化。它们只是因为位置表浅而被触及，类似的位于乳房深处的静态性小病变很可能比临床上发现的多得多，这一点被整个乳腺连续切片的组织学研究所证实。Cheatle 发现小纤维腺瘤存在于 25% 的正常乳腺中。

妊娠期间有时可见肿瘤增大，偶尔较为显著。这可能与妊娠期间普遍的腺体增生有关，是由梗死或间质增生引起。

少数纤维腺瘤在育龄期的后几年开始变得明显，表现为孤立的肿块。其可表现出明显的生长倾向，迅速长到很大。它们具备单纯纤维腺瘤的大体和组织学特征，并且表现为良性的生物行为。有的纤维腺瘤快速生长也出现在 13～18 岁年龄段，因此，"巨大"纤维腺瘤在育龄期的两端呈双峰分布。

在 Foster 等报道的病例中，11～15 岁年龄组 4/5 的纤维腺瘤直径＞4cm，而在 16～25 岁之间约为 15%。大型纤维腺瘤在下一个 10 年的年龄段不常见,但在围绝经期有较小数量的增长,甚至更少见的是它们可能在妊娠早期首次出现。虽然青春期和绝经期的巨大纤维腺瘤都不常见,但巨大肿瘤在青春期比绝经期要更常见。

绝经期后纤维腺瘤很罕见,这表明它们伴随围绝经期乳腺退化而退化。在这个过程中它们可能出现钙化。Devitt 报道了一组 4379 例大于 55 岁存在乳腺问题的女性。只有 8 例有纤维腺瘤,其中 4 例已钙化。类似地,Sandison 在尸体解剖的研究中发现了仅为 0.5% 的发病率。这个情况随着激素替代治疗的广泛应用正在发生改变。当给予患者非禁忌的雌激素作为 HRT 时,可能会在影像上看到绝经后妇女的潜在性纤维腺瘤的增大。

因此,单纯型纤维腺瘤主要分为四组。

(1)直径 3~4mm,在乳房浅表可触及的较小静态的纤维腺瘤。

(2)瘤体稳定之前可生长到直径达 1~3cm,该型占所有纤维腺瘤的 80%,因此必须被认定是"标准"。

(3)青春期和围绝经期年龄段巨大纤维腺瘤。

(4)直径 4~5cm 的纤维腺瘤,该组纤维腺瘤直径大于平均值但不在"巨大的"范畴,占总数的 10%,各年龄段平均分布,但在月经初潮前后和围绝经期年龄组的比例较高。

Foster 等通过比较不同大小组群纤维腺瘤的细胞结构,来探讨那些大的肿瘤是否因存在组织学或生物行为不同而属于独立的一类。通过与计算机连接的 TV 影像进行灰度分析来计数间质细胞。他们发现间质的细胞结构和纤维腺瘤的大小没有关系,但细胞结构与患者年龄有关。小于 20 岁的患者中平均细胞计数几乎是年长患者的 2 倍,虽然绝经期间间质细胞结构再次少许的增多,这种增多可以用此时刻未受控制雌激素的刺激来解释。因此,肿瘤生长较大未表现出与细胞结构有关,现在也没有明显的理由解释为何一些纤维腺瘤会长到比平均值大。

(五)检查

1.彩超

能显示乳房各层次结构及肿块形态、大小及回声状况。乳腺纤维腺瘤彩超多为圆形、卵圆形均匀低回声肿物,多可见光滑清晰的包膜回声,肿块后方回声正常或轻微增强,可见侧方声影,肿块内可见伴声影的粗大钙化。彩色多普勒显示肿块内多无血流信号或见少量血流信号,RI<0.7。

纤维腺瘤的超声特征包括圆形或椭圆形、边界清楚、均匀分布的弱内部回声,以及中间衰减。超声不是在任何情况下都能准确区分纤维腺瘤和其他肿块。有作者声称双重频谱多普勒及近期应用的彩色多普勒能可靠地将纤维腺瘤与癌症进行鉴别,但这一说法尚未经证实。

2.乳腺 X 线摄影

青春期女孩、致密型乳腺不适宜进行乳腺 X 线摄影。中年及以上妇女乳腺 X 线片纤维腺瘤表现为圆形、卵圆形肿块,也可呈分叶状,直径多为 1~3cm,边缘光滑清楚,与等体积的正常腺体比较,肿块呈等或稍高密度,周围可有低密度晕环。部分病灶内可见钙化,钙化多位于肿块中心或边缘,多呈粗颗粒状、树枝状或斑点状,也可相互融合成大块状,占据肿块大部或全部,与乳腺癌的成簇沙粒样钙化灶不同。

乳腺 X 线照相最好避免应用于年轻女性,因为这一年龄段女性的乳腺致密,诊断率较差而且存在辐射风险。当然,这并不意味着在 35 岁以下的纤维腺瘤不能以此诊断。

在年龄较大的患者中,纤维腺瘤 X 线表现为单发、光滑的病变,小的与周围乳腺组织密度接近,大的则密度稍大。小的可能很难被发现,除非有乳房脂肪勾勒出光滑的边界。其可能被一圈受压的脂肪环绕,此时诊断比较容易。在绝经后期,至少一半的纤维腺瘤会表现出典型的斑点状的("爆米花")钙化,类似于子宫肌瘤。

3.乳腺病灶活检

根据病史、体检或影像学检查难以鉴别的乳腺肿块,可采取穿刺或手术切除的方法,进行组织病理学检查,明确诊断。

(六)诊断

1.诊断

乳房位于体表,典型的乳腺纤维腺瘤相对容易诊断。青少年女性,无意中或体检中发现乳房无痛性肿块 1～3cm,圆形或卵圆形,与周围无粘连.活动度大,触诊有滑脱感;生长缓慢,与月经周期无关,临床可考虑为乳腺纤维腺瘤。但对于妊娠后,特别是绝经后妇女,乳房发现无痛性肿块,要提高警惕,不要轻易诊断乳腺纤维腺瘤,应借助影像学检查鉴别诊断,必要时需依据病理组织学检查确诊。

2.鉴别诊断

纤维瘤病(硬纤维瘤)需要与乳腺纤维化疾病相鉴别。Rosen 和 Ernberger 收集了 22 个病例。此类病变类似于腹壁的硬纤维瘤;尽管不常见,但与硬纤维瘤一样,该病与加德纳综合征形成的结肠息肉有关。这种病变比乳腺纤维化病变更广泛,它可将乳腺固定于其下组织,如胸大肌。通过乳腺 X 线照相可辨认此病变,但影像上的星芒状表现却类似于癌症。

(七)治疗

1.密切观察、定期随诊

乳腺纤维腺瘤是常见的良性肿瘤,极少恶变,发展缓慢,没有症状,不影响生活和工作,可以密切观察定期随诊。

2.外科手术适应证

(1)观察过程中,如乳房自查或去医院检查,发现纤维腺瘤有增大倾向,或彩超原显示肿块内无血流信号现可见大量血流信号,应手术切除。

(2)乳腺纤维瘤患者,准备怀孕之前,应进行纤维腺瘤切除术。原因:①乳腺纤维腺瘤的发生与雌激素水平升高有关,妊娠、哺乳期,随着体内激素水平的变化,可导致肿瘤体积迅速增大;②妊娠期乳腺不宜进行手术及有创性检查,哺乳期亦不适合手术。

(3)青少年巨大纤维腺瘤(幼年性纤维腺瘤),因肿瘤生长快,体积大,对正常乳腺组织产生挤压,应考虑手术切除,手术不会对以后的妊娠、哺乳产生不良影响。

(4)有乳腺癌家族史者可考虑手术切除。

3.外科手术方式

乳腺微创旋切手术:选择乳腺纤维腺瘤诊断明确者(不适宜乳腺癌的治疗)。利用真空辅助旋切设备,在乳腺超声引导下,一次进针多次切割将肿瘤切除。切口仅 0.3cm,恢复快,美学效果好。纤维腺瘤完整切除后很少复发,但可再发。

五、乳腺大导管内乳头状瘤

女性乳腺有15～20个乳腺导管,开口于乳头。乳腺导管内乳头状瘤是指发生在导管上皮的良性肿瘤,其发病率仅次于乳腺纤维腺瘤和乳腺癌。

根据2003年世界卫生组织(WHO)乳腺肿瘤分类,将导管内乳头状瘤分为中央型和外周型。①中央型乳头状瘤:多发生在乳管壶腹以下1.5cm的一二级乳管(壶腹是指乳管接近乳头膨大成囊状的部位),又称大导管内乳头状瘤,位于乳腺中央区乳晕下方,一般认为其不增加乳腺癌的风险;②外周型乳头状瘤:是指终末导管-小叶系统发生的多发性导管内乳头状瘤,曾使用过"乳头状瘤病"的名称,位于乳腺的周围象限,一般认为是癌前期病变,癌变率为5%～12%。

乳腺导管内乳头状瘤多见于产后妇女,以40～50岁者居多,是临床上常见的乳腺良性肿瘤。

(一)病因

尚不明确,多数学者认为主要与雌激素水平增高或相对增高有关。由于雌激素的过度刺激,引起乳管扩张,上皮细胞增生,形成乳管内乳头肿瘤。

(二)临床表现

1.乳头溢液

乳头出现血性、浆液血性或浆液性溢液,溢液可为持续性或间断性。有些患者在挤压乳腺时流出溢液,也有些患者是无意中发现自己内衣或乳罩上有溢液污迹。个别患者可出现疼痛或有炎症表现。中央型导管内乳头状瘤较易出现乳头溢液,而外周型乳头状瘤很少出现溢液。

2.乳腺肿块

由于乳腺导管内乳头状瘤瘤体小,多数情况下临床查体摸不到肿块。有些中央型乳头状瘤可在乳晕附近摸到结节状或条索状肿块,质地较软,轻压肿块时可引出溢液。外周型乳头状瘤发生在乳腺周围象限,若能触及肿块可在乳腺周边部位。

(三)检查

1.乳管镜检查

从溢液乳管口处放入纤维乳管镜,借助电视屏幕可直接观察溢液乳管的上皮及管腔内的情况,并可酌情进行活检,极大地提高了乳腺导管内乳头状瘤的诊断准确性,为需要手术的患者提供肿瘤的准确定位。

2.乳腺导管造影检查

乳腺导管造影是将造影剂注入溢液导管后摄片,乳腺导管内乳头状瘤显示导管突然中断,断端呈弧形杯口状影像,管壁光滑完整,可见到圆形或椭圆形充盈缺损,近侧导管显示明显扩张。由于乳腺导管造影不能直接观察导管上皮及导管腔内的病变,目前许多大医院已不再使用,诊断乳管内病变通常采用乳管镜检查。

3.乳腺超声检查

对较大的导管内乳头状瘤彩超可见到扩张的导管和肿瘤影像。

4.细胞学检查

脱落细胞学或针吸细胞学检查。乳头溢液细胞学涂片检查是通过采集乳头溢液,制成细胞学涂片,经显微镜观察,了解病变的细胞学特征,如能找到瘤细胞则可明确诊断,阳性率较低但可重复进行,临床医生应客观分析涂片结果。对查体可摸到肿块的病例,可进行针吸细胞学检查。最后确诊还应以石蜡切片为准(组织学诊断)。

(四)诊断

中老年妇女乳头经常有血性溢液,或在内衣、乳罩上发现血性溢液污迹;在乳晕处可触及1cm以下肿块,质软,按压肿块可引出溢液。具有以上临床表现者可考虑患乳腺导管内乳头状瘤的可能性。可选择采用乳管镜、乳管造影、彩超、乳头溢液细胞学涂片、针吸或手术活检等检查明确诊断。

(五)鉴别诊断

因导管内乳头状瘤的主要临床表现是乳头溢液,故应与产生乳头溢液的乳腺疾病进行鉴别,如乳腺导管内乳头状癌、乳腺导管扩张症、乳腺囊性增生症等。

1.与乳腺导管内乳头状癌鉴别

乳腺导管内乳头状癌归于导管原位癌范畴,发生于乳腺导管内。导管内乳头状癌以血性溢液为主,多为单侧单孔溢液。导管内乳头状癌若可触及肿块多位于乳晕区外,质地较硬,表面不光滑,活动度差,肿块常＞1cm,同侧腋窝淋巴结肿大。辅助检查可与导管内乳头状瘤鉴别,明确诊断应以病理学检查为准。

2.与乳腺导管扩张症鉴别

乳腺导管扩张症是一种慢性良性疾病,病程可持续数月、数年之久。发病较长时间后,乳管分泌物不仅刺激导管扩张,还可溢出管外,引起管周以浆细胞浸润为主的炎症反应,故又名为浆细胞性乳腺炎。乳腺导管扩张症病情反复发作者,可出现1个或多个边界不清的肿块,多位于乳晕区,位置与导管内乳头状瘤相同但肿块较大,质地坚实,与皮肤粘连者皮肤可出现橘皮样改变,乳头回缩甚至乳腺变形,腋窝可触及肿大淋巴结。乳管造影可显示大导管明显扩张、迂曲,失去正常的树枝状影像。

3.与乳腺囊性增生症鉴别

乳腺囊性增生症是乳腺小叶、小导管及末梢导管高度扩张形成囊肿,同时伴有其他结构不良,它与单纯性增生病的区别在于该病伴有不典型增生。乳腺囊性增生症出现乳头溢液可为单侧或双侧,多为浆液性或浆液血性,纯血性者较少。乳腺囊性增生症常以单侧或双侧乳腺肿块来院就诊,肿块大,有的可累及大部分乳腺,多靠近乳腺边缘,可呈孤立的圆球形或为多发性囊性肿块。乳腺囊性增生症常出现周期性疼痛,疼痛与月经有关,月经前加重,且囊性肿块似有增大;月经后疼痛减轻,肿块亦缩小。辅助检查亦可协助与导管内乳头状瘤鉴别。

(六)治疗

乳腺导管内乳头状瘤最有效的治疗方法为手术切除。临床体检能触及肿块者,手术切除病变导管送检即可,待病理回报。对临床体检摸不到肿块的患者术前必须对病灶定位,一是术前靠乳管镜定位,可在皮肤上进行标记,必要时还可在乳管镜检查时置入"金属定位线",为术中引导手术切除病灶;二是在手术中找到溢液乳管开口放入探针或注入蓝色染料(亚甲蓝),术中利用探针或蓝染的区域引导切除病灶送检。

靠手术中定位的患者术前应嘱患者不要挤压乳房,以免溢液排净,导致术中难以定位。对中央型导管内乳头状瘤手术切除范围合理,一般很少复发;但可在同侧乳腺的其他乳管或对侧乳腺再发。对周围型导管内乳头状瘤,若手术切除不彻底,可导致肿瘤复发,手术应切除病变所在的腺叶,术后定期复查。对病变范围较广、病理检查提示伴不典型增生者,如患者年龄较大,也可考虑行乳房单纯切除加即刻乳房重建手术。

第三节　乳腺肥大性疾病

一、乳腺肥大症

乳腺肥大症是由于雌性激素刺激后使导管上皮和周围组织增生而成。可出现在婴儿期,亦可见青春前期和少女期,还可出现男性乳腺肥大症。

无论男女都是先有相对的或绝对的雌激素过多现象然后引起乳房疾病。因为男女二性间平衡雌激素活动力的物质各有不同,即:在女性是黄体激素,在男性是睾丸酮。故这二种激素有相对的缺乏或不足时,即可产生雌激素过高现象。女子乳房对内分泌刺激的应激能力各人不同,有些因太不敏感而成为很小的或是发育不全的乳房;但也有些很敏感而成为肥大的乳房。男子乳房发育亦为相对的或绝对的雌激素过多的结果,也就是没有足够的雄激素足以缓冲内在的雌激素的缘故。此病多见于成年或老年男子,同样的也发生于肥胖性生殖器退化的男性孩童。

(一)病因

乳腺肥大症,即巨乳症,是指由于乳房过度发育所导致的体积过度增大,可伴有肩背酸痛、湿疹、体型臃肿等症状。其发病原因可能是由于乳腺组织对激素敏感性增加和(或)血液中激素水平增高,具体的发病原因及发病机制尚未明确。巨乳症为良性乳腺组织增生,多为双侧。也可为单侧,目前主要采取手术治疗。

有研究表明对于体重指数$>30\mathrm{kg/m^2}$乳房肥大症患者,乳房的过度增长与患者体重有一定的关联。通过体重控制,部分患者肥大乳房的体积可以缩小到一定程度。而体重指数$<30\mathrm{kg/m^2}$的患者,乳房体积与体重缺乏相关性妊娠期乳腺组织对催乳素、孕激素出现高反应性,妊娠相关的乳房肥大症可能与体内激素波动相关。某些病例报道提示服用或接触某些药物,也可能导致乳房肥大,如青霉素胺、环孢霉素、丙硫硫胺、蛋白酶抑制药、糖皮质激素等。

乳腺肥大可作为其他疾病的症状之一,如重症肌无力、慢性关节炎、桥本甲状腺炎、多缺陷综合征等;环境刺激或不健康的生活方式,也可能是发病因素。

(二)临床表现

乳房轻度或中度增大,一般并无不适或症状轻微;中度或极度增大,乳房饱满沉重,皮肤紧张,可造成肉体和精神上的痛苦。胸部有压迫感,常伴有慢性乳腺炎和疼痛。因肥大乳房的坠积,牵拉胸罩肩带勒压双肩部,可以产生酸痛沉重的症状,乳房下皱襞因受汗液浸渍和皮肤间摩擦易于糜烂破溃并继发感染,夏季尤甚。为保持身体轴线的均衡,长期姿势代偿,可导致脊柱畸形和颈椎关节炎。

青春型乳房肥大的典型表现是在 6 个月内乳房迅速增大,此后缓慢增大。部分青少年女性乳房缓慢增大,可伴有乳头的增生,重度青春型乳房肥大可能伴有阴蒂增生。妊娠相关乳房肥大多发生于妊娠开始时或者孕 16～20 周,如果乳房肥大发生于生育后,可能会影响泌乳功能。

(三)治疗

乳房肥大症的治疗以外科治疗为主,非手术治疗较少能够产生疗效。

1.保守治疗

针对与体重相关的乳房肥大症,体重控制可能会在一定程度上控制乳房体积。

2.药物治疗

某些学者报道激素调节药如他莫昔芬、孕酮等在青少年乳房肥大症中可起到一定的作用。然而疗效并不确切。该类药物亦可应用于术后的预防。

3.手术治疗

保守治疗及药物治疗作用有限,乳房缩小整形术作为乳房肥大症的根本治疗措施,可以有效地缓解患者生理及心理上的压力,术后满意度较高,是乳房肥大症的一线治疗方案。乳房缩小术的手术方法很多,较为经典的有倒 T 型切口乳房缩小整形术、垂直切口上蒂法乳房缩小整形术、环乳晕切口中央蒂乳房缩小整形术、L 型切口乳房缩小整形术等。

乳腺肥大症除了产生身体的症状外,重要的是对心理及社交活动的影响。因此,对患有乳腺肥大症的患者,尤其是伴有临床症状时,建议手术治疗。

二、早熟性乳房肥大

(一)概述

第二性征较正常青春期提早出现的现象称之为性早熟。多见于女孩。一般认为在 8 岁以前,第二性征发育完善或部分器官发育完善,如有明显的乳房发育,外阴发育良好,阴毛、腋毛出现,身体迅速增长,体重不断增加,或者 10 岁前月经来潮称为性早熟。把性早熟引起的女性乳房提早发育的现象称之为性早熟性乳房肥大或性早熟性女性乳房发育症。

(二)发病年龄及发病率

有学者收集 19 例性早熟症患儿,其发病年龄为 1～5 岁。有学者收集的 9 例中有 1 例出生后 6 个月时乳房开始发育,第 15 个月即开始月经来潮,患儿生长迅速,比同龄女孩身材高大,同时第二性征出现。国内宁远胜等报道,对 4～13 岁 18200 名学龄前女孩及女学生进行检查中,4 岁时有乳房发育的占 1.88％。9 岁时占同龄组的 1/3。在 8196 人有乳房发育的女孩中,双侧乳房发育者 7861 人,占 95.4％,单侧的 335 人,占 4.1％。在 335 人单侧乳房发育中,左侧 176 例,占 52.5％,右侧 159 例,占 47.5％。张愈清统计 93 例脑外伤的患儿,其中 11 名女孩中有 6 例出现性早熟,占 54.5％,受伤时年龄为 2.1～8.3 岁(平均 5.4 岁),性早熟最早出现于伤后 2～17 个月,当时最小的年龄为 3.7 岁,最大的 8.7 岁(平均 6.4 岁),性早熟与无性早熟女孩的昏迷时间无明显差别,性早熟患儿第 3 脑室扩张显著。

(三)病因及分类

1.真性性早熟性女性乳房发育症

所谓真性性早熟,是指患者在青春期之前,建立了"下丘脑-垂体-卵巢轴"的正常功能,具有排卵的月经周期,有生育能力,性成熟过程按正常青春期顺序进行,只是开始时间提早,发育速度快。此时伴随的乳房发育,称为真性性早熟性女性乳房发育症。其病因可有如下几种:

(1)体质性因素:经过详尽的检查,未发现造成性发育提前的原因,此类患者临床上称为"体质性性早熟"亦叫原发性性早熟。1943 年 Nathanson 与 Aub 研究此类患儿的性激素分泌,认为性激素较同龄者明显增多,如雌激素、雄激素 17-酮类固醇等均已达到成年人水平。而且患儿以后可正常发育和正常分娩而无其他异常表现。Novok 认为原发性早熟性乳腺肥大症比继发性的性早熟症多见是可能的。此类患者可能因某种原因(有人认为遗传学上的因素),促使下丘脑-垂体提前释放大量促性腺激素,致使卵巢活性上升。1981 年,Rayner 检查大量性早熟少女,发现 80% 属于体质性性早熟,也证明这种说法。

(2)病理性因素:绝大多数患者是由于具有内分泌功能的器官,发生肿瘤或肥大,而引起内分泌功能失调,使之 3 岁以后的小女孩就出现乳腺肥大、阴毛生长、阴唇发育、有月经来潮等性早熟的临床表现,所以亦称之为继发性性早熟,常见有以下几种病因:

①伴中枢神经系统器质性损害的性早熟,中枢神经系统疾患可以直接刺激或破坏儿童期抑制促性腺中枢的神经结构,致使下丘脑-垂体功能提前出现,致性早熟。a.炎症:脑炎、结核性脑膜炎、粟粒性结核等治疗后;b.头部损伤:瘢痕隔断下丘脑与垂体间通道,下丘脑失去对垂体的控制,垂体功能活跃;c.先天性畸形:脑发育不全、小头畸形、脑积水等,由于下丘脑失去更高中枢的控制而活性增加,或病变累及下丘脑部位,使之无法控制垂体的功能;d.肿瘤:位于下丘脑、第 3 脑室部位的脑室错构瘤、神经胶质瘤、颅咽管瘤、畸胎瘤等,松果体肿瘤以及其他大脑肿瘤。由于这些肿瘤破坏下丘脑,致使垂体分泌促性腺激素增多,可出现性早熟。特别是错构瘤,因并非真正的肿瘤,而是由于正常神经组织组成,只是占据了颅内的一个位置,同时由于它有时可以很小,且经多年也不长大,临床上难以发现很小的错构瘤,往往把这些患者误诊为体质性性早熟。1980 年,Grant 发现 11 例拟诊为体质性性早熟的患者中,竟有 4 例为丘脑下部错构瘤;e.全身疾病:如结节性硬化症、垂体嗜酸性细胞增生或肿瘤等。

②伴脑功能异常的特殊型性早熟:畸形综合征——多发性骨质纤维性发育异常(McCune-Albright 综合征)、不对称身材-矮小-性发育异常综合征(Silier-Russel 综合征)、Leprechaunism 病,这些疾病可出现脑功能异常,伴性早熟。

③产生促性腺激素的肿瘤:如绒毛膜上皮癌、肝母细胞癌、松果体瘤等。

④原发性甲状腺功能减退:系原发性甲状腺功能不全,而非垂体促甲状腺素分泌减少。甲状腺功能减退时,垂体受到负反馈调节,使促甲状腺素分泌增加,同时促性腺激素和催乳素也重叠性分泌增加而引起性早熟。

2.假性性早熟性女性乳房发育症

是指女性青春期提前不是建立在"下丘脑-垂体-卵巢轴"功能成熟提前的基础上,而是由于内源性或外源性性激素过早、过多刺激靶器官,造成第二性征和性器官发育,这类患者虽有阴道出血,但性腺并未发育,也无排卵,所以没有生育功能。因此,临床上称这些患者为"假性性早熟"。出现乳房发育现象,称之为"假性性早熟性女性乳房发育症"。病因大致如下:

(1)功能性卵巢肿瘤:约占 10% 比例,以颗粒细胞-卵泡膜细胞瘤多见,卵巢畸胎瘤次之,均可引起性早熟。因这些肿瘤能够分泌多量的雌激素,而使乳房发育及出现阴道出血。

(2)肾上腺皮质肿瘤:大多数以分泌大量雄激素为主,造成女性异性性早熟。少数病例可有女性激素的分泌,使少女出现同性性早熟,乳房发育。

(3)外源性性激素和其他因素的影响:女孩误服含雌激素的避孕药,可出现第二性征、阴道流血。服食使用过激素制剂的家畜的肉类、乳品,或接触含雌激素的化妆品等,也可引起性早熟。

误服雄激素,促性腺激素后,女孩也可出现性早熟。让孩子服用人参蜂王浆、花粉蜂皇浆、蜂皇太子精、双宝素、鸡胚、蚕蛹等品,可出现假性性早熟,值得家长注意。

3.单纯性乳房发育

此种女孩只是乳腺增大,无阴毛、腋毛生长和外阴的改变,血尿中的雌激素含量在正常水平。双侧乳腺发育较早者多见,单侧乳腺发育较早者少见。一些学者认为是雌二醇一过性升高和(或)乳腺组织对之过于敏感所致。

(四)病理改变

1.大体所见

乳腺明显肥大,质地柔软,表皮无改变,有的于乳头下可见一盘状、质地柔软的硬结。

2.镜下所见

主要成分为脂肪和增生的纤维组织和少量腺体。

(五)临床表现

女性性早熟第二性征的出现包括:乳房发育、外阴发育、阴毛腋毛出现、月经来潮等,乳房发育可分 5 期(表2-3-1)。临床上常见乳头、乳晕着色,乳晕下可触及圆盘状的结节性乳腺组织,质中等、边界清楚、表面光滑、活动,与皮肤无粘连,乳晕下肿块有压痛。随乳房发育、增大,乳晕下肿块逐渐缩小、消失,乳房可至成人大小。

表 2-3-1　女性乳房发育分期

分期	表现
Ⅰ	发育前期,仅见乳头突出
Ⅱ	乳腺萌出期,乳房隆起,乳房和乳晕呈单个的小丘状,伴乳晕增大
Ⅲ	乳房、乳晕进一步增大,但两者仍在同一丘状平面上,乳晕色素增深
Ⅳ	乳头和乳晕突出于乳房丘面上,形成第二个小丘
Ⅴ	成熟期,乳房更大,但乳晕和乳房又在同一丘面上

不同病因分类的女性性早熟性乳房发育症的伴随体征不尽相同,分述如下:

1.真性性早熟性女性乳房发育

(1)体质性性早熟女性乳房发育特征与正常青春期乳房发育最为相似,只是开始年龄很小

（2 岁,甚至更小）,身高增长迅速,伴明显的乳房发育,月经来潮,有排卵性月经周期。通常不影响成年期的正常发育,绝经年龄也无明显提前。患者血尿促性腺激素含量与年龄不符,但与性发育阶段一致。尿 17-酮类固醇增高,但与骨龄相符。

（2）中枢神经系统疾病造成的性早熟,当病变范围小时,性早熟常是唯一的症状,容易误诊为体质性性早熟,需仔细检查,动态随访。追问病史可有脑部疾病史,如脑积水、脑膜炎、智力障碍等。某些脑肿瘤,经过一段时间后,可出现下丘脑功能紊乱,如尿崩症、肥胖或其他精神症状,当颅内压增高时,压迫视神经,还可出现视力障碍,视野缺损。

（3）多发性骨质纤维性发育异常患者,多无家族性倾向,其具有 3 大特征:①一侧骨组织发生纤维性骨炎;②非隆起性褐色素皮肤沉着,多发生于患侧;③内分泌紊乱。性发育早期即出现阴道出血。血中 LH 与 FSH 值增高,对垂体激素释放激素（LH-RH）呈真性性早熟反应,部分患者血清 LH 和 FSH 不高,对 LH-RH 不起反应。X 线检查可发现四肢长骨骨质有疏松区域,形成假性囊肿,可发生病理性骨折。颅底也常见密度增厚区域。

（4）原发性甲状腺功能减退者,大多表现为第二性征发育延迟,少数可出现性早熟、乳房发育、泌乳、阴道出血、血 LH 和 FSH 增高,但对 LH-RH 反应迟钝,血清雌激素为成人数倍。头颅 X 线摄片或 CT 检查可见垂体增生现象,补充甲状腺素后性早熟症状可消失。

2.假性性早熟性女性乳房发育

患者虽有某些性早熟表现,但性腺未发育,下丘脑-垂体功能测定与年龄相符。

（1）功能性卵巢等肿瘤患者,一般除有乳房发育等某些第二性征和（或）月经来潮外,可全无症状;或自觉腹胀、腹痛、在腹部或盆腔可触到包块,这类患者一般在第二性征发育之前即出现阴道出血,成为其临床特征之一。

（2）外源性激素引起者,多有误服雌激素药物或经常服用中药滋补品史,血中 E_2 含量很高,可达 340pg/mL 以上,有乳房增大,乳头、乳晕着色、白带增多或阴道出血。但停药后自然消退,恢复正常。

（3）单纯性乳房发育可能先出现一侧,易引起家长重视,切忌活检,否则将损伤乳房大部分胚芽,甚至完全阻止该侧乳房发育。

（六）诊断与鉴别诊断

1.诊断

凡女性,8 岁前出现第二性征,或 10 岁前月经来潮,均为性早熟。伴随有乳房发育。即可确诊为性早熟性女性乳房发育症。因其有真、假、单纯早熟性乳房发育之分,诊断上应注意以下几点:

（1）详细询问病史:包括出生过程,有无产伤及窒息,幼年有无发热、抽搐、癫痫史,发病前后有无重大疾患,性征及发育过程,有无误服内分泌药物或接触含激素类用品,有无经常服用滋补品史,有无手术及外伤史,有无视力障碍、视野缺损、颅内压增高、头痛、智力障碍等现象。

（2）全面仔细体检:

①物理检查:包括身高、体重、指尖距、坐高、营养状态、健康状况、第二性征发育情况、准确的盆腔检查（除外卵巢肿瘤）、神经系统检查及眼底、视野检查、智能检测等。

②激素测定:a.卵巢功能检查:包括测量基础体温、阴道脱落上皮细胞涂片、血雌激素、雄

激素的检测和连续观察,以了解患者有无排卵和激素水平高低。如患儿体内激素水平很高,而无排卵,提示有卵巢功能性肿瘤;b.甲状腺及肾上腺皮质功能检查:常规进行 T_3、T_4、PBI、TSH 测定和肾上腺皮质功能测定(血浆 T、尿 17 羟、17 酮类固醇含量,必要时进行地塞米松抑制试验),排除甲状腺功能减退或肾上腺皮质功能异常等引起的性早熟;c.垂体功能测定:血 FSH、LH 含量的检测,可以明确垂体分泌有无同期性变化,判断下丘脑-垂体功能是否提前出现。进一步可作 LH-RH 垂体兴奋试验。若 LH-RH 试验发现垂体反应具有青春早期或青春中期特征,则是下丘脑-垂体功能提前的明确证据。

③X 线摄片检查:a.蝶鞍正侧位片(注意蝶鞍形态、大小、鞍结节角、鞍底,以除外垂体肿瘤);b.颅骨正侧位片,颅骨骨质有无改变,颅底有无钙化或硬化区;c.手、腕等处骨龄检查(体质性或颅脑损伤性性早熟骨龄常大大提前,卵巢肿瘤引起者常不明显);d.长骨 X 线片,从确定是否有 MeCune-Albright 综合征;e.腹膜后充气造影,观察双侧肾上腺轮廓,有无增大及占位性病变。

④必要时行 B 超、CT、腹腔镜检查,对除外颅内肿瘤,卵巢肿瘤,肾上腺肿瘤等不失为一种必要手段。

2.鉴别诊断

鉴别诊断主要在于引起原因之间的鉴别,诊断明确。才能对症治疗。

(七)治疗与预后

1.治疗

对性早熟性女性乳房发育症治疗目的在于抑制月经及第二性征的发育。

(1)体质性性早熟的治疗

药物治疗:

①甲羟孕酮(安宫黄体酮):为一高效孕激素,能抑制垂体促性腺激素分泌,可口服和肌内注射。每10～17 天肌内注射长效甲羟孕酮 150～200mg,造成闭经,乳腺显著萎缩,阴道涂片显示卵巢功能下降。甲羟孕酮片每日 10～30mg,口服,根据病情轻重及能否控制症状而增减。经治疗后可使女性化停止,乳房缩小,月经停止。

②甲地孕酮,每日 6～8mg,分 2 次口服至第二性征消退,实验室检查明显好转后,逐步减至 4mg/d,分 2 次口服。

③促性腺激素释放激素类似物(LH-RH-A)应用:此类药物通过受体的反向调节作用,从而最终抑制垂体,促性腺激素的释放,因此对真性性早熟有治疗作用。常用 Buserelin 每日2～3 次,每次 100mg,鼻吸剂给药。持续应用半年至 2 年。

(2)病因治疗:针对不同病因,采用不同的手段,肿瘤引起者,宜手术切除,加化放疗,药物引起者宜停药观察,原发性甲状腺功能降低者宜补充甲状腺素等。

(3)乳腺单纯性发育:定期随访,不宜手术,禁忌盲目活检。

2.预后

原发性性早熟性女性乳腺肥大及单纯性乳腺肥大,预后良好。继发性性早熟性乳腺肥大症,视原发病性质而定,如为良性病变手术切除后预后良好,恶性肿瘤则预后不良。

三、成人型乳房肥大症

（一）概述

成年妇女一侧或两侧乳腺过度发育增大，超过正常乳房的界限及重量者，称为成人型乳房肥大症，亦称巨乳症。通常成年妇女的乳房发育到一定的程度即停止生长，但有的人在乳房发育时期内，受过强过多的雌激素刺激，或对雌激素刺激特别敏感，乳腺发育迅速，急骤增长，1～2 年内可 2 倍于正常乳腺，少数乳房下垂平脐，甚至越过腹股沟更甚者过股（骨）达膝，每个乳腺重达 5000～6000g，超重者有达十几千克者。

（二）发病率

成人型乳房肥大症临床上较少见，在青春发育期及妊娠期由于雌激素分泌旺盛，乳腺异常发育肥大现象相对多见，双侧与单侧乳腺发生率约各占一半。有的作者报道 1%～2% 乳腺肥大患者数年后可能发生乳腺癌。

（三）病因

病因不明，可能与乳腺组织的靶细胞对雌激素刺激特别敏感，也可和乳腺组织受过多过强的雌激素刺激有关。

（四）病理改变

1.大体所见

肥大的乳腺可过脐达膝，重达十几千克，质地柔软，可伴有大小不等结节，皮肤表面可见静脉曲张，乳头下陷，切面除可见正常的腺体外，脂肪组织和纤维组织明显增多。

2.镜下所见

肥大的乳腺主要由过度增生的脂肪、纤维结缔组织及正常的乳腺腺体所构成。还可见分支不多的小导管，偶见有小叶形成的趋势，导管上皮细胞增生可呈乳头状，有轻微的分泌活动。

（五）临床表现

肥大的乳腺多呈下垂状，葫芦瓢形，其乳头多有下垂和移位，巨乳每个可达 5000～6000g，甚至数十千克，可平脐达膝，乳房表面皮肤静脉曲张，可有色素沉着，乳晕增大，乳头可内陷，触之质地硬韧，弹力较大，一般难以触及明显的肿块，有延误病情之弊端。患者站立有下坠感，平卧又有胸闷呼吸窘迫感，沉重的乳房，可使患者行动不便，颈酸背痛，驼背突肚，姿势改变，胸廓畸形。由于乳房下区皮肤与胸腹部皮肤紧贴，汗液不能散发，经常潮湿不适，引起湿疹、糜烂及其他皮肤病。精神压抑、自卑羞愧，影响社交及体育锻炼，不愿度夏。

（六）诊断与鉴别诊断

典型的临床体征，一般诊断不难。多须与多发性纤维腺瘤及分叶状囊肉瘤相鉴别，还须与垂体功能障碍引起的乳房脂肪堆积肥大相鉴别。

1.多发性纤维腺瘤

常可在乳房多处触及表面光滑、活动度大，质中偏硬，边缘清楚、与皮不粘，多发肿块，一般生长缓慢，乳房有时可略增大，但一般无明显过度增大。如妊娠期或短期内迅速增大，应考虑叶状囊肉瘤之可能，应及时手术。

2.垂体功能障碍引起的乳房脂肪堆积肥大

有垂体病变常并有髋部的脂肪沉积过多等病象,通过近红外线扫描能鉴别肥大的乳腺组织与过多的脂肪沉积。

(七)治疗与预后

本症为不可逆转的真性乳腺肥大,中成药难以奏效,轻度肥大只用合适乳罩固定支托即可,无须治疗。对影响日常生活、行动不便的巨乳,为解除患者痛苦可根据患者年龄大小及意愿,选用乳房单纯切除术或整形手术,多可取得满意效果。

四、男性乳房肥大症

(一)概述

男性乳房肥大是指男性在不同时期、不同年龄阶段因不同原因出现单侧或双侧乳房肥大,可有乳房胀痛,乳晕下可触及盘形结节,个别可见乳头回缩、乳头溢液,有的外形与青春期少女的乳腺相似,所以临床上又有以青春期乳房肥大、老年期乳房肥大、特发性男性乳房发育、药物性乳房发育、原发性男性乳房肥大、继发性男性乳房肥大、男子女性型乳房等而冠名。

(二)发病率

男性乳房肥大是一种常见病。国外文献报道,在正常人群中可以摸到的无症状的乳房肥大发病率在 32%～38%不等,有文献报道,青春期的发生率可高达 67%,50 岁以上男性的发生率也有高达 57%之报道,国内尚缺乏大宗调查病例,没有权威性发病率报道。发病年龄几乎见于任何年龄,7～85 岁均可发生,左、右侧乳房发生率无显著差别,一侧乳房肥大多见,双侧乳房肥大者较少。

(三)病因与病理

目前大多数学者认为本病与内分泌激素紊乱有关。主要是体内雌激素、睾酮、孕酮、催乳素等激素的分泌、代谢以及它们之间的平衡失调。乳腺组织对雌激素的反应过度敏感也是成因之一。当乳腺组织受到过多雌激素强而持久的刺激所致的男性乳房肥大,称为真性男性乳房肥大。血液中雄性激素不足雌激素相对过多,或雄激素受体缺陷(在睾丸女性化中可见)及其有关的综合征等使雄激素丧失,从而导致乳房肥大;催乳素可能偶尔对生殖腺或肾上腺功能有间接作用,使血液中雌激素含量比例增加,促成男性乳房肥大的发生。

男性的乳房肥大可分为两型:①原发性生理性乳房肥大,是由内分泌的生理性失调所致,多见于青春发育期,所以又称为特发性男性乳腺发育;②继发性病理性乳房肥大,是因继发某种疾病之后引起的内分泌功能紊乱,导致乳房肥大,一般多见于成年以后患者。

总之,本病与雌激素的增加,雄激素减少,有效雌激素/睾酮(E_2/T)的比值增大有关。一般说来,<50 岁男性乳腺肥大者,以 E_2 升高为主,而>50 岁发生乳腺肥大者以睾酮下降为主。这样相对的雌二醇增加,E_2/T 的比值增大导致男性乳腺肥大,而临床上单侧乳腺肥大多见,说明乳腺组织对雌激素刺激敏感程度在乳腺肥大症发生中也起着一定的作用。近年国内外研究证明,本病与乳腺组织内的芳香化酶水平及雌激素受体(ER)程度有关,实验表明 ER 阳性与乳腺肥大者关系密切,>50 岁的患者比<50 岁的患者 ER 阳性率高,这就不难解释男性乳

腺肥大多见于老年人。

1.原发性生理性男性乳房肥大

可能因青春期性激素水平变化迅速,产生一过性的雄/雌激素比例失调,或乳腺组织对雌激素的敏感性增高而引起男性乳腺增大。

2.继发性病理性男性乳房肥大

(1)内分泌疾病

①睾丸疾病

a.伴有性腺发育异常:本类多属遗传性疾病,一般具有促性腺激素多而睾丸功能减退,雄激素分泌很低,使血中睾酮与雌激素比例发生改变。

先天性睾丸发育不全,染色体47,XXY。口腔黏膜染色质阳性,小睾丸,有时几乎消失,可有智力低下,青春期出现乳房发痛(可能与第2X染色体有关,这个原因也是造成Klinefelter综合征的乳腺癌发病率增多的重要原因)。血睾酮低,促性腺激素增高,精液中精子显著减少,甚至无精子,精子形态及活动力也不正常。

Kallmann综合征,视丘下及部分垂体功能减低,促性腺激素减低,伴嗅觉减退,睾丸发育差,青春期乳腺发育。

Reifenstein综合征,胎儿期发育睾丸间质细胞功能不全,出生后可出现乳房发育伴尿道下裂等畸形。

完全性睾丸女性化,由于雄激素受体量和质的异常,睾酮不能发挥作用,染色体为46XY,外阴女性化,睾丸在大阴唇内或腹股沟疝内或腹腔内,无子宫,阴道为盲端,血中睾酮正常或增高,雌二醇正常高限,促性腺激素增高,尿17-酮类固醇正常,青春期乳房发育。不完全性睾丸女性化外阴可呈男性,或小阴茎,或呈假两性畸形,阴毛正常,亦可有青春期乳房发育,家族史阳性。

b.丸炎及外伤性睾丸萎缩,雄性激素分泌过低,反馈性促性腺激素过多,30%睾丸间质细胞瘤,10%～20%睾丸绒毛膜瘤,4%睾丸畸胎瘤及1%睾丸精原细胞瘤,可产生促性腺绒毛膜素均可引起男性乳腺肥大。

②肾上腺病变:肾上腺皮质增生,良、恶性肿瘤及功能减退,这类肿瘤可直接分泌雌激素或产生过量的雌激素前体(雄甾烷二酮)在组织中转化为有效的雌激素。可见尿17-酮固醇升高,血雌二醇升高刺激,引起乳腺肥大。

③下丘脑-垂体疾病:下丘脑和腺垂体肿瘤、垂体嫌色细胞瘤及肢端肥大症等,可使垂体-性腺轴受刺激,内分泌紊乱,可引起乳房发育。

④甲状腺病:甲状腺功能亢进,使血浆中性激素-结合球蛋白的浓度增高,结合的雄激素过多,游离的雌二醇(未结合的雌二醇)升高,雌激素/睾酮的比值升高,即激素的平衡失调,刺激乳腺组织增生,导致男性乳房肥大;甲状腺功能亢进患者中,仍有10%～40%并发男性乳房肥大;甲状腺功能减退时,促性腺激素释放因子可使泌乳素增多引起乳腺发育及泌乳,但比较少见。

⑤性发育分化异常,各种男性假两性畸形,可伴发乳房肥大。

⑥糖尿病患者,少数可伴男性乳房发育。

（2）非内分泌疾病

①肝脏疾病：肝炎、肝硬化、肝癌等，伴有肝功能减退时，尤其是乙醇性肝硬化，体内雌激素相对过多，更易引起乳腺肥大，其原因：a.乙醇可能作用于下丘脑-垂体-睾丸系统，降低了血中睾酮水平；b.在肝硬化时可使循环中的雄甾烷二酮和睾酮前体转化，产生大量的雌激素；c.肝硬化时，血中的结合性甾体类球蛋白升高，使血中游离睾酮进一步减少；d.肝功能减退，肝脏破坏雌激素使其成为无功能复合物（对雌激素的灭活）的能力减弱，雌激素在体内含量相对增多；e.当机体内复合性维生素 B 缺乏时，肝脏对雌激素的灭活能力随之减弱，于是雌激素在体内相对增多，过多过强地刺激乳腺组织，导致了乳房肥大。

②营养不良的恢复期：研究发现，当营养不良被纠正后，随着体重增加，促性腺激素分泌和性腺功能恢复正常时，产生了一种类似第二青春期现象，出现乳房肥大，称之为"进食增加性乳腺肥大"。

③肺部疾病：支气管肿瘤，尤其是燕麦细胞癌，肺源性肥大性骨关节痛、肺结核、脓胸等，可分泌异位激素而致乳腺肥大。

④慢性肾衰竭：尿毒症经血液透析后，检测发现血中雌激素相对升高，催乳素浓度升高，促使了乳腺发育。

⑤神经系统疾病：如高位脊髓病变引起的截瘫，脊髓空洞症、遗传性运动失调，可伴发乳腺肥大。

⑥淋巴系统疾病：淋巴瘤、恶性组织细胞瘤、骨髓瘤及其他网状内皮系统疾病等，也少见男性乳房发育。

⑦家族性男性乳房发育症：可能是一种最轻型的男性假两性畸形。

⑧睾丸素和雌激素的服用：睾丸素与雌激素是两种对抗性的性激素，但它们各自的注射都能引起乳房肥大，如前列腺增生或前列腺癌长期服用己烯雌酚后，常可引起男乳肥大。睾酮则可在体内转化为雌二醇而引起乳房肥大。

⑨药物性乳房肥大：据国内外文献报道，促性腺激素、氯丙嗪、西咪替丁（甲氰咪胍）、甲基多巴、甲氧氯普胺（胃复安、灭吐灵）、甲硝唑（灭滴灵）、异烟肼、异烟腙、利舍平、螺内酯（安体舒通）、甲丙氨酯、灰黄霉素、白消安（马利兰）、美沙酮、a1,2-乙氨基苯、丙酮、苯妥英钠、卡马西平、胺碘酮、钙通道阻滞剂、抗心律失常药、三环类抗抑郁剂、洋地黄类、苯丙胺类、酚噻嗪类、长春新碱、甲状腺提出物等可致男性乳腺发育，可能由于引起机体的内分泌功能紊乱或与雌激素受体结合之故。停药后增大的乳房多可恢复。

⑩其他疾病可伴发男乳肥大：包括心血管疾病（如心脏病、高血压病）、严重皮肤病（如麻风、剥脱性皮炎、皮肤成纤维细胞瘤等）、自身免疫系统性疾病（如风湿性关节炎、类风湿关节炎）、钩端螺旋体病、溃疡性结肠炎等有时也可伴男乳发育。

（四）病理改变

1.大体所见

大体所见可分为两个类型：①分散性男性乳腺肥大患者，患侧乳腺内往往可扪及边缘整齐，界限清楚的肿块，肿物不与皮肤粘连，活动度好，质较硬；②弥漫性男性乳腺肥大，乳腺边缘不清，弥漫性增生的乳腺组织与周围乳腺组织融合在一起，不形成明显肿块。

2.镜下特点

①病程在 4 个月以内的称为旺炽型乳腺发育。其主要改变为乳腺导管分支数量增多,但没有真正的腺泡,腺管上皮增生突向间质,但不超出基底膜的限制。管内可见有脱落的上皮细胞及粉染的蛋白性无结构物。间质内细胞成分增多,成纤维细胞数量明显增多,其间混杂有脂肪组织。管周为黏液水肿样的疏松组织,同时可见有小血管增生和淋巴细胞、浆细胞等炎性细胞浸润。②病程在 5~11 个月之间的称作中间型男性乳腺发育。其形态上表现为上皮细胞和间质内的成纤维细胞增生,程度较为轻微,可见乳腺间质内出现纤维化倾向。③病程在 1 年以上者叫硬化型男性乳腺发育。病变区域主要由胶原纤维构成,内有数量不等的扩张的乳腺导管,同时伴有导管上皮细胞中度增生,管周水肿消失,混杂其间的脂肪减少或消失。

(五)临床表现

1.肿块

乳内肿块多数仅有纽扣大小,直径 2~3cm,多位于乳头乳晕下,边界清楚,质地坚韧,有一定的移动性,与皮肤无粘连。双侧者两侧乳腺呈对称性增大,如肿块不在中央区,边界不清,与皮肤粘连,增长快,活动度差,应考虑男性乳腺癌发生。亦有双侧乳腺发育肥大,如成年妇女则无其他症状。

2.疼痛

常可有胀痛感,间或有刺痛、跳痛,如肿块明显常有压痛和触痛。

3.乳头溢液

此类患者的乳房外观常如成人女性,挤压乳头有白色乳汁样分泌物。

4.临床分型

(1)弥漫型:乳腺呈弥漫性增生肥大,无明显得孤立性结节,或伴有轻微的压痛为其特点。

(2)腺瘤型:肿块呈孤立性结节,活动良好无粘连,界限清楚轻压痛,此型应与男性乳腺鉴别癌。

(3)女性型:双侧乳腺呈对称性肥大,无增生结节,挤按乳头可有白色乳汁样分泌物,外观颇似青春发育期少女乳腺。

(六)诊断

本症成因复杂,全面仔细问诊检查十分重要,必要的特殊检查是确诊不可缺少之法。往往经过综合检查,可以明白病因,进一步确诊。

1.病因

因本症形成原因颇多,按系统疾病症状体征进行详尽的病史调查,仔细进行全身全面体检,了解家族史、传染病接触史、服药史等,分门别类寻找引起男性乳腺发育的原因。

2.根据乳腺肥大的特点和体征。

3.特殊检查

(1)化验检查:血 T_3、T_4、TSH、E_2、T、PRL、GNH、LH、PSH、ACTH、血糖、血胰岛素浓度、乙肝五项指标、肝功能、肾功能、口腔黏膜性染色质及染色体、核型等,尿 17-酮类固醇、17-羟孕酮、精液常规,依病情进行必要项目检查,以明确病因。

(2)X 线、CT、B 超检查:胸片、头颅片、蝶鞍片、肾周围空气造影、头颅 CT、肾上腺部 CT、腹腔脏器及睾丸 B 超、甲状腺 B 超。

(3)病理活检:对各种检查尚不能确诊原发病变原因者可取活检,进行病理学确诊。

(七)鉴别诊断

1.假性男性乳房发育症

肥胖的男性乳房常因脂肪堆积而增大,形似男子乳房发育症,故称之为"假性男性乳房发育症",其与真性乳房发育症的最大区别在于,乳房扪诊时,用手指压按乳头,可有一种摁入孔中的空虚感,该病患者常伴有髋部脂肪沉积。乳腺摄影可以确诊。

2.男性乳腺癌

凡乳晕下有质硬无痛性肿块,并迅速增大;肿块与皮肤及周围组织粘连固定;乳头回缩或破溃,个别可有乳头血性溢液,可有腋下淋巴结肿大,通过乳腺摄影,肿块细针穿刺细胞学检查,必要时手术活检可以确诊。

3.乳房脂肪瘤

一般位于乳房皮下,多为单发,形状不一,质地柔软,边界清楚,表面常呈分叶状,生长缓慢,与经期变化无关,一般 3~5cm 大小,比较少见。

4.乳腺血管瘤

少见,主要见于乳房皮肤或皮下,可单发亦可多发,质地柔软,口似海绵状,略有弹性,可被压平,可抽出血性液体,可确诊。

5.乳房淋巴管瘤

是淋巴管和结缔组织组成的先天性良性肿瘤,很少见。肿块大小不等,外观可呈分叶状,质地柔软有囊性、波动感,边界不清,作者遇见-3 岁男孩,右乳肥大,手术及病理证实为右侧乳房淋巴管瘤,本病透光试验阳性,穿刺可见淡黄淋巴液,不难鉴别。

(八)治疗

1.病因治疗

没有正确的诊断,就没有正确的治疗,本病病因复杂,首先应查找病因,尽量做出科学的正确诊断,按病因治疗事半功倍,青春期的原发性男性乳房发育患者,多有自愈倾向,一般在 6 个月内可恢复正常,而成人及老年人原发性患者多不易年自愈,继发性男乳房发育,原则上明确诊断后针对病因进行治疗,待原发病治愈后,肥大的乳房大多能好转。

2.药物治疗

(1)双氢睾酮庚烷盐,可不受芳香化酶作用(不被转化为雌激素),直接作用于靶器官。用法:200mg,肌内注射,每 2~4 周 1 次,共用 16 周。

(2)他莫昔芬:为抗雌激素药。用法:10mg,每日 2 次,疗程 2~4 个月。也可先服用溴隐亭每日 2.5~5mg,分 2 次服,使泌乳素正常后再用他莫昔芬。

(3)达那唑为抗绒毛膜促性腺激素药。可使乳房缩小,大剂量每日 400mg,分 2 次服,或小剂量每日 100mg 为优,治疗时间 3~9 个月。

(4)福美坦(兰特隆):为特异性的芳香化酶抑制剂,为芳香化酶底物类似物,它比芳香化酶的底物(雄烯二酮)与芳香化酶的结合力更强,因而抢夺了底物雄烯二酮与芳香化酶的结合点。福美坦与芳香化酶活性部位的高亲和力结合确保雄激素不能与芳香化酶接触,从而阻断雌激素的合成,使雌激素含量降低,而达到对抗雌激素的作用,用法:每2周250mg,肌内注射,可试用,唯价格昂贵。

3.手术治疗

(1)适应证:①男性乳房直径大于4cm长期不消退者;②乳房发育肥大明显影响美观和社交活动者;③应用药物正规治疗无效者;④患者心理恐惧或疑有恶性变者。

(2)手术治疗:①保留乳头乳晕皮下乳腺切除术,适合青年患者;②单纯乳腺切除术(不保留乳头乳晕)多适于老年患者。

五、多余乳房

(一)概述

多余乳房是指在胚胎期乳线上胸前区一对乳腺始基继续发育形成一对正常乳房外,乳线其他区段上乳腺始基不但不退化、消失,反而继续发育成乳腺组织或乳头、乳晕、乳腺组织俱全的乳房,称为多余乳房,也叫作多乳腺症、副乳腺,这种乳房畸形95%发生于胸部,多见于腋窝腋前线上,但身体其他部位为耳、面、颈、上臂、背部、肩胛区、大腿背侧、臀部、外阴等处亦偶见发生,这是由于胚胎发育过程中,正常乳腺以外的迷走乳腺组织所致,故亦称为迷走乳腺或异位乳腺。多数学者认为有一定的遗传性。

(二)发生率

据1942年Speert的研究,多乳房畸形发病总数可达新生儿的1%。也有高达5%的报道,男女之比约为1∶3,亦有学者报道为1∶5。总之男女皆可发生,女性多见。

(三)病理改变

1.大体所见

副乳腺多位于腋下,一般为直径1~6cm,大小之包块,无包膜,与皮肤可有粘连,质地柔软。切面可见于脂肪组织中有灰白色或灰黄色,质地柔韧的乳腺组织,其中还可见散在的黄色脂肪。

2.镜下特点

可见由大、中、小导管及腺泡构成的乳腺小叶,叶间常见明显增生的间质纤维组织,同时可见部分乳腺导管增生、扩张,构成类似囊性乳腺病样的结构。伴有大量淋巴细胞浸润者,呈慢性囊性乳腺炎症样改变。

(四)临床表现

本病多在女性生育期(20~40岁)有临床症状时被发现,在月经期、妊娠期、哺乳期由于受内分泌调节,乳腺也要产生胀大、疼痛,发育完全的副乳腺可见泌乳现象。多为单侧性,可见双侧性,最常发生在正常乳房附近,多数发育不完善,少数乳头、乳晕、乳腺俱全,其乳腺组织亦可发生小叶增生,良、恶性肿瘤,临床上表现为相应的症状体征。有学者收集66例副乳腺肿瘤,其中43例乳腺癌,23例良性肿瘤。谷振声收集副乳腺中乳腺癌占54.2%,乳腺结构不良25.6%,其他良性肿瘤占13.1%,炎症7.4%,说明副乳腺癌的发病率明显高于正常乳腺,也明显高于副乳腺良性肿瘤,临床医生应高度警惕。

（五）诊断与鉴别诊断

多余乳房通过了解病史及体检一般诊断不难，而"迷走乳腺"往往误诊，但对于其他部位包块，随月经周期、妊娠等情况而出现相应的包块胀大或疼痛、压痛时，应考虑异位乳腺之可能，必要时可手术活检确诊。由于副乳腺易患乳腺癌，特别是位于腋窝附近的副乳腺可通过软 X 线摄像加细针细胞学检查明确诊断。

副乳腺仅有乳腺组织而无乳头、乳晕时，容易被误诊为脂肪瘤，发生在腋窝处者需与腋下淋巴结肿大（如隐性乳腺癌）、乳腺尾部相鉴别，前者于经期、妊娠等生理变化时，不发生胀痛、压痛等症状；后者与正常乳腺组织相连接是其主要特点，同时相对应的外侧皮肤上没有乳头、乳晕。通过乳腺摄片一般可区别开来。

发生于腋区的副乳腺癌需与乳腺尾部癌及乳腺癌的腋淋巴结转移癌相鉴别，在副乳腺癌确立诊断以后，必须对正常部位乳腺进行检查，以排除同时发生之可能。作者同意左文述等观点：①腋前、锁骨下区癌，临床与组织学必须查见与正常部位乳腺无联系的副乳腺组织方可诊断为副乳腺癌；②腋区肿块组织学检查发现癌细胞时，必须在癌组织的周围见到腺小叶结构或管内癌图像方可排除为腋转移癌；③正常部位的乳腺无癌，可伴发有组织学类型不同的癌。应考虑副乳腺癌诊断。

（六）治疗

由于副乳腺在月经期、妊娠期、哺乳期可以出现肿胀、疼痛，触压痛等明显症状，给患者带来痛苦，同时亦可发生小叶增生，良、恶性肿瘤，特别是副乳腺癌发生率高，危害女性健康和生命；有的腋窝下腋前线上发育完全的副乳腺影响美观，我们主张一是每月进行自我检查，发现副乳腺有肿块要及早明确诊断，二是对有症状痛苦者，有损美观影响社交者，有手术要求者可行单纯副乳腺切除术。如为副乳腺癌应排除正常乳腺有无乳腺癌发生，否则应一并手术切除。若副乳腺癌与正常乳腺接近宜切除同侧乳房。早期乳腺癌或副乳腺癌改良根治术即可达到预期目的，术后也应放、化疗综合治疗。

第三章　胃肠外科疾病

第一节　胃十二指肠疾病

一、胃癌

（一）胃癌的诊疗

胃癌在癌症死亡中高居第 2 位,全球每年有超 93 万新发的胃癌病例,2002 年中国、日本和韩国报道的胃癌新发病例超过 50 万,几乎占当年全世界新发病数的 2/3。因此,对许多国家尤其是亚洲国家而言,胃癌成为严峻的卫生和社会经济负担。大多数胃癌患者得到明确诊断时已处于中晚期,其中约 60％患者失去手术机会,即使能够手术,行扩大根治术后 5 年的生存率<40％,总体复发率为 50％～70％。虽然随着化疗药物的开发、化疗方案不断改进及新辅助化疗、术中化疗的开展,晚期胃癌的治疗有很大进展,但行辅助化疗预后仍然很差,中位生存期(MST)仅 6～9 个月。而早期胃癌如能及时发现和得到有效的治疗,预后明显优于进展期胃癌,早期胃癌术后 5 年的生存率在 90％以上,总体复发率在 1.5％～13.7％,复发时间为术后 1～20 年,复发病死率为 2％～4％。因此,早期胃癌的治疗非常关键。我国早期胃癌的诊断率仅 10％左右。胃癌的发病率和病死率均居我国癌症首位,年平均病死率为 25.53/10 万,好发年龄在 50 岁以上,男女发病率之比为 2∶1。近些年来,我国的胃癌诊疗水平有所提高,但发展不平衡,除少数重点研究胃癌的单位外,总体水平低于国际先进水平。

1.病因

胃癌的确切病因不十分明确,据现有资料与下列因素有关。

(1)地域环境及饮食生活因素:胃癌的发病有明显的地域性差别,发病率在 30/10 万以上的国家有日本、俄罗斯、南非、智利等,而北美、西欧、印度则发病率低;在我国的西北与东部沿海地区胃癌的发病率比南方地区明显为高。长期食用熏烤、盐腌制食品的人群,胃远端癌的发病率高,与食品中亚硝酸盐、真菌毒素、多环芳烃化合物等致癌物或前致癌物含量高有关;与食物中缺乏新鲜蔬菜与水果也有一定关系。吸烟的胃癌发病危险比不吸烟者高 50％。

(2)幽门螺杆菌(Hp)感染:幽门螺杆菌感染也是引发胃癌的主要因素之一。我国胃癌高发区成人 Hp 感染率在 60％以上,比低发区 13％～30％的 Hp 感染率明显要高。幽门螺杆菌能促使硝酸盐转化为亚硝酸盐及亚硝胺而致癌;Hp 感染引起胃黏膜炎症并通过加速黏膜上皮细胞的过度增殖,导致畸变致癌;幽门螺杆菌的毒性产物 CagA、VacA 可能具有促癌作用,胃癌患者中抗 CagA 抗体检出率较一般人明显为高。控制 Hp 感染在胃癌防治中的作用已经受到高度重视。

（3）癌前病变：胃的癌前条件是指一些使胃癌发病危险性增高的良性胃疾病和病理改变。易发生胃癌的胃疾病包括胃息肉、慢性萎缩性胃炎及部分切除后的残胃，这些病变都可能伴有不同程度的慢性炎症过程、胃黏膜肠上皮化生或非典型增生，时间长久有可能转变为癌。胃息肉可分为炎性息肉、增生性息肉和腺瘤，前两者恶变可能性小，胃腺瘤的癌变率 10%～20%，直径超过 2cm 时癌变机会加大。癌前病变系指容易发生癌变的胃黏膜病理组织学改变，本身尚不具备恶性特征，是从良性上皮组织转变成癌过程中的交界性病理变化。胃黏膜上皮的异型增生属于癌前病变，根据细胞的异型程度，可分为轻、中、重三度，重度异型增生与分化较好的早期胃癌有时很难区分。

（4）遗传和基因：遗传与分子生物学研究表明，胃癌患者有血缘关系的亲属其胃癌发病率较对照组高 4 倍。许多证据表明胃癌的发生与抑癌基因 p53、APC、DCC 杂合性丢失和突变有关，分子生物学研究显示胃癌组织中癌基因 c-myc、k-ras 有明显扩增和过度表达；而胃癌的侵袭性和转移则与 CD44v 基因的异常表达密切相关。目前资料表明胃癌的癌变是一个多因素、多步骤、多阶段发展过程，涉及癌基因、抑癌基因、凋亡相关基因与转移相关基因等的改变，而基因改变的形式也是多种多样的。

2.病理

（1）大体分型。①早期胃癌（EGC）：胃癌仅限于黏膜或黏膜下层者，不论病灶大小或者有无淋巴结转移，均为早期胃癌。②进展期胃癌：胃癌组织超出黏膜下层侵入胃壁肌层为中期胃癌；病变达浆膜下层或是超出浆膜向外浸润至邻近脏器或有转移为晚期胃癌。

中、晚期胃癌统称进展期胃癌，按照国际上采用 Borrmann 分型法分四型。Ⅰ型（结节性）：为边界清楚突入胃腔的块状癌灶；Ⅱ型（溃疡局限型）：为边界清楚并略隆起的溃疡状癌灶；Ⅲ型（溃疡浸润型）：为边界模糊不清的浸润性溃疡状癌灶；Ⅳ型（弥漫浸润型）：癌肿沿胃壁各层全周性浸润生长导致边界不清。若全胃受累胃腔缩窄、胃壁僵硬如革囊状称皮革胃，几乎都是低分化腺癌或印戒细胞癌引起，恶性程度极高。

（2）组织学分型：世界卫生组织 1979 年提出的国际分类法，将胃癌组织学分为常见的普通型与少见的特殊型。普通型有乳头状腺癌、管状腺癌、低分化腺癌、黏液腺癌、印戒细胞癌。特殊类型主要有腺鳞癌、鳞状细胞癌、类癌、未分化癌等。

3.扩散与转移

（1）淋巴转移：是胃癌的主要转移途径，进展期胃癌的淋巴结转移率高达 70% 左右，早期胃癌也可有淋巴结转移。胃癌的淋巴结转移率和癌灶的浸润深度呈正相关。引流胃的区域淋巴结有 16 组，依据它们距胃的距离可分为 3 站。胃癌由原发部位经淋巴结网向第 1 站胃周淋巴结转移，继之癌细胞随支配胃的血管，沿血管周围淋巴结向心性转移至第 2 站，并可向更远的第 3 站淋巴结转移。胃癌的淋巴结转移通常是循序渐进，但也可发生跳跃式淋巴结转移，即第 1 站无转移而第 2 站有转移。终末期胃癌可经胸导管向左锁骨上淋巴结转移，或经肝圆韧带转移至脐部。

（2）直接浸润：贲门胃底癌易侵及食管下端，胃窦癌可向十二指肠浸润。分化差的浸润性生长的胃癌突破浆膜后,易扩散至网膜、结肠、肝、脾、胰腺等邻近器官。当胃癌组织侵及黏膜下层后,可沿组织间隙与淋巴网蔓延,扩展距离可达癌灶外 6cm,向十二指肠浸润常在距幽门 3cm 范围以内。

(3)血行转移:发生在胃癌晚期,癌细胞进入肝门静脉或体循环向身体其他部分播散,形成转移灶。常见转移的器官有肝、肺、胰、骨骼等处,以肝转移为多。

(4)腹膜种植转移:当胃癌组织浸润至浆膜外后,肿瘤细胞脱落并种植在腹膜和脏器上,形成转移结节。直肠前凹的转移癌在直肠指检可以发现。女性患者胃癌可形成卵巢转移种植,称 Krukenberg 瘤。癌细胞腹膜广泛播散时,可出现大量癌性腹水。

4.诊断

早期诊断和根治性治疗是胃癌取得良好预后的唯一途径。胃镜的应用和普及可使早期胃癌获得诊断和手术治疗的机会,5 年生存率可达 90％以上。由于早期胃癌无特异性症状,患者的就诊率低,加上缺乏有效便利的普查筛选手段,目前国内早期胃癌占胃癌住院患者比例还不到 10％。目前常用的胃癌检查手段归纳如下。

(1)症状与体征:早期胃癌多数患者无明显症状,少数人有恶心、呕吐或是类似溃疡病的上消化道症状,无特异性,因此早期胃癌诊断率低。疼痛与体重减轻是进展期胃癌最常见的临床症状。患者常有较为明确的上消化道症状,如上腹不适、进食后饱胀,随着病情进展上腹疼痛加重,食欲缺乏、乏力、消瘦,部分患者有恶心、呕吐。另外,根据肿瘤的部位不同,也有其特殊表现。贲门胃底癌可有胸骨后疼痛和进行性吞咽困难;幽门附近的胃癌有幽门梗阻的表现;肿瘤破坏血管后可有呕血、黑粪等消化道出血症状。腹部持续疼痛常提示肿瘤扩展超出胃壁。大约有 10％的患者有胃癌扩散的症状和体征,比如锁骨上淋巴结肿大、腹水、黄疸、腹部包块、直肠前凹扪及肿块等。晚期胃癌患者常可出现贫血、消瘦、营养不良甚至恶病质等表现。

(2)内镜检查:内镜检查是发现早期胃癌最有效的方法,为首选方法。直接观察病变的部位和范围,并可获取病变组织做病理学检查,是诊断胃癌的有效方法。而近年来新发展的内镜技术明显提高了诊断水平。

①超声内镜(EUS)目前在国外已成为术前胃癌分级的标准诊断手段,它具有内镜和超声的双重功能,扩展了内镜的诊断范围。内镜超声探头因紧贴被测胃组织,用不含气体的蒸馏水作为介质,配合高频探头,因此所得图像清晰,能较好显示肿瘤浸润深度、播散位置、与周围组织的浸润与粘连程度、淋巴结转移等,容易探及消化道旁＞5mm 的淋巴结,并在实时超声中与血管可靠地鉴别,并可测量肿瘤边缘至血管的距离。超声内镜能清晰地显示胃肠壁的 5 层结构,层次结构的改变是 EUS 下 T 分期的依据。鉴别早期胃癌和进展期胃癌的准确率可达 90％,判断癌肿对各层累及的正确率可达 70％～80％。EUS 引导下细针抽吸活检可获得组织进行病理检查。有学者报道,胃癌的病理活检准确率为 94％,加胃镜准确率为 100％。对胃癌侵犯深度判断准确率为 81％,淋巴结转移准确率为 73％。若与腹腔镜联合,可克服不能发现远隔转移这一缺点,还可利用腹腔镜超声检查探测第 2 站甚至第 3 站淋巴结,大大提高术前胃癌分期。但检查约有 11％的病例因肿瘤周围炎症而发生分级偏高,又因未发现癌的微小浸润或浸润较深而分级偏低者约占 4％。淋巴结转移检出率有一定的局限性。

②荧光素电子内镜能发现在常规内镜下无法查出的极早期胃癌。

③红外线电视内镜可检查胃黏膜下血管,为胃黏膜下浸润提供有价值的信息。

另外,黏膜染色在早期胃癌诊断方面正日益受到人们的重视。亚甲蓝染色的基本原理是在正常黏膜以及覆盖有正常黏膜的病灶区域不着色,若黏膜上皮缺损致病灶暴露(如良性糜烂、表浅癌灶)染蓝紫色,溃疡面白苔或厚的癌灶染色呈蓝色。癌灶区的亚甲蓝染色较深,这与国内文献报道基本一致。胃黏膜损伤后的亚甲蓝染色,可以更清晰地显示隆起病灶的表面形状其始部形态、凹陷或平坦病灶,也能更清晰地看到溃疡边缘的黏膜形态,这不仅有助于肉眼鉴别良性与恶性,还可以使病理活检取材定位更为准确。

(3)螺旋 CT 与正电子发射成像(PET)检查:多排螺旋 CT 扫描结合三维立体重建和模拟内腔镜技术,是一种新型无创检查手段,有助于胃癌的诊断和术前临床分期。术前 CT 检查能同时发现肝、胰、脾等实质性器官的转移灶及腹腔内其他病变,可使术前有所准备,便于术中做相应处理。利用胃癌组织对于 ^{18}F-2-D-葡萄糖(FDG)的亲和性,采用正电子发射成像技术(PET)可以判断淋巴结与远处转移病灶情况,准确性较高。

(4)通过 X 线钡剂检查:数字化 X 线胃肠造影技术的应用,使得影像分辨率和清晰度大为提高。目前仍为诊断胃癌的常用方法。常采用气钡双重造影,通过黏膜相和充盈相的观察做出诊断。早期胃癌的主要改变为黏膜相异常,进展期胃癌的形态与胃癌大体分型基本一致。

(5)超声:在胃癌的诊断中,腹部超声主要用于观察胃的邻近脏器(特别是肝、胰)受浸润及淋巴结转移的情况。

5.治疗

胃癌的治疗主要分为手术治疗、化学治疗以及其他治疗。

(1)手术治疗:外科手术是早期胃癌的主要治疗方法。

①手术原则:手术的主要目的是达到切缘阴性的完全切除(R_0 切除),然而只有 50% 的患者能够在首次手术时获得 R_0 切除。R_1 指显微镜下肿瘤残留(切缘阳性);R_2 是指有肉眼肿瘤残留(切缘阳性)但无远处病灶。远端胃癌首选胃次全切除。这种手术治疗结局与全胃切除术相似,但并发症显著减少。近端胃切除术和全胃切除术均适用于近端胃癌,但术后通常发生营养障碍。手术前应使用 CT 进行临床分期以评估病变范围。推荐用于近、远端切缘距肿瘤组织 4cm 或以上,我国则推荐 5cm 或以上。NCCN 指南推荐对 $T_{1b} \sim T_3$ 肿瘤进行远端胃切除、胃次全切除或全胃切除,应尽量避免进行常规或预防性脾切除。在一项随机临床研究中,接受全胃切除术联合脾切除术的患者其术后死亡率和并发症发生率略有升高,生存临界获益但未达统计学差异。对于进行全胃切除术的近端胃癌患者,这项研究结果不支持通过预防性脾切除来去除肉眼阴性的脾周淋巴结。

②淋巴结清扫范围:D_0 切除指第 1 站未全部清除者。D_1 切除是指将受累的近端胃、远端胃或全胃切除(远端或全胃切除),并包括大、小网膜淋巴结。D_2 切除还要求切除网膜囊与横结肠系膜前叶,同时要彻底清扫相应的动脉旁淋巴结。D_2 切除需要手术者接受过相当程度的训练并拥有相应的专业技能。在东亚,胃切除术联合 D_2 淋巴结清扫术是可根治性胃癌的标准治疗方法。日本研究者经常强调淋巴结扩大清扫(D_2 或更大范围)的价值;然而,西方研究者发现,淋巴结扩大清扫与 D_1 切除相比并没有生存优势。

③适应证:a.经胃镜和钡剂检查后确诊为胃癌者。b.临床检查锁骨上无肿大淋巴结,无腹

水征,直肠指诊直肠膀胱(子宫)窝未触及肿物者。c.无严重心、肺、肝、肾功能不全,血清蛋白在 3.5g/L 以上者。d.术前 CT 检查无肝或肺部等远处转移者。e.剖腹手术探查未发现肝转移,无腹膜弥漫性种植转移,肿瘤未侵犯及胰腺、肠系膜上动脉,无腹主动脉旁淋巴结转移者。

④术后注意:a.围术期营养支持,围术期合理的营养支持可有效地改善胃癌患者的营养状况,提高机体免疫力,降低手术后并发症的发生率和病死率,提高患者的生活质量,直接改善预后。胃癌患者营养支持方式分为肠内营养(EN)和肠外营养(PN)支持两种。目前认为,只要患者胃肠道功能完整或只有部分胃肠功能,能源物质供给的较好途径是胃肠道。从而避免了传统的持久的 PN 给患者带来严重的并发症,如脂肪肝、高血糖、高血脂、代谢性疾病和感染。EN 能维护肠道屏障功能,增加肝门静脉血流量,且合乎生理,促进胃肠功能的恢复。胃肠道对食物的机械与化学刺激存在整体调节机制,在喂养开始数分钟整个肠道的血流量明显增加,可促进肠道蠕动及黏膜生长,使肠道功能快速恢复。EN 可提供给肠黏膜免疫细胞足够的营养基质,有助于维持肠黏膜免疫功能和全身免疫功能。早期 EN 可能经此途径提高机体免疫力。胃癌行全胃切除术后早期给予肠内营养,能明显改善患者的营养状态,促进肠道功能恢复,提高机体免疫力,较肠外营养更经济、安全,是一种值得推荐的临床营养支持方法。b.主要并发症,吻合口瘘、切口感染、腹腔内残留感染为胃癌根治术常见并发症。

(2)内镜下黏膜切除术:内镜下黏膜切除术是胃癌微创手术的巨大进步,已用于治疗早期胃癌。内镜下黏膜切除术治疗早期胃癌的大部分经验来自胃癌发病率较高并能进行有效筛查的国家。内镜下黏膜切除术的适应证包括肿瘤组织分化良好或中度分化,<30mm,无溃疡,并且无浸润证据。由于缺乏长期的随访和生存数据,因此不建议在临床试验以外常规使用内镜技术,其应用也应仅限于在具有丰富经验的医学中心进行。在采用内镜下切除或局部胃切除(楔形切除)时,选择合适的患者尤为重要。早期胃癌发生淋巴结转移的可能性与肿瘤因素相关,并随肿瘤体积增大、侵犯黏膜下层、肿瘤分化不良和淋巴管及血管浸润而增加。应根据淋巴结转移的风险选择手术方式。内镜黏膜下剥离术是在内镜下黏膜切除术基础上发展而来的一种技术,在侵犯黏膜层和部分侵犯黏膜下层的早期胃癌中应用逐渐增多。术前准确分期和术后精确的病理检查至关重要。

(3)腹腔镜切除术:腹腔镜切除术是新近出现的一种外科手术方法,对于胃癌患者,它比其他开腹手术有更多重要的优势,如术中出血少,术后疼痛轻,恢复快,肠道功能恢复早以及患者住院时间缩短。进一步确定腹腔镜切除术在胃癌治疗中的地位尚需更大规模的随机临床研究。

(4)化疗治疗:用于根治性手术的术前、术中和术后,延长生存期。晚期胃癌患者采用适量化疗,能减缓肿瘤的发展速度,改善症状,有一定的近期效果。早期胃癌根治术后原则上不必辅助化疗,有下列情况者应行辅助化疗:①病理类型恶性程度高,癌灶面积>5cm^2;②多发癌灶;③年龄<40 岁。

①新辅助化疗:自从引入新辅助化疗的理念后,其中一部分患者的预后得到了改善。新辅助化疗有几项优点。首先,新辅助化疗被认为对晚期 T 和 N 分期的患者有效,因为这有可能使肿瘤降级,提高切除率。其次,局部晚期胃癌患者可能有远处的微小转移,若首先采用外科手术策略,往往有几周的时间使转移灶得不到及时处理从而影响术后治疗,术前化疗可改善这

种状况。最后，新辅助化疗可能改善患者化疗耐受性。因为术后辅助化疗往往因为术后消耗及并发症等导致不良反应重或不能完成化疗。另外，新辅助化疗可以判断患者对药物的反应性，从而有利于术后治疗方案的选择。Cunningham 等在 2005 年 ASCO 报道了 MAGIC 试验结果并于 2006 年在《新英格兰医学杂志》发表。该试验是设计严格的 Ⅲ 期随机、对照临床研究，由英国医学研究委员会主持进行。503 例患者随机分为两组，一组进行围术期化疗[ECF（表柔比星、顺铂和氟尿嘧啶）术前和术后化疗]和手术，另一组单用手术治疗。每组患者中，74% 为胃癌，14% 为低位食管癌，11% 为胃食管结合部癌。围术期化疗组中 T_1 和 T_2 期患者比例较高，为 51.7%，而单独手术组为 36.8%。围术期化疗组患者的 5 年生存率为 36%，单独手术组为 23%。以 ECF 方案进行围术期化疗可以显著改善可切除的胃癌和低位食管腺癌患者的无进展生存和总生存。这项研究奠定了围术期化疗在可切除胃癌患者中的标准治疗地位。表明了新辅助化疗在胃癌治疗中的地位。新辅助化疗目的在于提高切除率，力求根治，因此在化疗方案上多采用两药或三药联合，剂量强度应足够。目前各种方案的新辅助化疗的临床试验正在不断进行，我们期待更理想的结果。

②术后化疗：对于术前进行了新辅助化疗的患者，术后推荐按照 MAGIC 研究流程仍然进行 3 个周期辅助化疗。但对于术前未接受 ECF 或其改良方案新辅助化疗的患者，术后是否应该接受辅助化疗，则长期存在争议。2008 年公布了两项荟萃分析，纳入的临床随机试验以及病例数分别为 15 项、3212 例和 23 项、4919 例。结果显示，与单独手术相比，术后进行辅助化疗的 3 年生存率、无进展生存期和复发率均有改善趋势。2009 年最新公布的一项纳入 12 项随机临床研究的关于胃癌 D_1 以上根治术后辅助化疗的荟萃分析结果显示，术后辅助化疗较单独手术可降低 22% 的死亡风险，由于该分析中仅 4 项为日本研究，其余 8 项均为欧洲研究，纳入标准严格，除外仅含 T_1 期患者和进行 D_0 手术的研究，与目前临床实践相符，结果较为可信，更具有指导意义。因此，对于术前未接受 ECF 或其改良方案新辅助化疗的 Ⅱ 期/Ⅲ 期患者，中国专家组认为术后仍应接受辅助化疗。但由于各项术后辅助化疗的荟萃研究所纳入的辅助化疗方案繁杂，目前尚不清楚术后的标准辅助化疗方案。可参照 MAGIC 研究选择在晚期胃癌中安全有效的方案，如 ECF 方案、改良 ECF 方案、氟尿嘧啶类±铂类。S-1 是替加氟（氟尿嘧啶的前体药物）、5-氟-2,4-二羟基吡啶（CDHP）和氧嗪酸的复合物，是一种新型口服氟尿嘧啶类药物。日本一项大型随机 Ⅲ 期临床试验（ACTS-GC）评价了扩大淋巴结清扫（D_2 切除）的胃癌切除（R_0 切除）术后用 S-1 进行辅助化疗治疗 Ⅱ 期（剔除 T_1 期）或 Ⅲ 期胃癌的效果。1059 例患者随机接受手术及术后 S-1 辅助化疗或单纯手术治疗。S-1 治疗组的 3 年总生存率为 80.1%，单纯手术组为 70.1%。S-1 组的死亡风险比为 0.68，这是首次在临床研究中显示术后辅助化疗对 D_2 切除术后的日本患者存在优势。但目前为止，胃癌的化疗并没有一个"金标准"。随着一些新药物的面市，胃癌术后的化疗标准有待于进一步临床研究。

③晚期胃癌的化疗治疗：晚期胃癌是指不可切除和术后复发的胃癌，包括确诊时就局部晚期不可切除（占全部胃癌的 30%）、确诊时已经转移的胃癌（占全部胃癌的 30%）以及术后复发的胃癌（胃癌术后有 60% 复发率），因而接近 80% 的患者最终会发展为晚期胃癌。几项早期的临床研究表明，晚期胃癌如果不化疗，中位生存期只有 3~4 个月；而化疗后可达 1 年，且化疗可提高生活质量。但总体来说晚期胃癌预后仍差。晚期胃癌的化疗始于 20 世纪 60 年代，单

药有效的药物包括氟尿嘧啶、顺铂、蒽环类药物(阿霉素及表柔比星)、丝裂霉素 C 和依托泊苷等。这些药物的单药有效率低,疗效不佳。为提高晚期胃癌疗效,学者们多采用 2 种或 3 种药物联合进行化疗。近年来,随着紫杉类药物多烯他赛、伊立替康、奥沙利铂、口服氟尿嘧啶类药以及靶向药物的出现,不断研究得到新的联合方案,晚期胃癌患者的预后和生存有望改善。转移性晚期胃癌的化疗主要是姑息化疗,以改善生活质量和延长生存为主,化疗剂量强度不宜太强,以避免严重的不良反应。进展期胃癌的化疗效果至今不能令人满意。老一代化疗方案对20%～40%的晚期胃癌患者有效,且维持时间短,中位生存时间不超过 7～10 个月。联合多西紫杉醇、伊立替康、奥沙利铂、紫杉醇、卡培他滨或 S-1 等药物的研究结果较前改善,中位生存期可达 1 年。从现有的Ⅲ期临床试验研究结果可以看出,一些新联合方案如含多西紫杉醇的DCF 方案、含奥沙利铂的 EOX 和 FLO 方案、含卡培他滨的 EOX 和顺铂＋希罗达方案、含伊立替康的 ILF 方案、含 S-1 的 S-1＋DDP 方案可以作为一线治疗晚期胃癌的新的参考方案。目前还没有上述方案之间两两比较的试验结果,新的研究需要不断进行,特别是联合靶向药物的治疗值得期待。然而,即使采用上述的新药联合方案或结合靶向药物,胃癌生存的改善也很有限,而且经济成本较大。考虑到中国的国情,我们应该遵循肿瘤治疗成本与效果并重的原则,有时在疗效和不良反应相当的情况下,也可选择经济的方案。另外,由于晚期胃癌的预后仍不理想,我们鼓励患者参加设计良好的临床试验,以探索新的治疗。也期待将来的试验能够结合胃癌生物学的预后和预测因素,从而能够为每个患者选择最优的方案,实行个体化治疗,提高疗效。

④靶向药物:靶向药物是近年研究热点之一。由于胃癌化疗药物的有限作用,许多学者期望联合靶向药物以获得进一步疗效。目前,已在肺癌中取得疗效的小分子表皮生长因子受体(EGFR)酪氨酸激酶抑制药吉非替尼、埃罗替尼和在肠癌化疗中取得疗效的抗 EGFR 的西妥昔单抗、抗血管内皮生长因子(VEGF)受体的贝伐单抗以及在乳腺癌化疗中取得疗效的抗HER-2 的单抗、赫赛汀等均已应用到胃癌的研究。

⑤腹腔灌洗治疗:由于手术时癌细胞脱落或手术切断血管、淋巴管,其内的癌栓随血液、淋巴液入腹腔,也可致腹腔内种植转移。加上手术造成的膜缺损及术后机体免疫功能低下,为腹腔内少量游离癌细胞种植和增殖创造了条件,导致术后腹腔内复发和转移。腹腔内游离癌细胞及小转移灶不可能通过手术来预防或消除,化疗药物直接注入腹腔后,腹腔内脏器所接触的药物浓度明显高于血浆,而且腹腔灌注化疗使腹腔中高浓度的抗癌药物经腹膜吸收,经肝门静脉系统和腹膜后淋巴系统入血,这种途径与胃癌转移途径一致,因此腹腔化疗不但能杀灭散落在腹腔中癌细胞,而且能杀灭肝及淋巴系统中转移的微小病灶,减少肝转移机会。另一方面,腹膜对药物的廓清力相对缓慢,使癌细胞能较长时间地接触高浓度的抗癌药物,提高了对癌细胞的直接杀伤作用。肿瘤组织大多血供差(仅为正常组织的 2%～5%),散热困难,同样的温热条件下,肿瘤部位温度较高,受温热损伤重,43℃为肿瘤细胞的最低死亡温度。同时,温热可增强机体抗癌抗体溶解肿瘤细胞的作用。氟尿嘧啶和卡铂是目前公认的治疗消化道癌的有效药物。采用这两种药物温热的杀肿瘤效能以及腹膜腔内药代动力学优势设计的术中置管、术后早期持续性腹腔内热化疗方法,无论是不良反应、预后还是二三年生存率,都明显优于术后全身化疗者,并且技术简单,患者痛苦较小。总之,胃癌术后采取腹腔温热灌注化疗不仅不良

反应小,肝转移和腹水发生率低,无腹部并发症发生;而且可增强杀瘤效应,又无严重全身性不良反应,且近期疗效明显,操作简单且较安全,作为治疗进展期胃癌的一种辅助治疗方法,值得在基层医院推广应用。

(5)其他治疗:包括放疗、热疗、免疫治疗、中医中药治疗等。胃癌的免疫治疗包括非特异性生物反应调节如卡介苗、短小棒状杆菌等;细胞因子如白介素、干扰素、肿瘤坏死因子等;以及过继性免疫治疗如淋巴细胞激活后杀伤细胞、肿瘤浸润淋巴细胞等的临床应用。基因治疗目前尚在探索阶段,自杀基因与抗血管形成基因是研究较多的基因治疗方法,可能在将来胃癌的治疗中发挥作用。

6.预后

胃癌的预后与胃癌的病理分期、部位、组织类型、生物学行为以及治疗措施有关。早期胃癌远比进展期胃癌预后要好。根据大宗报告,施行规范治疗Ⅰ期胃癌的5年生存率为82%～95%,Ⅱ期为55%,Ⅲ期为15%～30%,Ⅳ期仅2%。肿瘤体积小、未侵及浆膜、无淋巴结转移,可行根治性手术者预后较好。贲门癌于胃上1/3的近端胃癌比胃体及胃远端癌的预后要差。当前,我国早期胃癌诊断率很低,影响预后。提高早期诊断率将显著改善胃癌的5年生存率。

7.诊疗风险防范

胃癌早期症状多不典型,临床医生应详细询问病史,仔细检体,应用现有的检查设备,科学有机地结合,做到早期诊断,不漏诊。针对性地鉴别诊断内容,做到重点检查,不能马虎。治疗上选择以手术为主的综合治疗模式,手术做到周密计划,争取达到治疗目的,联合新辅助化疗及术后化疗方案,积极争取延长术后长期生存,提高生存质量,对不能延长生存期的患者,不做无谓手术,做到手术有理有据,有章可循。

(二)胃的胃肠道间质瘤

胃肠道间质瘤(GIST)是消化道最常见的间叶源性肿瘤,其中60%～70%发生在胃,20%～30%发生在小肠,曾被认为是平滑肌肉瘤。研究表明,这类肿瘤起源于胃肠道未定向分化的间质细胞,具有c-kit基因突变和KIT蛋白(CD117)表达的生物学特征。胃的GIST约占胃肿瘤的3%,可发生于各年龄段,高峰年龄50和70岁,男女发病率相近。

1.病理

本病呈膨胀性生长,可向黏膜下或浆膜下浸润形成球形或分叶状的肿块。肿瘤可单发或多发,直径从1～20cm或以上不等,质地坚韧,境界清楚,表面呈结节状。瘤体生长较大可造成瘤体内出血、坏死及囊性变,并常有上消化道出血、坏死及囊性变,并在黏膜表面形成溃疡导致消化道出血。

2.诊断

(1)症状与体征:瘤体小症状不明显,可有上腹部不适或类似溃疡病的消化道症状;瘤体较大可扪及腹部肿块,常有上消化道出血的表现。

(2)影像学检查:钡剂造影胃局部黏膜隆起,呈向腔内的类圆形充盈缺损,胃镜下可见黏膜下肿块,顶端可有中心溃疡。黏膜活检检出率低,超声内镜可以发现直径＜2cm的胃壁肿瘤。CT、MRI扫描有助于发现胃腔外生长的结节状肿块以及有无肿瘤转移。组织标本的免疫组化显示 CD117 和 CD34 过度表达,有助于病理学最终确诊。GIST 应视为具有恶性潜能的肿瘤,肿瘤危险程度与有无转移、是否浸润周围组织显著有关。肿瘤长径＞5cm 和核分裂数＞5个/50 高倍视野是判断良恶性的重要指标。

3.治疗

首选手术治疗,手术争取彻底切除,瘤体与周围组织粘连或已穿透周围脏器时应将粘连的邻近组织切除,不必广泛清扫淋巴结。姑息性切除或切缘阳性可给予甲磺酸伊马替尼以控制术后复发,改善预后。伊马替尼能针对性地抑制 c-kit 活性,治疗进展期转移的 GIST 总有效率在 50％左右,也可用以术前辅助治疗。完全切除的存活期明显高于不完全切除的病例。

（三）胃淋巴瘤

胃是结外型淋巴瘤的好发器官,原发恶性淋巴瘤占胃恶性肿瘤的 3％～5％,仅次于胃癌而居第 2 位。发病年龄以 45～60 岁居多。男性发病率较高。近年发现幽门螺杆菌感染与胃的黏膜相关淋巴样组织（MALT）淋巴瘤发病密切相关,低度恶性胃黏膜相关淋巴瘤 90％以上合并幽门螺杆菌感染。

1.病理

95％以上的胃原发性恶性淋巴瘤为非霍奇金淋巴瘤,组织学类型以 B 细胞为主;大体所见黏膜肥厚、隆起或形成溃疡、胃壁节段性浸润,严重者可发生溃疡、出血、穿孔。病变可以发生在胃的各部分,但以胃体后壁和小弯侧多发。恶性淋巴瘤以淋巴转移为主。

2.诊断

（1）症状与体征:早期症状类似一般胃病,患者可有胃纳下降、腹痛、消化道出血、体重下降、贫血等表现。部分患者上腹部可触及包块,少数患者可有不规则发热。

（2）影像学检查:X 线钡剂检查可见胃窦后壁或小弯侧面积较大的浅表溃疡、胃黏膜有形似卵石样的多个不规则充盈缺损以及胃黏膜皱襞肥厚,肿块虽大仍可见蠕动通过病变处是其特征。胃镜检查可见黏膜隆起、溃疡、粗大肥厚的皱襞、黏膜下多发结节或肿块等;内镜超声除可发现胃壁增厚外,还可判断淋巴瘤浸润胃壁深度与淋巴结转移情况,结合胃镜下多部位较深取材活组织检查可显著提高诊断率。CT 检查可见胃壁增厚,并了解肝脾有无侵犯、纵隔与腹腔淋巴结情况,有助于排除继发性胃淋巴瘤。

3.治疗

早期低度恶性胃黏膜相关淋巴瘤可采用抗幽门螺杆菌治疗,清除幽门螺杆菌后,肿瘤一般在 4～6 个月消退。抗生素治疗无效或侵及肌层以下的病例可以选择放、化疗。手术治疗胃淋巴瘤有助于准确判断临床病理分期,病变局限的早期患者可获得根治机会。姑息性切除也可减瘤,结合术后化疗而提高疗效,改善预后。常用化疗方案为 CHOP 方案,胃淋巴瘤对化疗反应较好,近年有单独采用系统化疗治疗胃淋巴瘤获得较好的疗效的报告。

（四）胃的良性肿瘤

胃的良性肿瘤约占全部胃肿瘤的 2％。按其组织来源可分为上皮细胞和间叶组织瘤。前者常见的有胃腺瘤和腺瘤性息肉,占良性肿瘤的 40％左右。外观呈息肉状,单发或多发,有一定的恶变率;胃的间叶源组织肿瘤 70％为胃肠道间质瘤,其他有脂肪瘤、平滑肌瘤、纤维瘤、血管瘤、神经纤维瘤等。

胃良性肿瘤一般体积小,发展较慢,胃窦和胃体为多发部位。

1.诊断

(1)症状与体征:①上腹不适、饱胀感或腹痛;②上消化道出血;③腹部包块,较大的良性肿瘤上腹部可扪及肿块;④位于贲门或幽门的肿瘤可引起不全梗阻等。

(2)影像学检查:X线钡剂检查、胃镜、超声及CT检查等有助于诊断。纤维胃镜检查大大提高了胃良性肿瘤的发现率,对于黏膜起源瘤活检有助确诊;黏膜下的间叶组织瘤超声胃镜更具诊断价值。

2.治疗

手术切除是胃良性肿瘤的主要治疗方法,由于临床上难以除外恶性肿瘤,且部分良性胃肿瘤还有恶变倾向以及可能出现严重合并症,故主张确诊后积极地手术治疗,根据肿瘤的大小、部位以及有无恶变的倾向选择手术方式,小的腺瘤或腺瘤样息肉可行内镜下套切术,较大的肿瘤可行胃部分切除术、胃大部切除术等。

二、胃、十二指肠溃疡

(一)胃十二指肠溃疡诊断及治疗

1.诊断

(1)症状

①胃十二指肠溃疡症状多表现为慢性经过,多数病程已长达几年、十几年或更长时间。大多数为反复发作,病程中出现发作期与缓解期互相交替。发作可能与下列诱因有关:季节(秋末或冬天发作最多,其次是春季)、精神紧张、情绪波动、饮食不调或服用与发病有关的药物等,少数也可无明显诱因。

②胃溃疡疼痛通常表现为进食后上腹痛,疼痛多在餐后半小时出现,持续1~2小时,逐渐消失,直至下次进餐后重复上述规律。十二指肠溃疡疼痛多有规律性,疼痛多在餐后2~3小时出现,持续至下次进餐,进食或服用制酸剂后完全缓解。腹痛一般在午餐或晚餐前及晚间睡前或半夜出现,空腹痛及夜间痛。胃溃疡位于幽门管处或同时并存十二指肠溃疡时,其疼痛节律可与十二指肠溃疡相同。疼痛可呈烧灼性或饥饿性钝痛、胀痛或隐痛。

③可出现反酸、嗳气、呕吐、黑便、贫血、乏力等临床表现。

(2)体检

①胃溃疡可有左上腹和(或)剑突下压痛,十二指肠溃疡可有右上腹和(或)剑突下压痛。

②查体可伴贫血貌,睑结膜、皮肤苍白。

(3)实验室检查

①血常规中可出现血红蛋白降低。

②胃酸分析可出现基础胃酸排出量和最大胃酸排出量异常。

③溃疡活动期大便潜血阳性。

(4)辅助检查

①溃疡的X线征象有直接和间接两种,上消化道造影龛影或钡斑是溃疡的直接征象,可

见边缘光滑、整齐的龛影或钡斑。胃溃疡多在小弯侧突出腔外,球部前后壁溃疡的龛影常呈圆形密度增加的钡斑,周围环绕月晕样浅影或透明区,可见黏膜皱襞聚集征象。间接征象多系溃疡周围的炎症、痉挛或瘢痕引起,钡餐检查时可见局部变形、激惹、痉挛性切迹。

②纤维胃十二指肠镜不仅可以清晰、直接观察胃十二指肠黏膜变化及溃疡大小、形态,还可直视下刷取细胞或钳取组织行病理学检查。对胃十二指肠溃疡作出准确诊断及良恶性溃疡的鉴别诊断,还能动态观察溃疡的活动期及愈合过程。观察药物治疗效果等。

2.鉴别诊断

胃癌:胃溃疡患者中10％可为恶性,胃癌患者中25％可表现为溃疡,可通过上消化道造影胃癌征象协助诊治,通过胃镜检查活检确诊。

3.治疗原则

(1)原则上内科治疗为主,给予 H_2 受体阻断剂或质子泵抑制剂、胃黏膜保护剂,同时若幽门螺杆菌阳性,应予以除菌治疗。

(2)外科治疗其手术适应证包括以下内容。

①正规、严格内科治疗(包括根治幽门螺杆菌措施)8～12周,溃疡不愈合,或溃疡愈合后,6个月内复发者。

②胃十二指肠复合性溃疡,及溃疡合并穿孔、出血、幽门梗阻者。

③直径大于2.5cm巨大溃疡或高位溃疡者。

④溃疡可疑癌变者。

(二)手术治疗理论基础及手术方式选择

1.理论基础

治疗胃十二指肠溃疡,手术方式主要包括胃大部切除术、迷走神经切断加胃窦切除术、胃空肠吻合加迷走神经切断术及选择性迷走神经切断术(或加幽门成形术)等。

(1)胃大部切除术为我国最常使用的手术方法,其理论基础如下。

①切除了胃窦部,消除了由胃泌素引起的胃相胃酸分泌。

②切除了大部分胃体,减少了分泌胃酸、胃蛋白酶的壁细胞、主细胞数目,既阻断了胃相胃酸分泌,又去除了大部分头相胃酸分泌的靶器官。

③切除了溃疡的好发部位。

④切除了溃疡病变本身。

(2)胃迷走神经切断术为国外广泛使用,用于治疗十二指肠溃疡,其理论基础如下。

①消除了头相胃酸分泌。

②消除了迷走神经引起的胃泌素分泌,从而阻断胃相胃酸分泌。

2.手术方式

(1)胃大部切除术:主要包括远端胃切除(胃窦部),术中应切除胃体积的50％～70％,同时尽可能切除溃疡。胃切除术后恢复胃肠道连续性的基本方法为胃十二指肠吻合或胃空肠吻合。

①胃大部切除胃十二指肠吻合术(毕Ⅰ式胃切除术):胃溃疡治疗应以毕Ⅰ式胃大部切除术为首选手术。吻合后胃肠道接近正常解剖生理结构,胃肠道功能紊乱所致并发症较少。但

对于较大的十二指肠溃疡，毕Ⅰ式手术则较为困难。此外若切除范围不足，可能导致术后溃疡复发。

②胃大部切除胃空肠吻合术：包括毕Ⅱ式胃空肠吻合和胃空肠 Roux-en-Y 吻合。优点为即使胃切除较多，胃空肠吻合张力也不至于过高，术后溃疡复发率低。且对于十二指肠溃疡切除困难时，可行溃疡旷置术。此外，胃空肠 Roux-en-Y 吻合虽然术式较复杂，但具有减少术后胆汁、胰液通过残胃的优点。

（2）胃迷走神经切断术：包括：迷走神经切断加胃窦切除术、胃空肠吻合加迷走神经切断术。其他手术方式还包括选择性迷走神经切断术（或加幽门成形术）等。

（3）胃十二指肠溃疡腹腔镜手术：随着微创外科的发展，腹腔镜手术已扩大至胃切除术、穿孔修补术以及各类迷走神经切除术等。具有术中出血少、术后疼痛轻、胃肠道功能恢复快等优点。Goh 于 1993 年经腹腔镜行 Billroth Ⅱ式胃大部切除术成功，Ablassmaier 于 1994 年报道了经腹腔镜行 Billroth Ⅰ式胃大部切除术成功，Mayer 等于 1998 年完成了全腹腔镜下 Billroth Ⅰ式胃次全切除术。随着微创手术技巧、操作技术和器械设备的迅速发展，胃十二指肠溃疡腹腔镜手术必将得到迅猛发展，但疗效尚需大规模临床随机对照研究证实。

（三）术后并发症诊断及治疗

1.胃切除术后并发症

（1）术后胃出血

①诊断：胃大部切除术后 24 小时内，胃管内出现暗红色或咖啡色胃液，量一般不超过 300mL，以后色泽逐渐变浅，为正常现象。若术后仍不断有新鲜出血，尤其是 24 小时后上述现象仍然存在，即可确诊。术后 24 小时内发生，多系术中吻合口止血不确切所致。术后 4～6 天出现，多系黏膜坏死脱落后出血。也可能为旷置高位胃溃疡或旷置十二指肠溃疡出血。

②治疗：多可采用非手术治疗止血，若非手术治疗不能止血或出血量大于 500mL/h 时，可行选择性血管造影，相应血管注入血管收缩剂或行栓塞，或手术止血。

（2）十二指肠残端破裂

①诊断：多系十二指肠溃疡切除困难，残端瘢痕组织封闭不满意或血供障碍所致。多发生于术后 24～48 小时，患者早期出现明显腹膜炎体征，若有引流管可见管内流出十二指肠液。

②治疗：立即手术，视局部情况决定手术方式。若局部情况允许可试行残端再缝合，并在十二指肠腔内置 T 管减压，加腹腔充分引流；若局部情况不允许或感染较重或超过 48 小时，应于破裂处及腹腔内置管充分引流，行胃及胆道引流，同时可行空肠造瘘以行肠内营养支持，若瘘口不能自愈，二期手术修补。

（3）胃肠吻合口瘘

①诊断：多因吻合口张力较大或吻合不当所致，也可因患者一般状况较差所致组织愈合能力差而出现吻合口瘘。患者早期出现可有明显腹膜炎体征，晚期形成者可出现局限性脓肿。

②治疗：治疗原则同十二指肠残端破裂。

（4）术后呕吐

①诊断：多因胃排空障碍或术后梗阻所致，术后梗阻根据其梗阻部位可分为输入段、吻合口及输出段梗阻。根据患者症状、呕吐物性状、消化道 X 线泛影葡胺造影即可确诊。

②治疗：胃排空障碍患者可通过禁食、胃肠减压、营养支持、促胃肠道动力药物治疗；输入段梗阻多见于毕Ⅱ式结肠前输入段对胃小弯术式，若保守治疗症状不能缓解或症状严重，应行输入输出段之间空肠吻合，或改行 Roux-en-Y 吻合。吻合口机械梗阻多因吻合技术所致，输出段梗阻多因粘连、大网膜水肿、结肠系膜裂孔压迫等造成，若保守治疗无效，可行手术解除梗阻。

（5）倾倒综合征

①诊断：倾倒综合征与胃快速排空有关，早期倾倒综合征在进食后 30 分钟内出现，表现为心血管功能紊乱症候群及以腹泻为主的胃肠道症状。晚期倾倒综合征（低血糖综合征）多在餐后 2～4 小时出现，胃肠道症状则不明显。

②治疗：饮食治疗为主，主要采用低糖饮食、少食多餐，吃脂肪、蛋白质含量较高的膳食，进食后立即平卧对减轻症状有利。很少需要手术治疗，若保守治疗无效，且症状较重时可手术治疗，可根据情况将毕Ⅱ式改为毕Ⅰ式或 Roux-en-Y 术式。

（6）反流性胃炎

①诊断：多因毕Ⅱ式手术后胆汁、胰液进入残胃所致，临床表现为上腹部或胸骨后持续性灼痛，进食后加重，呕吐物中含胆汁，体重减轻，制酸剂无效。胃镜示黏膜充血、糜烂，活检为慢性萎缩性胃炎。

②治疗：症状较轻者采用制酸剂、黏膜保护剂、考来烯胺（消胆胺）治疗。严重者需采用手术治疗，可将毕Ⅱ式吻合改为 Roux-en-Y 吻合。

（7）吻合口溃疡

①诊断：大部分发生于胃切除术后 2 年内，多因胃切除不足，胃窦黏膜残留过多所致。临床症状与溃疡相似，疼痛更重。X 线钡餐或胃镜检查即可明确诊断。

②治疗：行迷走神经切断或符合标准的胃大部切除术。

（8）营养性并发症

①诊断：胃大部切除术后，患者出现体重减轻、贫血、腹泻与脂肪泻、骨病等营养障碍性疾病。根据病史、临床表现、相应实验室检查即可诊断。

②治疗：长期饮食调节，多给予高蛋白、富维生素、低脂、高钙饮食，少食多餐，口服胰酶、胆盐，补充相应维生素治疗。

（9）残胃癌

①诊断：胃大部切除术后 5 年以上，残胃发生的原发癌称残胃癌。多发生于术后 20～25 年，与残胃萎缩性胃炎相关。临床表现为上腹痛、进食后饱胀、消瘦和消化道出血。胃镜活检可确诊。

②治疗：按胃癌根治术原则手术治疗。

2.迷走神经切断术后并发症

（1）吞咽困难：多见于迷走神经干切断术后。多由于术中食管下段剥离所致食管局部水肿、痉挛，一般术后 2 周之内可逐渐恢复。若迷走神经 Harkins 支损伤，术后可造成较长时间痉挛性狭窄，可慎重行食管扩张治疗。

（2）胃小弯缺血坏死：多见于高选择性迷走神经切断术时，分离结扎胃左血管剥离较深所致。溃疡直径在 0.4～2.0cm 时多无症状，大于 3cm 易发生溃疡出血。保守治疗为主，若出现穿孔则手术修补。

（3）腹泻：迷走神经切断术后，1/3 可出现大便次数增加，可能与胆酸代谢改变有关，服用考来烯胺可有效改善症状。

三、急性胃扩张

急性胃扩张的临床表现为胃和十二指肠极度急性膨胀，腔内有大量液体滞存。以往认为主要是手术后的并发症，尤其是腹膜后的手术后易于发生。过度饱食后也可以发生此类情况，其严重性较手术后急性胃扩张为大，治疗上也有一定的区别。此外，长期仰卧床、糖尿病酮症酸中毒、低血钾等患者也可以发生此病。

（一）病因和发病机制

关于发病的机制有两种学说，一种学说认为胃、十二指肠的扩张是由于肠系膜上动脉和小肠系膜将十二指肠横部压迫于脊柱和主动脉上所致。在许多急性胃扩张患者，可见扩张包括胃和被肠系膜上动脉横跨压迫近侧的十二指肠。在身体消瘦长期卧床的患者，由于腹膜后脂肪减少和仰卧脊柱前凸位置，也使十二指肠横部容易受压。另一种学说认为扩张是由于胃、肠壁原发性麻痹所致。麻痹原因为手术时牵扯、腹膜后引流物的刺激和血肿的形成或大量食物过度撑胀胃壁所引起的神经反射作用。重体力劳动后的疲劳、腹腔内炎症和损伤、剧烈疼痛和情绪波动都可能是促使胃壁肌肉易于麻痹的因素。实际上机械性梗阻和神经性麻痹两个因素可能均存在，而胃壁肌肉麻痹很可能占主导的作用。胃麻痹扩张后可将小肠推向下方，使小肠系膜和肠系膜上动脉拉紧，易于压迫十二指肠，使胃内食物和咽入空气及胃、十二指肠的分泌液和胆汁、胰液大量积存。这些液体的滞留又可以刺激胃、十二指肠黏膜，引起更多的分泌和渗出液，使胃扩张的程度显著加重，这样又可以进一步牵拉肠系膜引起内脏神经刺激，加重胃、十二指肠的麻痹，于是形成恶性循环，使扩张更加重。

（二）病理生理

胃和十二指肠高度扩张，可以占据几乎整个腹腔，胃壁可能因为过度伸张而变薄，或因炎性水肿而增厚，或因血循环障碍而发生坏死穿孔。在大多数患者可以发现十二指肠横部受肠系膜上动脉的压迫，甚至十二指肠壁可能发生压迫性溃疡。在少数患者，全部十二指肠和空肠上端也呈现扩张。在晚期，胃黏膜上有小糜烂出血点。在病程中，大量液体继续不断分泌，积存于胃、十二指肠腔内，并且不能在胃、十二指肠内被吸收，因而造成体内脱水和电解质丢失，终于出现酸碱失衡以及血容量缩减和周围循环衰竭。胃壁坏死穿孔可以引起急性腹膜炎，导致休克。

（三）诊断和鉴别诊断

1.症状与体征

初期患者仅感觉无食欲，上腹膨胀和恶心，很少有剧烈腹痛。随后出现呕吐，起初为小口，反逆出胃内积液，以后量逐渐增加。患者呕吐时似毫不费力，从无干呕现象。呕出液常具有典型特性，开始为深棕绿色浑浊液体，后呈咖啡渣样，为碱性或中性，隐血试验为强阳性，但不含血块,亦无粪便臭味。呕吐后腹胀不适并不减轻,此时若插入胃管,即发现胃内尚积存大量相同液体,甚至可达3～4L,说明所谓呕吐症状实际上是胃、十二指肠内积液过满后的溢出现象。此时检查可发现腹部呈不对称膨胀(以左上腹和中腹较明显)和水震荡声。全腹可能有弥漫性轻度触痛,肠蠕动音减低或正常。如未能及时诊断和处理,则水和电解质紊乱症状逐渐出现,患者极度口渴,脱水征明显,脉搏快弱,呼吸短浅,尿量减少,终于因休克和尿中毒而死亡。

如在病程中突然出现剧烈腹痛,全身情况显著恶化,全腹有明显压痛,腹腔内有积水征,则表示胃发生坏死穿孔。

2.化验室及影像学检查

手术后初期或过分饱食后,如出现上述溢出性呕吐症状和具有上述特征的吐出物,并发现上腹部胀满、水震荡声,即应怀疑为急性胃扩张。应立即置入胃管,如吸出大量同样液体,诊断即可确定,不应等待大量呕吐和虚脱症状出现后,才考虑到这种可能。

化验检查可反映脱水和电解质紊乱程度,包括血红蛋白增高、低钠血症、低钾血症以及低氯血症。酸碱平衡紊乱决定于电解质丧失的比例,可出现酸中毒或碱中毒。体温升高和白细胞计数增多并不常见。

在创伤、感染后发生时,一般不易联想到急性胃扩张的诊断。如在腹部X线平片上见左上腹部弥漫性一致阴影,胃气泡水平面增大,或侧位片上有充气扩大十二指肠时,应考虑到急性胃扩张可能。上腹部CT可明确诊断,可见扩张胃腔占据上腹部。

鉴别诊断应与弥漫性腹膜炎、高位机械性肠梗阻、肠麻痹区别。在弥漫性腹膜炎,体温常升高,腹膜刺激体征明显,肠腔呈普遍性气胀,肠蠕动音消失。在机械性高位肠梗阻,常有较明显的腹痛,肠蠕动音增强,呕吐物含小肠内容物,腹胀不显著。肠麻痹主要累及小肠下端,故腹胀是以腹中部最为明显。在这三种情况下,胃内一般没有大量液体积存,而且胃内积液吸空后,症状并不立刻减轻。

(四)预防和治疗

在上腹部大手术后采用胃肠减压,至术后胃肠暂时性麻痹消失、蠕动恢复时停止,是预防急性胃扩张的有效措施。手术时避免不必要的组织创伤和手术后注意患者卧式的变换,也具有预防的意义。避免暴饮暴食,尤其在较长时期疲劳和饥饿后不过分饱食,对预防发生急性胃扩张很重要。

对手术后急性胃扩张一般常用的治疗有三方面措施。

(1)置入胃减压管吸出全部积液,用温等渗盐水洗胃,禁食,并继续减压,至吸出液为正常性质为止.然后开始少量流质饮食,如无滞留,可逐渐增加。

(2)经常改变卧位姿势以解除十二指肠横部的受压。如病情许可,可采用俯卧位,或将身体下部略垫高。

(3)静脉输入适量生理盐水和葡萄糖溶液以矫正脱水和补充电解质的损失,必要时输血。给予生长抑素抑制分泌,如有低钾性碱中毒,除补充水和氯化物外,还需补充钾盐。糖尿病酮症酸中毒控制血糖。每日记录水盐出入量,并作血化学检查(钠、钾、氯化物、二氧化碳结合力、非蛋白氮等)。维持尿量正常。

（4）暴饮暴食所致的胃急性扩张，胃内常有大量食物和黏稠液体，不易用一般胃减压管吸出，常需要用较粗胃管洗胃才能清除，但应注意避免一次用水量过大或用力过猛，造成胃穿孔。如经减压或洗胃后，腹部膨胀未明显减轻，或大量食物不能吸出，则需考虑手术治疗，切开胃壁清除其内容物。对已有腹腔内感染、气腹或疑有胃壁坏死的患者，应在积极准备后及早手术治疗。手术方法以简单有效为原则，术后应继续胃管吸引减压，或做胃造口术。

第二节　小肠疾病

一、肠道的先天性畸形

（一）肠道的旋转不良

1.病史

临床所见的肠旋转异常多为婴儿，症状多在出生后数日或 1～2 个月内出现。

2.临床表现

婴儿患者多表现为急性肠梗阻，而年长的儿童有时是亚急性肠梗阻，也可伴有急性发作。

3.辅助检查

X 线平片检查对确定诊断有一定帮助。

4.诊断

主要结合临床症状和 X 线平片检查确诊。近年来采用泛影葡胺代替钡剂做上消化道检查，特别采用斜位或侧位观察十二指肠的形态和受压等情况，可以为外科诊断肠旋转不良提供有效的证据。

5.鉴别诊断

根据病史及辅助检查的结果，主要与内科性的胃肠功能疾病不难鉴别。

6.治疗

没有症状的、偶然发现的肠旋转不良，可不必予以治疗。有明显肠梗阻症状者应在补充液体、纠正水电解质紊乱，放置胃肠减压后，争取早期手术。手术的成功除应注意适当的术前准备、正确的麻醉选择和合理的术后处理外，对肠旋转不良的病理解剖及梗阻发生的病因原理，也需要有清楚的概念。

（二）肠管的闭锁或狭窄

1.病史

肠管的闭锁或狭窄虽不常见，但因其能引起肠道完全阻塞，若非予以紧急手术治疗，患儿将必死无疑，故临床上有其重要性。

2.临床表现

先天性肠闭锁或肠狭窄的临床表现主要是肠梗阻的症状，而症状的性质和轻重则决定于梗阻的部位和程度。主要症状与体征为：呕吐、腹胀、肠蠕动亢进、粪便的变化等。

3.辅助检查

有赖于 X 线平片检查和大便检查。

4.诊断

新生儿出生第一日即开始呕吐,无正常胎粪排出者,即应怀疑有肠闭锁或肠狭窄之可能。若呕吐持续,吐出物初含胆汁,继为粪样,同时出现腹胀及肠蠕动亢进现象者,则诊断可以初步确定,进一步确诊须结合影像学检查。

5.鉴别诊断

根据病史及辅助检查的结果,主要与肠套叠、肠扭转、肠道肿瘤相鉴别。

6.治疗

肠闭锁的唯一有效疗法为外科手术,使肠道能恢复通畅,术式常用十二指肠-空肠吻合术。手术的死亡率是较高的,但有肠闭锁的患儿如不用手术治疗都难免死亡,所以,不论患儿病情如何危重,仍应尽最大努力争取手术治疗。

(三)肠道的重复畸形

1.病史

所谓肠道的重复畸形是一个圆形或管状的空腔组织,其囊壁有完整的肌层及黏膜层,与消化道的某个部分非常近似,且与消化道的某个部分紧密粘贴的一种畸形情况。大多数的肠道重复畸形患者在婴儿时即被发现。

2.临床表现

闭锁的重复畸形,其囊腔与肠道不相通者,因囊内的上皮组织分泌大量液体,致囊腔可以胀得很大,形成一个肿块,或者因囊内压力过高,产生显著的肿痛。胀大的囊腔可压迫其邻近的消化道,产生肠梗阻现象,特别是在咽喉、食管、十二指肠及直肠等处肠道的重复畸形多位于肠壁的系膜面,常发生在系膜的两层腹膜之间,因此可能压迫系膜血管引起囊肿本身或其邻接肠管发生出血、坏死等。不同部位发生的畸形将产生不同的症状。

3.辅助检查

放射线检查虽有时对确定诊断有所帮助,但在多数情况下,X 线平片检查时仅能根据畸形肿块对空气及钡剂所造成的充盈缺损情况间接推断。B 超也只能提示腹腔内囊性肿物。

4.诊断

肠道的重复畸形在术前多不易获得确切诊断。确定诊断只有通过手术探查方能获得。

5.鉴别诊断

应与肠壁憩室、肠系膜囊肿、Meckel 憩室等疾病鉴别。

6.治疗

肠道的重复畸形一经发现,应在病儿情况允许的条件下尽早施行手术治疗,手术的方式应视畸形位置及其周围的解剖关系而定,如有可能,最好将该畸形及其邻接的肠管一并切除,再做肠道的一期吻合。

(四)梅克耳(Meckel)憩室

1.病史

Meckel 憩室症状发生的时间大都在童年和青少年,一般在 25 岁以前,最多发生在 5 岁以内。

2.临床表现

憩室炎的临床症状主要表现为右下腹疼痛、压痛、腹肌紧张、发热及白细胞计数增高等炎症反应,体征较偏于腹中部,腹泻较频繁,大便中可能带有血液。

3.辅助检查

①X线平片多采用钡餐检查。②MRI增强扫描Meckel憩室发现,憩室黏膜较相邻小肠黏膜明显强化。③核素扫描利用Tc-过锝酸盐能浓聚于胃黏膜的黏液分泌细胞的特性,在有异位胃黏膜的Meckel憩室部位可以见到放射性核素浓聚区,与胃显影过程同步。

4.诊断

Meckel憩室临床表现多样,单纯靠症状做出诊断并不容易。X线平片、MRI、核素扫描等检查在临床上有较高价值。

5.鉴别诊断

与急性阑尾炎很难鉴别,临床上亦常误诊为阑尾炎。

6.治疗

Meckel憩室已经发生病理变化而有临床症状时,大都需要手术治疗。手术可在吸入全麻下进行,成年患者亦可采用腰椎麻醉。右侧经腹直肌切口可获得良好的暴露。进入腹腔后首先找到回盲部,然后沿末段回肠向上探查以发现憩室的所在,并决定其病变之性质,同时有粘连者应予以分离,有肠梗阻者给予解除,有肠套叠者可先复位。

二、肠梗阻

任何原因引起的肠内容物通过障碍统称肠梗阻。它是常见的外科急腹症之一。有时急性肠梗阻诊断困难,病情发展快,常致患者死亡。目前的死亡率一般为5%~10%,有绞窄性肠梗阻者为10%~20%。死亡的原因往往是由于诊断错误,延误手术时机,手术方式选择不当,水、电解质与酸碱平衡失调,以及患者年龄大合并心肺功能不全等。

对肠梗阻的分类是为了便于对病情的认识、指导治疗和对预后的估计,通常有下列几种分类方法:

1.按病因分类

(1)机械性肠梗阻:临床上最常见,是由于肠内、肠壁和肠外各种不同机械性因素引起的肠内容通过障碍。

(2)动力性肠梗阻:是由于肠壁肌肉运动功能失调所致,并无肠腔狭窄,又可分为麻痹性和痉挛性两种。前者是因交感神经反射性兴奋或毒素刺激肠管而失去蠕动能力,以致肠内容物不能运行;后者系肠管副交感神经过度兴奋,肠壁肌肉过度收缩所致。有时麻痹性和痉挛性可在同一患者不同肠段中并存,称为混合型动力性肠梗阻。

(3)血运性肠梗阻:是由于肠系膜血管内血栓形成,血管栓塞,引起肠管血液循环障碍,导致肠蠕动功能丧失,使肠内容物停止运行。

2.按肠壁血液循环情况分类

(1)单纯性肠梗阻:有肠梗阻存在而无肠管血液循环障碍。

(2)绞窄性肠梗阻:有肠梗阻存在同时发生肠壁血液循环障碍,甚至肠管缺血坏死。

3.按肠梗阻程度分类

可分为完全性肠梗阻、不完全性肠梗阻和部分性肠梗阻。

4.按梗阻部位分类

可分为高位小肠梗阻、低位小肠梗阻和结肠梗阻。

5.按发病轻重缓急分类

可分为急性肠梗阻和慢性肠梗阻。

6.闭袢性肠梗阻

是指一段肠袢两端均受压且不通畅者,此种类型的肠梗阻最容易发生肠壁坏死和穿孔。

肠梗阻的分类是从不同角度来考虑的,但并不是绝对孤立的。如肠扭转既可是机械性、完全性,也可是绞窄性、闭袢性。不同类型的肠梗阻在一定条件下可以转化,如单纯性肠梗阻治疗不及时,可发展为绞窄性肠梗阻。机械性肠梗阻近端肠管扩张,最后也可发展为麻痹性肠梗阻。不完全性肠梗阻时,由于炎症、水肿或治疗不及时,也可发展成完全性肠梗阻。因此对肠梗阻早期治疗是很重要的。

(一)粘连性肠梗阻

1.诊断

(1)临床表现

①以往有慢性梗阻症状和多次反复急性发作的病史。

②多数患者有腹腔手术、创伤、出血、异物或炎性疾病史。

③临床症状为阵发性腹痛,伴恶心、呕吐、腹胀及停止排气排便等。

(2)体检

①全身情况:梗阻早期多无明显改变,晚期可出现体液丢失的体征。发生绞窄时可出现全身中毒症状及休克。

②腹部检查应注意如下情况:a.有腹部手术史者可见腹壁切口瘢痕;b.患者可有腹胀,且腹胀多不对称;c.多数可见肠型及蠕动波;d.腹部压痛在早期多不明显,随病情发展可出现明显压痛;e.梗阻肠袢较固定时可扪及压痛性包块;f.腹腔液增多或肠绞窄者可有腹膜刺激征或移动性浊音;g.肠梗阻发展至肠绞窄、肠麻痹前均表现为肠鸣音亢进,并可闻及气过水声或金属音。

(3)实验室检查:梗阻早期一般无异常发现。应常规检查白细胞计数,血红蛋白,血细胞比容,二氧化碳结合力,血清钾、钠、氯及尿便常规。

(4)辅助检查:X线立位腹平片检查:梗阻发生后的4～6小时,腹平片上即可见胀气的肠袢及多数气液平面。如立位腹平片表现为一位置固定的咖啡豆样积气影,应警惕有肠绞窄的存在。

2.鉴别诊断

(1)术后麻痹性肠梗阻:在手术后两周内发生的早期粘连性肠梗阻,需与术后麻痹性肠梗阻相鉴别。术后麻痹性肠梗阻多发生在手术后 3～4 天，当自肛门排气排便后，症状便自行消失。发病情况为术后梗阻现象持续存在，表现为持续性胀满不适，腹胀明显，呕吐不显著。腹部检查示肠鸣音减弱消失。X 线胃肠造影检查示整个肠道有严重胀气，肠积液较少，胃胀气明显，U 形肠祥横过中腹，规则。

（2）术后早期粘连性肠梗阻：应注意与其他原因引起的机械性肠梗阻相鉴别，如胃大部切除毕Ⅱ式吻合术后的输入输出祥梗阻、吻合口梗阻、肠扭转、内疝、肠套叠等。在老年患者还应注意与假性结肠梗阻鉴别。术后远期粘连性肠梗阻需与肠道炎性疾病鉴别，一般并无困难。

3.治疗原则

用最简单的方法在最短的时间内解除梗阻，恢复肠道通畅，同时预防和纠正全身生理紊乱是治疗肠梗阻的基本原则。

（1）非手术疗法：对于单纯性、不完全性肠梗阻，特别是广泛粘连者，一般选用非手术治疗；对于单纯性肠梗阻可观察 24～48 小时，对于绞窄性肠梗阻应尽早进行手术治疗，一般观察不宜超过 4～6 小时。

基础疗法包括禁食及胃肠减压，纠正水、电解质紊乱及酸碱平衡失调，防治感染及毒血症。还可采用中药及针刺疗法。

（2）手术疗法：粘连性肠梗阻经非手术治疗病情不见好转或病情加重；或怀疑为绞窄性肠梗阻，特别是闭祥性肠梗阻；或粘连性肠梗阻反复频繁发作，严重影响患者生活质量时，均应考虑手术治疗。

手术方式和选择应按粘连的具体情况而定：

①粘连带或小片粘连行简单切断分离。

②小范围局限紧密粘连成团的肠祥无法分离，或肠管已坏死者，可行肠切除吻合术，如肠管水肿明显，一期吻合困难，或患者术中情况欠佳，可先行造瘘术。

③如患者情况极差，或术中血压难以维持，可先行肠外置术。

④肠祥紧密粘连又不能切除和分离者，可行梗阻部位远、近端肠管侧侧吻合术。

⑤广泛粘连而反复引起肠梗阻者可行肠排列术。

（二）绞窄性肠梗阻

1.诊断

（1）临床表现

①腹痛为持续性剧烈腹痛，频繁阵发性加剧，无完全休止间歇.呕吐不能使腹痛腹胀缓解。

②呕吐出现早而且较频繁。

③早期即出现全身性变化，如脉率增快，体温升高，白细胞计数增高，或早期即有休克倾向。

④腹胀：低位小肠梗阻腹胀明显，闭祥性小肠梗阻呈不对称腹胀，可触及孤立胀大肠祥，不排气排便。

⑤连续观察：可发现体温升高，脉搏加快，血压下降，意识障碍等感染性休克表现，肠鸣音从亢进转为减弱。

⑥明显的腹膜刺激征。

⑦呕吐物为血性或肛门排出血性液体。

⑧腹腔穿刺为血性液体。

（2）实验室检查

①白细胞增多,中性粒细胞核左移,血液浓缩。

②代谢性酸中毒及水电解质平衡紊乱。

③血清肌酸激酶升高。

（3）辅助检查:X线立位腹平片表现为固定孤立的肠袢,呈咖啡豆状、假肿瘤状及花瓣状,且肠间隙增宽。

2.鉴别诊断

（1）急性肠系膜上动脉闭塞:绞窄性小肠梗阻需与急性肠系膜上动脉闭塞相鉴别。急性肠系膜上动脉闭塞是肠缺血最常见的原因。无论是栓塞或血栓形成所引起的急性肠系膜缺血的症状,其临床表现是相同的。腹痛多为全腹痛或脐周痛。腹痛性质初因肠痉挛为绞痛,其后肠坏死转为持续性。半数以上的患者有呕吐,1/4患者可有腹泻,并可排出鲜红血便,大汗淋漓。极度痛苦面容,体征与症状不一致,患者的痛苦表情和剧烈程度往往超过腹部体征表现,此为肠缺血的特征。若有上述的症状和体征,50岁以上的患者,如存在心肌梗死史、心律失常、低血压等疾病的危险因素时,若突然出现剧烈腹痛,就应考虑到急性肠系膜缺血的可能性。选择性动脉造影可获得明确诊断。

（2）妇科急腹症:女性绞窄性肠梗阻的患者,如肠梗阻的原因不明显,诊断性腹穿抽出血性腹水,容易误诊为妇科急腹症如黄体破裂、宫外孕。详细询问病史,仔细的腹部及妇科检查,结合腹部与盆腔B超以及血和尿HCG水平,有助于正确诊断。

3.治疗原则

（1）绞窄性小肠梗阻,一经诊断应立即手术治疗,术中根据绞窄原因决定手术方法。

（2）如患者情况极严重,肠管已坏死,而术中血压不能维持,可行肠外置术方法,待病情好转再行二期吻合术。

（三）肠扭转

1.小肠扭转

（1）诊断

①症状

a.多见于重体力劳动青壮年,饭后即进行劳动,姿势体位突然改变等病史。

b.临床表现为突发持续性剧烈腹痛,伴阵发性加重,可放射至腰背部,早期腹痛在上腹和脐周,肠坏死、腹膜炎时有全腹疼痛,呕吐频繁,停止排气排便。

②体征:扭转早期常无明显体征,扭转肠袢绞窄坏死时出现腹膜炎和休克。

③辅助检查:X线腹平片:全部小肠扭转,仅见胃十二指肠充气扩张,而小肠充气不多见,部分小肠扭转见小肠普遍充气,并有多个液平面,或者巨大扩张的充气肠袢固定于腹部某一部位,并且有很长的液平面。

（2）鉴别诊断:小肠扭转应注意与胃十二指肠溃疡穿孔等其他急腹症鉴别。还需与其他原因如粘连性肠梗阻、肠套叠等病情进展所致的绞窄性肠梗阻鉴别。另外,应注意与结肠扭转如乙状结肠扭转和盲肠扭转鉴别。一般来讲,不论是全小肠扭转还是部分小肠扭转,术前往往只能做出绞窄性肠梗阻的诊断,它的确切病因只有在剖腹探查时才能明确。

（3）治疗原则

①早期可先试用非手术疗法

a.胃肠减压:吸除梗阻近端胃肠内容物。

b.手法复位:患者膝胸卧位,按逆时针方向手法按摩。

②出现腹膜炎或非手术疗法无效应行手术,无小肠坏死,将扭转肠袢复位,同时观察血运,若肠袢坏死,切除坏死肠袢,并行小肠端-端一期吻合。

2.乙状结肠扭转

（1）诊断

①症状

a.多见于有习惯性便秘的老年人,可以有过类似发作史。

b.临床表现为中下腹急性腹痛,阵发性绞痛,无排气排便,明显腹胀是突出特点。

②体检:见明显的不对称性腹胀,左下腹有明显压痛,扭转早期肠鸣音活跃;扭转肠袢绞窄坏死时出现腹膜炎和休克。

③辅助检查

a.X线腹平片:腹部偏左可见一巨大的双腔充气孤立肠袢自盆腔直达上腹或膈肌,降、横、升结肠和小肠可有不同程度的胀气。

b.X线钡灌肠:可见钡液止于直肠上端,呈典型的"鸟嘴"样或螺旋形狭窄。

（2）鉴别诊断

①急性假性结肠梗阻:急性假性结肠梗阻（或称 Ogilvie 综合征）表现为急性广泛的结肠扩张而缺乏机械梗阻的证据。如果没有得到及时治疗,易于发生结肠穿孔而出现腹膜刺激征,有时与乙状结肠扭转不易鉴别。大多数急性假性结肠梗阻的患者在 50 岁以上,最明显的症状是进行性腹胀,持续 3~4 天。50%~60%的患者有恶心和呕吐。一些人可有顽固性便秘。绝大多数患者中可听到肠鸣音,一般无高调肠鸣音。典型的 X 线腹平片表现为盲肠、升结肠和横结肠明显扩张,远段结肠常缺乏气体。可以通过 hypaque 灌肠或结肠镜检查排除机械性肠梗阻而获得确诊。

②缺血性结肠炎:缺血性结肠炎是一种由于肠系膜血管闭塞、狭窄或全身低血压引起结肠供血不足,肠壁缺血甚至梗死,继而并发细菌感染而引起的结肠炎。大部分坏疽型缺血性结肠炎起病急,腹痛剧烈,伴有严重的腹泻,便血和呕吐。临床表现与乙状结肠扭转相似。早期即可出现明显的腹膜刺激征。病变广泛的患者还可伴明显的麻痹性肠梗阻。结肠镜检查是诊断缺血性结肠炎最有效的检查方式。

（3）治疗原则

①非手术疗法

a.禁食、胃肠减压。

b.试用纤维结肠镜或金属乙状结肠镜通过梗阻部位,并置肛管减压。

c.乙状结肠扭转经置管减压缓解后,应择期手术,切除过长的结肠。

②手术疗法

a.非手术疗法失败或疑有肠坏死,应及时手术。

b.术中无肠坏死,可将扭转复位,对过长的乙状结肠最好不行一期乙状结肠切除和吻合,以后择期行乙状结肠部分切除术。

c.已有肠坏死或穿孔,则切除坏死肠袢,近端外置造口,远端造口或缝闭,以后择期行吻合手术,多不主张一期吻合;手术经验丰富者,可视情况完成一期吻合。

3.盲肠扭转

(1)诊断

①症状:中腹或右下腹急性腹痛,阵发性加重,恶心呕吐,不排气排便。

②体检:右下腹可触及压痛,腹部不对称隆起,上腹部触及一弹性包块,扭转早期肠鸣音活跃。

③辅助检查

a.X线腹平片:示单个卵圆形胀大肠袢,左上腹有气液平,可见小肠胀气,但无结肠胀气。

b.X线钡灌肠:可见钡剂在横结肠或肝区处受阻。

(2)鉴别诊断

①急性阑尾炎:盲肠扭转的症状是中腹部或右下腹急性腹痛发作,为绞痛性质,阵发性加重,并伴有恶心呕吐。早期易误诊为急性阑尾炎。但是急性阑尾炎一般有转移性右下腹痛,右下腹压痛较局限、固定,白细胞计数增加较显著。

②急性胃扩张:盲肠扭转X线腹平片显示单个卵圆形胀大肠袢,有气液面,其部位及形状提示有可能为胀大盲肠。位于上腹的游离盲肠当胀气积液重时,X线影像有可能被误认为是急性胃扩张。但经鼻胃管抽吸后,影像无改变。借此可以鉴别。

③盲肠扭转:仍需与急性假性结肠梗阻和缺血性结肠炎鉴别。

(3)治疗原则

①盲肠扭转应及时手术。

②盲肠无坏死,将其复位固定,或行盲肠插管造口,术后两周拔除插管。

③盲肠已坏死,切除盲肠,做回肠升结肠或横结肠吻合,必要时加做回肠插管造口术。

(四)肠套叠

1.诊断

(1)临床表现

①多发于婴幼儿,特别是2岁以下的儿童。

②典型表现:腹痛、呕吐、便血及腹部包块。

③成人肠套叠:临床表现不如幼儿典型,往往表现为慢性反复发作,较少发生血便。成人肠套叠多与器质性疾病有关(尤其是肠息肉和肿瘤)。

(2)辅助检查:空气或钡剂灌肠X线检查可见空气或钡剂在套叠处受阻,梗阻端钡剂呈"杯口状",甚至呈"弹簧"状阴影。

2.鉴别诊断

(1)急性出血性肠炎:小儿肠套叠临床表现与急性出血性肠炎相似,易被误诊。急性出血性肠炎发病急骤,开始以腹痛为主,多在脐周或遍及全腹,为阵发性绞痛或持续性疼痛伴阵发性加重。往往有寒战、发热。多伴腹泻,80%的患者有血便,呈血水样或果酱样,有时为紫黑色血便。60%的患者有恶心、呕吐。约1/4的患者病情较严重,可伴有中毒性休克。体检有不同程度的腹胀、腹肌紧张及压痛,肠鸣音一般减弱。有时可触及伴压痛的包块。X线腹部平片检查可见小肠扩张、充气并有液平,肠间隙增宽显示腹腔内有积液。

(2)成人肠套叠:往往表现为慢性反复发作,较少发生血便。多呈不完全性肠梗阻,症状较轻,表现为阵发性腹痛发作。需与其他原因所致的慢性腹痛如慢性阑尾炎等相鉴别。而且成人肠套叠多与器质性疾病有关(尤其是肠息肉和肿瘤),如怀疑成人肠套叠,需进一步行X线钡灌肠检查和内镜检查鉴别不同原发病。

3.治疗原则

(1)小儿肠套叠多为原发性,可应用空气或钡剂灌肠法复位。但怀疑有肠坏死者禁忌使用。

(2)灌肠法不能复位或怀疑有肠坏死,或为继发性肠套叠者(成人肠套叠多属此型)可行手术疗法。具体手术方法应根据探查情况决定。无肠坏死者行手术复位;有困难时切开外鞘颈部使之复位,然后修补肠壁;已有坏死或合并其他器质性疾病者可行肠切除吻合术或造瘘术。

三、肠系膜血管缺血性疾病

肠系膜血管缺血性疾病通常可以分为:急性肠系膜上动脉闭塞、非闭塞性急性肠缺血、肠系膜上静脉血栓形成、慢性肠系膜血管闭塞缺血四种情况。

(一)急性肠系膜上动脉闭塞

急性肠系膜上动脉闭塞是肠缺血最常见的原因,可以由栓子的栓塞或动脉有血栓形成引起。两者的发生率相近,分别为55%与45%。肠系膜动脉发生急性完全性闭塞而导致肠管急性缺血坏死,多发生于老年人。

1.病因与病理

多数栓子来源于心脏,如:来自风湿性心脏病与慢性心房纤颤的左心房,急性心肌梗死后的左心室或以往心肌梗死后形成的壁栓,心内膜炎,瓣膜疾病或瓣膜置换术后等;也可来自自行脱落的或是经心血管导管手术操作引起的脱落,偶有原因不明者。肠系膜上动脉从腹主动脉成锐角分出,本身几乎与主动脉平行,与血流的主流方向一致,因而栓子易进入形成栓塞。急性肠系膜上动脉血栓形成几乎都发生在其开口原有动脉硬化狭窄处,在某些诱因如充血性心力衰竭、心肌梗死、失水、心排血量突然减少或大手术后引起血容量减少等影响下产生。偶也可由夹层主动脉瘤,口服避孕药,医源性损伤而引起。

栓子通常堵塞在肠系膜上动脉自然狭窄部,如在空肠第1支的远端结肠中动脉分支处,或是更远的部分。而血栓形成都发生在肠系膜上动脉的第1cm动脉粥样硬化部分。不论是栓子或血栓形成,动脉被堵塞后,远端分支即发生痉挛。受累肠管呈苍白色,处于收缩状态。肠黏膜不耐受缺血,急性肠系膜动脉闭塞10分钟后,肠黏膜的超微结构即有明显改变,缺血1小时后,组织学上的改变即很清楚。黏膜下水肿,黏膜坏死脱落。急性缺血的初期,肠平滑肌收缩,其后因缺血而松弛,血管痉挛消失,肠壁血液淤滞,出现发绀、水肿,大量富含蛋白质的液体渗至肠腔。缺血后短时间内虽然病理生理改变已很明显,但如果动脉血流恢复,小肠仍可具有活力,不过将有明显的再灌注损伤。缺血继续长时间后,肌肉与浆膜将坏死,并出现腹膜炎,肠管呈发绀或黯黑色,浆膜呈潮湿样,易破有异味,肠腔内细菌繁殖,毒性产物被吸收,很快因中毒与大量液体丢失而出现休克与代谢性酸中毒。血管闭塞在肠系膜上动脉出口处,可引起Treitz 韧带以下全部小肠及右半结肠的缺血坏死,较少见。较常见的部位是在结肠中动脉出口以下,也可引起 Treitz 韧带和回盲瓣之间的大部分小肠坏死。闭塞愈靠近主干远端,受累小肠范围愈小。

当轻度缺血得到纠正后,肠黏膜将再生,新生的容貌形状不正常,有萎缩,并有暂时性的吸收不良,其后渐恢复,部分坏死的肠组织将是瘢痕愈合以后出现小肠节段性狭窄。

2.诊断

(1)症状与体征:肠系膜上动脉栓塞或血栓形成都会造成缺血,故两者的大多数临床表现相同。患者以往有冠心病史或有心房纤颤,多数有动脉硬化表现。在栓塞患者,有 1/3 曾有肢体或脑栓塞史,由于血栓形成的病状不似栓塞急骤,仅 1/3 患者在发病后 24 小时内入院,而栓塞患者 90% 在 1 天以内就医。

剧烈的腹部绞痛是最开始的症状,难以用一般药物所缓解,可以是全腹性也可是脐旁、上腹、右下腹或耻骨上区,初由于肠痉挛所致,其后有肠坏死,疼痛转为持续,多数患者伴有频繁呕吐,呕吐物为血水样。近 1/4 患者有腹泻,并排出黯红色血液,患者的早期症状明显、严重,然腹部体征与其不相称,是急性肠缺血的一特征。开始时腹软不胀,轻压痛,肠鸣音存在,其后腹部逐渐膨胀,压痛明显,肠鸣音消失,出现腹膜刺激的征象,说明已有肠坏死发生,患者很快出现休克现象。

(2)辅助检查:化验室检查可见白细胞计数在 20000 以上,并有血液浓缩和代谢性酸中毒表现。腹部 X 线平片难以明确有肠缺血的现象,在早期仅显示大肠和小肠有中等或轻度胀气,当有肠坏死时,腹腔内有大量积液,平片显示密度普遍增高。腹部选择性动脉造影对本病有较高的诊断价值,它不但能帮助诊断,还可鉴别是动脉栓塞,血栓形成或血管痉挛。动脉栓塞多在结肠中动脉开口处,造影剂在肠系膜上动脉开口以下 3~8cm 处突然中断,血栓形成则往往在肠系膜上动脉开口处距主动脉 3cm 以内出现血管影中断。小栓子则表现在肠系膜动脉的分支有闭塞现象。有时还可发现肾动脉或其他内脏动脉有阻塞。血管痉挛显示为血管影有缩窄但无中断。血管造影明确病变的性质与部位后,动脉导管可保持在原位上给予血管扩张药如罂粟碱、苄胺唑啉等以解除栓塞后引起的血管痉挛,并维持至手术后,药物结合取栓术或栓塞病变治疗后,可有利于提高缺血肠的成活率,术后还可利用这一导管再次造影以了解肠系膜血管循环的状况。

3.治疗

急性肠系膜缺血患者的早期诊断较为困难,当明确诊断时,缺血时间已长,肠已有坏死,同时患者有较严重的心脏病,给治疗带来更多的风险。虽然,当代多主张采用积极的放射介入或手术治疗,但总的效果仍不佳。

在对患者一般情况及心脏情况予以诊断及处理后,即进行选择性动脉造影,如发现有栓塞及血管痉挛时,可经动脉导管灌注罂粟碱,也可灌注溶栓药如尿激酶、链激酶以溶解栓子,有报道应用经皮血管腔内气囊成形术者,但效果都不肯定,仅有少数早期患者经治疗后可获得疗效,这些治疗方法虽有发展的前景,但当前仍是以手术治疗为主,特别是患者已出现腹膜刺激症状时则更不宜等待。剖腹探查发现栓塞位于一个分支或主干的远端,肠管缺血的范围不大,并已出现坏死现象时,则可进行部分肠切除吻合术。

如果动脉主干已栓塞,累及全部小肠及右半结肠,肠管虽有充血但未肯定已坏死时,应立即将主干游离切开取栓并清除远端血凝块。如为血栓形成则需要做血管内膜切除术,清除血栓直至上下段均有血液通畅地流出,动脉切开部以自体静脉做片状移植修补。如栓塞段甚长,取栓后仍无血液流出或不畅,则可应用自体大隐静脉做腹主动脉或髂动脉与栓塞以下通畅的肠系膜血管之间进行搭桥手术。在进行血管手术前应从静脉给予肝素以防闭塞部远端血管有血栓形成,同时在手术时可在肠系膜上动脉主干周围直接在闭塞部下方的动脉内直接注入血管扩张药,以解除已存在的血管痉挛。

经探查后,肠系膜上动脉主干阻塞,且累及的肠管已坏死,范围虽大也只能将坏死肠切除,吻合剩余肠恢复胃肠道的通畅,切除缘必须保证血供良好,以免术后发生肠瘘。术后按短肠综合给予积极治疗。

为了解血液恢复后肠襻的活力,除观察肠管颜色、蠕动及肠系膜缘动脉搏动外,还可用荧光探测局部有无血液循环。从周围静脉内注射1g荧光素钠后,于暗室中通过紫外线光观察肠管,局部如发黄色荧光则有血循环存在,肠管有活力。应用多普勒超声测定肠系膜血管也是一种常用的方法,其他尚有肠肌的肌电测定,^{99m}Tc标记白蛋白检测,肠管表面氧检测,一级红外线体积描记图等,但均需有特殊设备与时间。当不能完全肯定肠是否仍有活力,需将远近段肠管提出腹外造瘘,也可将肠管纳入腹腔关闭,术后供氧纠正血浆容量,应用强心药提高心排血量,从选择性肠系膜上动脉导管灌注血管活性药物,以扩张血管增加血流量,并在术后24～36小时再次剖腹观察肠管情况,当可确定肠管是否存活。再次剖腹应决定于第1次手术结束时而不是在术后再作考虑,术后疼痛、压痛与肠麻痹将掩盖肠坏死的表现。因此,当再次剖腹一经决定必须按时实行,以确保及时处理已坏死的肠管,增加患者的安全性。

急性肠栓塞患者术后的监测、治疗甚为重要,尿量、中心静脉压、肺动脉楔压、动脉血气分析,水、电解质等的测定如有异常均需及时加以纠正,预防心力衰竭的发生。手术前后需应用合适的抗生素防治感染。如原已置有动脉导管者可经导管继续给予抗凝药与血管扩张药,并在24小时后造影观察血管是否通畅。在未放置导管者,术后宜立即给予肝素以防再发生栓子与肠系膜血管术后栓塞。也有学者不赞成用肝素以防肠管出血而应用低分子右旋糖酐。这类患者术后宜较长时间应用华法林以减少再次发生栓子。

急性肠系膜上动脉闭塞的预后较差,病死率在85%左右,栓塞患者为75%～80%,而血栓形成患者为96%～100%。积极的放射介入与外科治疗可改善预后,再次剖腹观察对减少这类患者的术后死亡率与并发症发生率有着积极意义。短肠综合征,再栓塞,肠外瘘,胃肠道出血,局限性狭窄是术后可发生的并发症。

（二）非闭塞性急性肠缺血

在急性肠缺血患者中，有 20%～30% 的动脉或静脉主干上未发现有明显的阻塞，也有报道比例数可达 50%。

1.病因与病理

产生非闭塞性急性肠缺血的病因是一些间接引起广泛血管收缩的因素，心肌梗死、充血性心力衰竭、心律不齐、主动脉瓣闭锁不全，肝、肾疾病，休克，利尿引起的血液浓缩等都是潜在的诱因，可导致心排血量下降、低血容量、低血压，使肠管处于一种低灌压及低血流状态。洋地黄是常用以治疗心脏疾患的药物，它可直接对肠系膜上动脉的平滑肌产生作用引起血管收缩，虽然内脏血管收缩通常是一种重要的生理代偿机制，但过度代偿会导致持久地血管收缩，甚至原有的刺激因素已经消除，血管收缩仍然存在。当血管内流体静力压小于血管壁的张力时，血管即塌陷，黏膜下层形成短路，绒毛顶部出现缺氧、坏死，继而累及黏膜及肠壁的深层。当前认为肾素-血管紧张素轴与血管加压素以及再灌注损伤是非闭塞性急性肠缺血的重要病理生理改变。

非闭塞性肠缺血的肉眼和显微镜所见与急性肠系膜动脉阻塞相似，但它的病变更为广泛，可累及整个结肠与小肠。然而有时缺血可呈片状或节段样。肠黏膜有广泛出血性坏死伴溃疡形成，黏膜下层血管内有大量红细胞沉积。

2.诊断

（1）症状与体征：非闭塞性肠缺血的患者几乎全部发生在导致低血流、低灌注的疾病，如充血性心力衰竭、心肌梗死等其中的一种情况。临床表现与急性肠系膜上动脉闭塞相似，只是过程较缓慢，这类患者出现严重腹部不适、乏力，早期腹部检查结果与患者主诉的严重度不相符。当肠坏死发生后，腹部刺激症状甚为明显，伴有呕吐、休克，常有腹泻及血便，75% 的患者有白细胞计数增加，常有血液浓缩。

（2）影像学检查：当这类存在着潜在诱因患者出现剧烈腹痛，腹部体征又不相符时，应考虑到有这一可能性。腹部 X 线平片仅能显示有肠麻痹。选择性造影是主要的诊断措施，肠系膜上动脉主干没有闭塞，而在中小分支中可能有散在的节段性狭窄，只表现有动脉硬化存在，在排除急性肠系膜动脉闭塞后可诊断本病。

3.治疗

治疗非闭塞性肠缺血的同时应找出诱因，对引起肠血管收缩的原因如充血性心力衰竭、心律不齐等加以处理，选择肠系膜上动脉造影甚为重要，不但可明确诊断，也是药物治疗的一个重要途径。在动脉主干为闭塞的情况下可以灌注罂粟碱、妥拉唑啉、胰高血糖素、前列腺素 I_2 等血管扩张药，是否需用抗凝药尚无定论。Boley 提出一次注射妥拉唑啉 25mg 后，接着用罂粟碱 30～60mg/h，能有较好的效果。经过非手术治疗后症状有好转时，可再次造影观察肠循环的情况，如循环有改变可继续进行药物治疗。在应用血管扩张药的同时，有作者建议加用持续硬脊膜外阻滞麻醉，以改善肠系膜血循环。还得重视对再灌注损伤的治疗，胃肠减压、输氧与抗生素也都是重要的辅助治疗措施。由于治疗较晚，诊断也不易确定，多数情况下，非手术治疗后腹部体征未能消失，仍须进行手术探查。手术探查的重点是坏死的肠管，肠系膜动脉搏动可触及,但小肠、结肠以致胃部可能有片状的坏死区,切除往往无法进行,局部在一段肠管的坏死可进行切除吻合,术后继续用肠系膜上动脉插管输注血管扩张药物,并重复造影以了解肠循环的情况,术时对切除端的活力有怀疑者,应考虑24~36小时后再次剖腹探查。

由于本病是在严重的原发基础上发生的,发生后治疗又难以及时,并发症多,病死率可高达80%~90%,积极重视低血流状态的发生与处理是预防本病的基础。

(三)肠系膜上静脉血栓形成

肠系膜上静脉血栓形成于1935年为Warren等首先描述,其后逐渐被认识,大都为急性血栓形成,占急性肠缺血的3%~7%。

1.病因与病理

急性肠系膜上静脉血栓形成有些是原因不明的,但多数是继发于其他一些疾病,最常见的是血液凝血病如真性红细胞增多症、抗凝血酶Ⅲ缺乏、C蛋白缺乏、镰形细胞病等,这类患者也常有其他部位静脉血栓形成。腹腔内感染、肝门静脉高压、钝性创伤或手术创伤、肾移植、脾切除等也都是其诱因,口服避孕药而引起静脉血栓形成的可能性也应引起重视。

静脉血栓通常是累及肠系膜静脉的分支与造成节段性肠缺血,但有可能血栓逐渐蔓延至肠系膜上静脉导致广泛系膜缺血。静脉血栓形成早期的病理改变为肠壁明显水肿、充血与黏膜下出血,肠腔内有血性液体,肠系膜也有充血水肿,腹腔内脏有血性渗出液,肠坏死的发展速度较急性动脉栓塞为缓慢。静脉血栓形成后,静脉反流滞留,可引起动脉痉挛与血栓形成,难以确定血栓形成原发在静脉还是动脉。

2.诊断

(1)症状与体征:静脉血栓形成的症状为逐渐加重的腹部不适,腹胀、食欲缺乏与大便习惯改变,这些症状可持续1~2周,然后突发剧烈腹痛、呕吐,约1/5的患者可能有腹泻与血便,血便较动脉闭塞为多见。腹部检查可见腹胀、有压痛及肌紧张,也可有腹水。早期有肠鸣音活跃,以后肠鸣音减弱或消失。

(2)辅助检查:白细胞计数增高并有血浓缩的现象。X线腹部平片可见肠胀气,肠壁增厚及腹腔内积液的征象。腹腔穿刺可抽得血性液体。腹部超声波检查、CT扫描、选择性肠系膜上动脉造影、核素扫描等虽可从各方面提供一些诊断依据,但最终还待手术探查确定。

3.治疗

结合病史及其他表现提示为本病后,即应积极进行准备及早手术,静脉血栓形成往往累及分支,因此坏死可能仅及一段肠管,但血栓有蔓延的可能,术后发生瘘的机会亦多,因此实施静脉切开取栓术的可能性极小。静脉切除的范围应广一些,包括含有静脉血栓的全部系膜。

术后易再有血栓形成,应进行抗凝治疗3个月。肠系膜静脉血栓形成经手术及抗凝治疗后,预后较动脉栓塞为好,病死率在20%左右。

(四)慢性肠系膜血管闭塞缺血

1.病理

动脉粥样硬化,管腔逐渐狭窄以致闭塞是慢性肠系膜血管闭塞的主要病因,有作者称之为肠绞痛或腹绞痛。虽然肠系膜动脉硬化在老年患者较常见,但发生慢性肠系膜血管闭塞症状者却不多,更不致发生肠坏死,主要是由于腹腔内脏有 3 条供应动脉,即腹腔、肠系膜上及肠系膜下动脉,互相之间有侧支循环形成。但如动脉硬化累及的范围较广,2～3 支均有病变时,将有血供应量不足,影响了胃肠道的消化功能而出现症状。内脏动脉有纤维肌层增生,腹部创伤或腹主动脉瘤累及腹腔、肠系膜动脉也可以产生慢性"肠绞痛",但甚为罕见。

2.诊断

(1)症状与体征:本病多发生在中、老年人,并常伴有冠状动脉硬化、脑血管硬化、周围动脉闭塞疾病和主动脉瘤等。进食后出现弥漫性腹部绞痛,是肠绞痛的主要症状,餐后 15～30 分钟出现,2～3 小时达到高峰,后逐渐消退,可向背部放射。腹痛的严重程度和时间长短与进食的量有关。有时仅有饱胀或钝痛,有时则为剧烈绞痛伴恶心呕吐,症状呈进行性加重,发作日益频繁,患者因此而改变食物的种类,减少进食量,甚至出现恐食症不敢进食,尚可有肠胀气,便秘或腹泻,粪便量多且呈泡沫状,含有大量气体与脂肪。患者体重有明显下降,平均在 10kg 以上,常被疑有恶性肿瘤。症状持续数月或数年后患者可能发生急性肠系膜血栓形成和肠梗死,有作者认为 1/4 的急性肠梗死发生在慢性肠动脉闭塞的基础上。但慢性肠血管闭塞的患者将有多少发生闭塞则无法统计。

(2)辅助检查:除营养不良外,体检和化验检查并无特殊点,虽在 60%～90% 的患者上腹部可听到收缩期杂音,但无特异性,有时在正常人也可听到。腹部 X 线平片和钡剂造影、内镜检查、腹部超声检查与 CT 检查等对本病有特殊的诊断意义,但亦应与溃疡病、胆囊炎、胰腺炎、癌以及腹膜后肿瘤相鉴别。动脉造影是诊断本病的一项重要的检查,先进行腹主动脉造影,并应强调照侧位像一边观察位置向前的腹腔和肠系膜上动脉的出口处,后再分别进行腹腔动脉、肠系膜上动脉与肠系膜下动脉选择性动脉造影,以观察腹内 3 根主要动脉的硬化与侧支循环的情况,一般有 2 支动脉受累而侧支循环建立不多则将产生症状,但应注意的是动脉造影有诱发急性闭塞的可能,造影前后应加以预防,纠正血浓缩,给予血管扩张及 1～2 次常用剂量的抗凝药等。

3.治疗

症状轻的患者可以试用非手术治疗,给予血管扩张药物,静脉滴注低分子右旋糖酐,防止血浓缩,采取少量多次进餐,从静脉补充部分营养等。但如发现腹腔动脉或肠系膜动脉出口处有明显狭窄变化。患者一般情况较好时,应积极考虑手术治疗。因为手术不仅能解除肠绞痛,而且还可避免以后发生急性肠梗死的比例,但多数学者仍赞成先进行血管重建术,因急性肠梗死的治疗效果不佳。

血管重建手术可分为三类:①血管内膜剥脱术;②将肠系膜血管狭窄段切除,然后将该动脉植入腹主动脉;③应用自体静脉或人造血管跨越狭窄段行搭桥手术。三类手术中以第三类应用较多,手术操作较方便,效果亦较好,如肠系膜上动脉出口处有狭窄,可在肠系膜上动脉与腹主动脉间搭桥,为解决腹腔动脉开口处狭窄,可在脾动脉或肝动脉与腹主动脉间搭桥,或者将脾动脉游离后与腹主动脉壁做端侧吻合术。

第三节 阑尾疾病

一、急性阑尾炎

(一)诊断

1.症状

典型的急性阑尾炎具有转移性右下腹痛的特点:通常先表现为上腹部或脐周疼痛,位置不固定,程度通常不重,为阵发性,常于 2～3 小时或更长时间后转移并局限于右下腹,疼痛持续性加重。早期单纯性阑尾炎疼痛较轻,转为化脓性阑尾炎后可阵发性加重,坏疽性阑尾炎可有剧烈腹痛,穿孔性阑尾炎可因穿孔致阑尾管腔压力下降而疼痛缓解,又因出现弥漫性腹膜炎而出现全腹痛持续加重。食欲缺乏、恶心、呕吐等非特异性胃肠道症状通常发生较早,有的病例还可能发生腹泻、便秘。疼痛位置因阑尾位置不同而不同,如为盲肠后阑尾炎位疼痛可能在侧腰部,盆腔位阑尾炎疼痛可能在耻骨上区,肝下阑尾炎可能疼痛在右上腹,少数异位阑尾炎疼痛可因异位位置而不同。同时患者可以有乏力、头痛、发热、出汗、口渴等全身症状。

2.体检

通常有固定点压痛,因阑尾位置而异,大部分集中在右下腹麦氏点。炎症早期疼痛范围较小,当炎症扩散到阑尾以外后压痛范围也随之扩大,但仍以阑尾所在位置压痛最明显。当炎症扩散到壁层,有局限性反跳痛、腹肌紧张,如发生阑尾穿孔,可有弥散性腹膜炎体征,出现全腹压痛、反跳痛、肌紧张、肠鸣音减弱或消失。老人、小孩、孕妇、肥胖、虚弱患者或后位阑尾炎时腹膜刺激征可以不明显。结肠充气试验有助于诊断阑尾炎。腰大肌试验阳性提示阑尾位置较深或在盲肠后位靠近腰大肌处。闭孔内肌试验阳性提示阑尾位置较低靠近闭孔内肌。直肠指诊触及直肠右前方触痛提示阑尾位于盆腔或炎症已波及盆腔,如触及痛性肿块提示脓肿形成。

3.实验室检查

血常规化验结果通常表现为白细胞及中性粒细胞计数升高。也有部分患者白细胞无明显升高,多见于单纯性阑尾炎或者老年患者。盲肠后位阑尾炎症刺激输尿管则尿检可发现红、白细胞。血清淀粉酶和脂肪酶测定以除外胰腺炎,β-HCG 测定以除外异位妊娠所导致的腹痛。

4.辅助检查

B 超检查可发现阑尾区积液或肿大的阑尾。腹平片有提示意义的征象包括右下腹小肠扩张;盲肠扩张;阑尾结石;腰大肌边缘消失等。CT 检查可发现阑尾增粗及周围的脂肪垂肿胀,见于 90% 左右的急性阑尾炎的患者,另外 CT 可以鉴别阑尾周围炎、阑尾脓肿、阑尾石、其他不正常阑尾,还可除外肿瘤或其他疾病。腹腔镜也开始用于诊断阑尾炎,能够排除那些妇产科原因引起的难以与阑尾炎鉴别的疼痛,尤其适用于有手术指征的患者。当诊断困难的急性化脓性阑尾炎难与其他急腹症鉴别时,可行腹穿,但腹腔内广泛粘连,严重腹胀,麻痹性肠梗阻时应避免腹穿。B 超或 CT 引导下穿刺适用于阑尾脓肿者。

(二)鉴别诊断

急性阑尾炎的临床表现一般都很典型,但在育龄妇女常发生误诊:

1.盆腔出血

其腹痛一般从下腹部开始,常伴急性失血的症状如头晕、心慌、乏力等,常伴有肛门下坠感。腹部饱满,移动性浊音阳性,常见病因有宫外孕、黄体破裂等。HCG 阳性,近期有停经及阴道流血史,血红蛋白低,B 超检查可发现盆腔积血,腹腔穿刺抽出不凝血,后穹隆穿刺可抽出不凝血。

2.急性盆腔脏器感染

急性盆腔脏器感染易继发盆腔腹膜炎,但没有典型的转移性右下腹痛的特点,疼痛位置可位于左、右下腹,位置低。常为已婚妇女,急性发病,多在月经前。

3.消化道穿孔

既往可有消化道溃疡史,病情进展快,穿孔区域疼痛、压痛明显,腹部肌紧张、反跳痛、肠鸣音减弱或消失等腹膜刺激症状也较明显。立位腹平片可见膈下游离气体,诊断性腹穿也有助于鉴别。

4.泌尿系结石

疼痛多为绞痛,向会阴外生殖器放射,查体可在右侧腰部或输尿管走行区触及压痛点或有肾区叩痛,通常无腹膜刺激征。尿检可查到较多白细胞,B 超或 X 线片可见结石影或输尿管扩张、肾盂扩张等间接征象。

5.急性肠系膜淋巴结炎

多为儿童,有上呼吸道感染史,腹痛出现前有高热,腹部压痛部位偏内侧,与肠系膜根部走行相同,不伴恶心呕吐,范围较广而且不太固定,可随体位变动,腹肌紧张不明显,肠鸣音活跃。

6.急性肠憩室炎(Meckel 憩室)

憩室可发生急性炎症,可穿孔致腹膜炎。症状主要是下腹中部及右下腹疼痛,压痛、腹肌紧张。当憩室黏膜含异位的胃黏膜时可发生黏膜溃疡引起慢性疼痛、出血和穿孔。与阑尾炎较难鉴别,通常手术中可以探查诊断。

7.急性节段性回肠炎

症状与体征与急性阑尾炎相似,但无转移性右下腹痛,通常有过去反复发作病史。发作时为阵发性绞痛,有腹泻和便中带血的症状。患者发热,白细胞增高,全身中毒症状较阑尾炎重。

8.腹型紫癜

腹痛原因是腹膜或肠系膜广泛出血所致,为阵发性剧烈绞痛,多在脐周或下腹部,多突然发生,无转移性,压痛范围广,无肌紧张。如肠黏膜出血可以有血便,口腔、皮肤可有出血点。

9.其他

右侧肺炎、胸膜炎时可以刺激第10、第11和第12肋间神经,出现反射性的右下腹痛。急性胃肠炎,可以出现恶心、呕吐和腹泻等消化道症状。急性胆囊炎易与高位阑尾炎相混淆,但有明显的绞痛、高热、甚至黄疸。此外还应该与回盲部肿瘤,炎性肠病,结核等鉴别。

(三)治疗原则

原则上急性阑尾炎一旦确诊,应尽早手术切除阑尾。因为早期手术既安全、简单,又可以减少近期及远期的并发症。如发展到阑尾化脓坏疽或穿孔时,手术操作困难且术后并发症显著增加。即使非手术治疗可以使急性炎症消退,但日后仍然有 70%～80% 的患者复发,故阑尾切除是首选方案,可预防复发和继发性腹膜炎。通常认为手术指征包括:急性化脓性或坏疽性阑尾炎;阑尾炎并发腹膜炎;小儿阑尾炎;老年人急性阑尾炎;妊娠期阑尾炎并发腹膜炎;阑尾蛔虫。手术切口通常采用右下腹麦氏切口,若诊断上有怀疑可考虑行右下腹经腹直肌切口便于扩大及探查。急性单纯性阑尾炎可行阑尾切除,急性化脓性或坏疽性阑尾炎行阑尾切除后可以考虑置管引流,阑尾周围脓肿已形成则视具体情况行阑尾切除、脓肿引流术。根据解剖部位及局部情况选择顺行或逆行切除阑尾。术中注意保护盲肠壁,防止术后肠瘘。术中术后抗感染治疗。早期单纯性阑尾炎症状不重、有手术禁忌证、发病已经超过 72 小时或已经形成炎性肿块者可保守治疗,但需密切观察病情变化。保守治疗的主要措施包括选择有效的抗生素(选用抑制厌氧菌及需氧菌的广谱抗生素)治疗及补液治疗。

二、慢性阑尾炎

慢性阑尾炎目前在认识上尚不完全统一,临床上它能否作为一种独立的疾病,意见尚有分歧。外科学教材至今也没给一个明确的定义,从字面上讲意味着患者症状反复发作或持续存在,而且组织证实了阑尾的病理改变。而实际工作中,病理学上的慢性阑尾炎和临床上的慢性阑尾炎两者之间,并不总是相符的。例如在切除无症状的阑尾送检时,相当部分阑尾在病理上有慢性炎症存在;而有典型临床表现切除后阑尾病理虽为慢性阑尾炎,但患者术后效果不满意;而阑尾病理未证实有慢性炎症,手术后症状却完全缓解。不过约 2/3 的患者的临床表现、病理诊断和手术的效果三者完全是一致的,因此可以考虑慢性阑尾炎在临床上为一个独立的疾病。目前以 Wadlter 和 Israel 的定义更为妥当:阑尾的炎性破坏向自行愈合方向发展的迁延过程。

(一)诊断

1.腹部疼痛

主要位于右下腹部,其特点是间断性隐痛或胀痛,时重时轻,部位比较固定。多数患者在饱餐、运动或长期站立后,诱发腹痛发生。

2.胃肠道反应

患者常觉轻重不等的消化不良,病程较长者可出现消瘦、体重下降。一般无恶心和呕吐,也无腹胀,但老年患者可伴有便秘。

3.腹部压痛

压痛是唯一的体征,主要位于右下腹部,一般范围较小,位置恒定,重压时才能出现。无肌紧张和反跳痛,一般无腹部包块,但有时可触到胀气的盲肠。

4.X 线钡剂检查

钡剂检查不仅可明确压痛点位于阑尾处,尚可排除其他病变如溃疡病等。慢性阑尾炎的X 线征象为阑尾显影有中断、扭曲、排空迟缓,并因粘连不易推动等。如阑尾腔已全闭塞,则不显影,可根据回盲部显影的位置来判断压痛点与阑尾之间的关系。

这里需提到一个概念,即什么是"阑尾性腹痛",这是外科医生经常习惯用的一个词语。"阑尾性腹痛"的诊断主要根据以下标准:①3 次或 3 次以上复发性右下腹痛;②右下腹局限性压痛但没有腹膜刺激征或腹膜炎的表现；③钡剂造影显示阑尾不规则充填、24 小时后阑尾无充填和 72 小时后阑尾未排空。

（二）治疗

慢性阑尾炎一旦确诊，仍以手术切除阑尾为主要的治疗方法。如估计粘连较多或诊断不能完全明确时，应采用右中下腹直肌切口，以改善暴露和便于探查其他脏器，不过由于现在腹腔镜技术的发展，对于慢性阑尾炎已经很少采用开腹手术了。慢性阑尾炎手术既作为治疗，也可作为最后明确诊断的措施。术中发现阑尾增生变厚、系膜缩短变硬，阑尾扭曲，周围粘连严重，则可证实术前慢性阑尾炎的诊断正确。如发现阑尾基本正常或稍有炎症表现与临床不符，则应首先详细探查邻近有关器官，如盲肠、回肠末端、右侧输卵管等。手术后随访至关重要，如术后症状依旧，应继续追查可能病因。阑尾切除术后，慢性阑尾炎所引起的腹痛等症状应即消失，如术前症状仍然存在，必须进一步检查以明确腹痛的病因。不过经过调查分析，很多考虑慢性阑尾炎的患者都不愿选择手术治疗。

三、阑尾脓肿

（一）病理

慢性阑尾炎患者选择手术治疗的多数为曾经出现过阑尾脓肿。阑尾脓肿是穿孔的阑尾被邻近的小肠和网膜包裹后形成的，不是所有的阑尾周围的包块都是脓肿，有时阑尾被水肿的大网膜和粘连的小肠襻包裹也会表现出阑尾区的包块，这有时在 CT 上就能够区分。

（二）治疗

目前阑尾脓肿的治疗有三种观点，一是欧洲学者提倡的保守治疗，在炎症消除后 3 个月再行手术治疗，缺点是会形成内瘘、肠梗阻及脓肿复发；第二是美国学者提倡的立即手术治疗，他们认为手术带来的并发症并不比穿孔阑尾炎多，而且省去患者二次住院的麻烦，缺点是手术操作困难，术后肠瘘、切口感染及肠梗阻。在 1992—1998 年完成的一项对两种方法比较的研究，得出的结论是二者的疗效及并发症没有明显区别。目前还有一种方法即先在介入下经皮穿刺引流，在 6～8 周再行阑尾切除，提倡者认为这种方法带来的并发症要低得多，不过这种方法仍可带来脓肿复发、肠瘘的风险，部分病例最终起作用的仍是保守疗法，所以这种方法的确切效果仍有待于进一步的论证。如果选择延期手术，约有 21％的患者会出现复发，所以即使是患者症状体征完全消失，外科医生还是习惯建议患者行择期的阑尾切除。

四、阑尾类癌

（一）病史

阑尾类癌患者多为 10～30 岁的青少年，亦有老年人患此病者。有的报道女性患者稍多，但一般男女罹患的机会大致相等。类癌是一种比较常见的阑尾肿瘤，阑尾又是整个胃肠道中类癌发生率最高的部位。阑尾类癌一般多累及阑尾远端部分，致阑尾之尖端肿大成一硬块，其切面则呈灰白色或特殊黄色。

（二）临床表现

其临床表现不外为急、慢性阑尾炎的症状，事实上也多在手术切除后方能明确其病变的性质。

（三）辅助检查

慢性阑尾炎本身并无典型的 X 线征可据以确定诊断，故 X 线检查结果必须与临床资料相结合，才能做出较为可靠的诊断。

（四）诊断

患者多表现为典型的急、慢性阑尾炎发作，最终由术中确诊。

（五）鉴别诊断

在鉴别诊断方面，注意与急、慢性阑尾炎相似临床表现的疾病鉴别。

（六）治疗

如病变仅局限于阑尾本身，单纯的阑尾切除即为一种恰当的疗法，术后疗效极为良好。偶尔类癌已侵及盲肠壁或已有区域淋巴结转移者，则应行右半结肠的根治性切除术。

第四章　肝胆外科疾病

第一节　肝脏炎症性疾病及创伤

一、细菌性脓肿

细菌性肝脓肿又称化脓性肝脓肿，是指由化脓性细菌侵入肝形成的肝内化脓性感染。本病多见于男性，可发生于任何年龄，中年以上患者约占 70%，年龄多在 30～50 岁。

（一）病因

肝由肝动脉和肝门静脉双重供血，并通过胆道与肠道相通，故发生感染的机会很多，但由于肝血供丰富和有单核-吞噬细胞系统强大的吞噬作用，可以杀灭入侵的少量细菌或阻止其生长，因而化脓性肝脓肿并不常见。当机体抵抗力弱时，入侵的病原菌会引起肝感染而形成脓肿。

病原菌可经血行、胆道、直接感染等途径侵入肝。与肝门静脉系统有关或邻近器官的细菌感染如化脓性阑尾炎、胰腺脓肿、脐部感染、痔核感染、肠道感染及化脓性盆腔炎等，均有向肝播散的可能。肝门静脉系统血行感染是细菌性肝脓肿的主要病因，其中以化脓性阑尾炎所致的细菌性肝脓肿最多。随着对腹腔炎性疾病治疗的进步，继发肝脓肿已大为减少。体内任何部位的化脓性疾病所致的菌血症和脓毒血症，其病原菌均可由肝动脉入肝，在肝内繁殖而引起肝脓肿。胆道逆行感染是目前细菌性肝脓肿最常见的病因，胆管炎、胆管结石、胆道蛔虫和胆道肿瘤等均可导致胆道梗阻、胆道感染。当出现急性重症胆管炎时，胆道压力升高，细菌可沿胆管上行，使胆管周围肝组织感染而形成肝脓肿。与肝邻近部位的感染，如胃、十二指肠溃疡穿孔，膈下脓肿，右肾脓肿等均可直接蔓延至肝发生脓肿。开放性肝外伤病原菌由伤口直接侵入肝引起肝脓肿。闭合性肝外伤后坏死肝组织、血肿继发感染也可形成肝脓肿。肝动脉结扎、肝动脉栓塞、肝动脉及肝门静脉插管化疗药物灌注均可造成肝组织坏死感染。临床上还有一些难以明确发病灶者，可能与肝内已存在隐匿病变有关，这种类型肝脓肿患者常伴有免疫功能低下和全身代谢性疾病。

引起细菌性肝脓肿的病原菌种类较多，多菌种混合感染多于单一菌种感染。致病菌主要是金黄色葡萄球菌、大肠埃希菌、白色葡萄球菌、链球菌，其次有变形杆菌、铜绿假单胞菌、产气杆菌等。从胆道系统及肝门静脉侵入的多为大肠埃希菌等革兰阴性杆菌和厌氧性链球菌；经肝动脉血行感染或隐源性肝脓肿则以金黄色葡萄球菌为主。在细菌性肝脓肿中，有 25%～

45％为厌氧菌感染,厌氧菌中常见者为脆弱类杆菌、巨核梭形杆菌、消化链球菌属等。

(二)诊断

1.症状

细菌性肝脓肿常继发于某种前驱性疾病之后,大多急性起病、病情重,单发者发病较缓慢。

寒战、高热多见于发病早期,是最常见的症状,体温在 38～40℃,最高可达 41℃,多为弛张热,一日数次,伴有大汗、脉快。由于肝增大,肝被膜张力增加,肝区常出现持续性钝痛,疼痛剧烈者常提示为单发性脓肿。有时因炎症刺激膈肌或感染向胸膜、肺扩散,还可引起胸痛、刺激性咳嗽及呼吸困难等。疼痛常向右肩放射,左肝脓肿也可向左肩放射。由于脓毒性反应及全身消耗,多数患者可有乏力、食欲缺乏、恶心、呕吐等消化道症状,短期内即可出现严重病容,少数患者还可出现腹泻、腹胀及呃逆等症状。

2.体征

70％的患者有肝增大。肝明显向肋缘下增大者,多发性肝脓肿可能较大。增大肝常伴有明显压痛,叩击肝区时疼痛。肝右叶的脓肿,多有右肋缘下压痛,肝左叶的脓肿可能有上腹部压痛。肝区有局限性压痛点者多为单发性,并可能靠近肝表面。部分患者肝区可有局限性隆起,右胸呈饱满状态,肋间隙增宽,并有触痛。如果脓肿靠近体表,可出现皮肤红肿和触及波动感。有的患者可出现呼吸运动受限,呼吸音减弱,肺底部有啰音及摩擦音。肝脓肿患者还可出现黄疸、脾大、腹水等表现。

3.化验检查

白细胞计数和中性粒细胞比例多显著增多。红细胞及血红蛋白降低。当有黄疸及其他慢性病时可出现肝功能异常。患者急性期血培养及肝脓肿穿刺液培养常可培养出致病菌。

4.影像学检查

(1)X 线检查:肝阴影增大,右膈肌抬高和活动受限,还可伴有右下肺受压、肺段不张、胸膜反应或胸腔积液甚至脓胸等。合并胸膜炎、脓胸者可出现肋膈角消失。产气细菌感染或与支气管穿通的脓肿内可见到气液面。

(2)超声检查:可以分辨肝内 2cm 的脓肿病灶,且可以测定大小及深度,为确定脓肿穿刺点或手术入路提供参考,检查中典型病灶为回声强度减低的暗区,边缘不整齐,形态不规则。

(3)CT:CT 扫描可以多层次立体定位,对定位诊断有帮助。肝脓肿病灶大多是圆形或椭圆形低密度区。在彩超或者 CT 定位下,在距病灶最近处进行肝穿刺抽脓,有很大诊断价值,抽出的脓液因感染细菌种类不同,颜色也不同,抽出脓液后应立即进行细菌培养及药物敏感试验。

(三)治疗

1.非手术治疗

适用于急性期肝脓肿尚未液化或液化不完全及多发性小脓肿患者,在治疗原发病灶的同时,使用大剂量有效抗生素和全身支持疗法,控制感染,促使炎症和脓液吸收。由于细菌性肝脓肿患者病程长,全身状况较差,可出现营养不良、贫血、低蛋白血症等,故在应用大剂量抗生素控制感染的同时,应积极补液,补充足够的热量,纠正水与电解质紊乱,给予多种维生素及微量元素,必要时可多次输入小剂量新鲜血液和血浆,以纠正贫血及低蛋白血症,增强机体抵抗力。

抗生素的选择应根据细菌培养及药敏结果。由于目前肝脓肿病原菌以大肠埃希菌和金黄色葡萄球菌、厌氧性细菌多见,故在未确定致病菌以前,可根据感染来源分析可能的病原菌,选用相应抗生素。如感染源不明,可同时针对需氧菌和厌氧菌联合用药。

2.经皮肝脓肿穿刺引流术

肝脓肿可在彩超引导下进行穿刺吸脓,对脓液进行细菌培养和药物敏感试验,这既是一种诊断方法,也可作为一种治疗方法。在尽可能吸尽脓液后可在脓腔内注入抗生素,也可沿穿刺置管方向置入引流管,持续引流,并可反复冲洗脓腔和注入抗菌药物,待脓肿缩小后无脓液引出时,可将引流管拔除。

3.手术治疗

(1)腹腔镜引流:该术式是近年来外科技术的一个进步,并逐渐取代开腹手术,成为治疗肝脓肿的常规方法,适用于位于肝表面的利于腹腔镜操作的巨大肝脓肿,如位于肝左叶或肝右叶前下方者。本术式对机体创伤小,切口感染率低,术后恢复快,同时可处理胆道疾病。

(2)脓肿切开引流术:对于较大的脓肿,估计有穿破可能或已穿破并发腹膜炎、脓胸以及胆源性肝脓肿或慢性肝脓肿,在应用抗生素治疗的同时,应积极进行脓肿切开引流。常用的引流途径有以下几种。①经腹切开引流术,在右肋缘下做斜切口(右肝脓肿)或做经腹直肌切口(左肝脓肿),进入腹腔后,探查肝,确定脓肿部位,用湿盐水纱布垫保护手术野四周,以免脓液扩散污染腹腔。用针穿刺吸得脓液后,沿针头方向用血管钳插入脓腔,排出脓液,再用手指伸进脓腔,轻轻分离腔内间隔,用生理盐水反复冲洗脓腔,留置有效抗生素,腔内最低位置放引流管,引流管从腹壁引出,脓液送细菌培养。这种方法可达到充分而有效的引流。不仅可治疗肝脓肿,同时还可以探查原发病灶,给予及时处理。对伴有急性化脓性胆管炎患者,可同时行胆总管切开引流术。②经腹前壁切开引流术,适用于位于肝右叶前侧和左外叶的肝脓肿以及与前腹膜已发生紧密粘连或表浅靠近腹膜者。右肋缘下或经腹直肌切口时,不切开前腹膜,用手指在腹膜外钝性分离肌层,直达脓肿部位,穿刺吸到脓液后,切开脓肿壁,排出脓液。具体处理方法与经腹切开引流相同。③经后侧脓肿切开引流术,主要适用于肝右叶膈顶部和后侧的脓肿。患者取左侧卧位,沿右侧第12肋骨稍偏外侧切口,切除一段肋骨,在L_1棘突水平的肋骨床做一横切口,显露膈肌,有时需将膈肌切开到达肾后脂肪囊区。用手指沿肾后脂肪囊向上钝性分离,直达脓肿,用针穿刺抽得脓液后,用长弯血管钳顺穿刺方向插入脓腔,排出脓液,并用手指扩大引流口,冲洗脓腔后,放引流管,切口部分缝合。

(3)部分切除术:其主要适应证包括:慢性厚壁脓肿,引流术后长期难以闭合者;脓肿与胆道相通,长期引流不愈合者;肝内胆管结石反复并发肝脓肿,肝组织萎缩者;位于肝边缘的较大脓肿,随时有可能破溃入胸腔、腹腔者;诊断不明确,与肝癌难以鉴别者均须行手术切除病灶肝叶。

二、阿米巴脓肿

阿米巴肝脓肿是由阿米巴原虫感染导致的肝内脓肿,是肠阿米巴病最多见的主要并发症。

本病多见于热带、亚热带国家及卫生条件较差的地区。好发于 20～50 岁的中青年男性,阿米巴肝脓肿多数在阿米巴痢疾期间形成,部分发生在治愈后数周或数月,甚至个别可发生在二三十年之后。

(一)病因

溶组织阿米巴是阿米巴肝脓肿的病原体,可分为滋养体和包囊两个时期。患者粪便排出的阿米巴包囊污染食物或饮水,经口进入体内,经过胃和小肠上段,在小肠下段经碱性消化作用,囊壁破坏,虫体脱囊而出,分裂成 4 个小滋养体。正常情况时,小滋养体并不侵犯肠黏膜,而是随粪便下移,变成包囊排出体外;当机体或肠道局部抵抗力弱时,"定居"在结肠黏膜的滋养体可侵入肠壁,分泌溶解组织的酶类,破坏肠壁组织形成溃疡,侵入小静脉,经肠系膜上静脉、肝门静脉血流进入肝,此外还可以通过肠壁直接侵入肝或经淋巴道到达肝。

大多数滋养体达到肝后即被消灭。少数存活并在肝门静脉内迅速繁殖,而阻塞肝门静脉小支,造成肝组织局部缺血坏死,加之阿米巴滋养体不断分泌溶组织酶,破坏静脉壁,溶解肝组织,致使肝组织呈点状或斑片状坏死,周围充血,成为肝脓肿前期。此时如能得到及时有效治疗,坏死灶可被吸收,代之以纤维结缔组织;如果不治疗或治疗不及时,坏死的肝组织进一步溶解液化最终将变成肝脓肿。

(二)诊断

1.病史

阿米巴肝脓肿多数继发于阿米巴痢疾和肠炎,既往没有痢疾和肠炎而肠道携带溶组织内阿米巴也可以出现肝脓肿。

2.症状及体征

阿米巴肝脓肿起病较为复杂,有急性起病者,也有起病隐匿直接形成慢性脓肿者。其临床表现如下,主要为发热、肝区疼痛及肝增大。多数患者有发热,体温持续在 38～39℃,热型多为弛张热,也可为间歇热、稽留热,在肝脓肿后期,体温可正常或仅低热。如继发细菌感染,体温可达 40℃ 以上,伴有畏寒、寒战。肝区常有持续性钝痛。如脓肿位于右膈顶部,可有右肩胛部或右腰背放散痛,有时放散到下腹部。左叶肝脓肿者疼痛可放散到左肩。脓肿位置较深者可感觉不到疼痛,仅有肝区饱胀感。还可有食欲缺乏、恶心、呕吐,甚至腹泻、痢疾等消化道症状。

患者多呈慢性病容,可有消瘦、贫血等表现。多数患者伴有肝弥漫性肿大,边缘钝圆,触痛明显,隆起区压痛明显处常为脓肿部位,该处软组织可有水肿。较大的右肝脓肿可出现右上腹膨隆,肋间饱满,局部皮肤水肿与压痛,肋间隙增宽,肌肉紧张或扪及肿块。脓肿压迫胆管或肝组织破坏范围较大时可出现黄疸,但程度多较轻。Ⅶ、Ⅷ段脓肿可引起胸腔积液、肺部感染等体征,如肺部啰音、摩擦音等,甚至突破肝和膈肌,形成支气管瘘。大的脓肿也可侵入心包导致心包积液。

3.化验检查

患者白细胞总数及中性粒细胞数往往增多,急性期白细胞总数增多显著,可＞$50×10^9/L$,中性粒细胞 80% 左右,有继发感染者更高。病程较长时白细胞总数大多接近正常或减少,还可出现贫血、红细胞沉降率加快。少数患者粪便中可找到溶组织阿米巴滋养体和包囊,而在组织标本中只能检查到滋养体。肝功能检查丙氨酸氨基转移酶、碱性磷酸酶轻度升高,少数患者胆红素可增高,胆固醇和清蛋白大多降低,其他各项指标基本正常。血清学检查分抗原检测和抗体检测。检测到血中的抗原提示肠外阿米巴病。抗体在阿米巴局限于肠管时,结果多为阴性,阿米巴已从体内消失后,抗体还可在血清中存在相当长的一段时间,故阳性结果只反映既往或现在受到阿米巴侵袭。近年来主要通过间接血凝试验、琼脂扩散试验、间接荧光抗体试验等方法进行检测。

4.影像学检查

超声显像敏感性高,可以在脓肿所在部位显示与脓肿大小基本一致的液平面,反复探查可观察脓腔的进展情况。还可见肝增大、肝上界升高、肝下界增大增厚、肝厚度增加等;在超声波定位下进行肝穿刺吸脓,如吸得典型的果酱色无臭脓液。但与其他液性病灶鉴别较困难,需做动态观察,X线检查,可见到肝阴影增大,右膈肌抬高、运动受限或横膈呈半球状隆起等,有时尚能见到胸膜反应或积液等。CT、肝动脉造影、放射性核素肝扫描、磁共振均可显示肝内占位性病变,对阿米巴肝脓肿和肝癌、肝囊肿鉴别有一定帮助。X线检查可见膈肌抬高,运动受限,胸膜反应或积液,肺底肺炎、肋膈角消失等。当肝脓肿向肺或支气管破溃后,肺内可有肺脓肿、脓气胸,在肝区可见到不规则液气影。

5.乙状结肠镜检查

可发现结肠黏膜有特征性凹凸不平的坏死性溃疡,或愈合后的瘢痕,自溃疡面刮去组织做镜检,有时能找到阿米巴滋养体。

(三)治疗

1.抗阿米巴药物治疗

选用组织内杀阿米巴药物为主,辅以肠内杀阿米巴药物以根治。常用的抗阿米巴药物为甲硝唑、氯喹和依米丁(吐根碱)。

甲硝唑对肠道阿米巴病和肠外阿米巴原虫有较强的杀灭作用,对阿米巴性肠病和肝脓肿都有较好的疗效,是治疗阿米巴病的首选药物。成年人每次口服 0.4～0.8g,3 次/天,5～10 天为 1 个疗程。偶有恶心、腹痛、皮炎、头晕及心慌等症状,不需特殊处理,停药后即可消失。少数服甲硝唑疗效不佳者可换用氯喹或依米丁。

氯喹对阿米巴滋养体有杀灭作用,口服后肝内浓度较高,排泄也慢,毒性小,偶有胃肠道反应、头晕、皮肤瘙痒等,疗效高,对一般体弱者较为适用。该药在大肠内浓度极低,对阿米巴痢疾及无症状阿米巴携带者疗效较差,复发率较高。常用量为成年人每次口服 0.5g,2 次/天,连用 2 天后改为每次口服 0.25g,2 次/天,14～20 天为 1 个疗程。

依米丁对阿米巴滋养体有较强的杀灭作用,对包囊无效,该药在肝中的浓度远远超过肠壁中的浓度,对阿米巴肝脓肿有特效。成年人体重 60kg 以下者,按 1mg/(kg·d)计算,体重超过 60kg 者 60mg/d,每日分 2 次肌内注射,连续 6 天为 1 个疗程,如未愈,30 天后再用第 2 个疗程。本品毒性大,后者有较多心血管和胃肠道反应,可引起心肌损害、血压下降、心律失常等。故在应用此药期间,每日需要监测血压变化。由于该药毒性大,目前多用甲硝唑或氯喹。

2.穿刺引流术

对超声明确脓腔积脓或病情较重、药物治疗无改善者或肝局部隆起显著、有穿破危险者应穿刺引流。穿刺点应视脓肿部位而定。一般在压痛最明显处或在超声引导下穿刺,穿刺时应严格无菌操作,针进入脓腔后尽量将脓液吸净,用生理盐水反复冲洗脓腔,术后患者应卧床休息;脓腔较大者可置入引流管持续引流,隔2~5天间断冲洗,至超声检查示脓腔很小、体温下降至正常为止。如合并有细菌感染,穿刺吸脓后,可于脓腔内注入抗生素。必要时扩张窦道,放入较粗引流管保证引流通畅。肝多发脓肿也可一次同时多处穿刺置管引流。

3.手术治疗

(1)腹腔镜引流:适用于位置较为表浅的脓肿、肝左叶脓肿及右前叶下方脓肿,药物及穿刺引流疗效不佳者。

(2)脓肿切开引流术:阿米巴肝脓肿需手术引流者一般在5%左右。有下列情况者考虑切开引流:①脓肿穿破入胸腔或腹腔,并发脓胸或弥漫性腹膜炎者;②脓肿合并细菌感染,脓液黏稠不易吸出或经综合治疗不能控制者;③经抗阿米巴药物治疗及穿刺排脓后高热不退者;④脓肿位置较深(>8cm)者、位置特殊,贴近肝门、大血管者或穿刺容易损伤腹腔脏器或污染腹腔者;⑤多发肝脓肿,穿刺引流困难或失败者。

(3)肝部分切除术:脓肿切开引流术后形成难以治愈的残留无效腔或窦道者,慢性厚壁脓肿,药物治疗效果不佳.切开引流腔壁不易塌陷者,以及脓肿穿破肝内胆管或形成脓肿支气管瘘,单纯引流不易愈合者,可考虑行肝叶切除术。

三、肝包虫病

肝包虫病又名肝棘球蚴病,是我国西北及西南广大牧区较常见的人畜共患寄生虫病,系由棘球绦虫的囊状幼虫棘球蚴寄生在肝所致。肝包虫病有两种类型,一种是由细粒棘球蚴引起的单房性包虫病(包虫囊肿),另一种是由多房性或泡状棘球蚴感染所致的泡状棘球蚴病(滤泡型包虫病)。临床上以单房性包虫病多见。本病可发生在任何年龄和性别患者,以20~40岁最多见。儿童发病率也较高,男性略多于女性。

(一)病因

细粒棘球绦虫的终末宿主主要是犬,也可以是狐、狼等。中间宿主是羊、马、牛、骆驼和人等,其中羊最多见。成虫寄生于犬等的小肠内,虫卵随粪便排出后,污染草场和水源,被羊吞食,则在羊肝或其他脏器寄生发育成棘球蚴。当人与皮毛上粘有虫卵的犬、羊接触或食入被虫卵污染的食物后被感染,虫卵在胃、十二指肠内孵化为六钩蚴,穿透小肠黏膜进入肝门静脉系统,部分停留在肝内发育成囊,其余的虫蚴可随血流播散至肺、肾、脑、脾、肌肉、眼眶和脊柱等部位。肝发病率最高,在肝内单发占70%,多发占15%,肝与其他脏器同时发病占15%。

多房性棘球绦虫的生活史与细粒棘球绦虫类似,其终末宿主为狐,偶尔犬也可成为终末宿主。

(二)诊断

1.症状与体征

患者常有多年病史,症状可随囊肿的部位、大小、对周围脏器压迫的程度及有无并发症而表现不一。单纯性包虫囊肿在早期症状不明显,囊肿较大时可出现上腹部包块、腹胀、腹痛以及压迫邻近脏器的症状,如压迫胃肠道时可出现腹胀、食欲缺乏、恶心、呕吐等症状;胆道受压可出现不同程度的黄疸;肝门静脉和下腔静脉受压可出现胃肠道淤血、腹水、脾大和下肢水肿等;位于肝膈顶部的囊肿可使膈肌抬高压迫肺而引起呼吸困难。在发病过程中,患者可有过敏反应史,如皮肤瘙痒、荨麻疹、呼吸困难、咳嗽、发绀等症状。当囊肿继发感染时,会出现细菌性肝脓肿的一系列症状。如果囊肿穿破,除了出现过敏反应外,还会出现相应的临床表现。体检时能在肝区触及巨大包块,边界清楚,囊性感,压痛不明显。如囊肿较大时,将一只手的手指放在右侧胸壁肋间,另一只手轻轻叩击囊肿,可体会到囊液冲击感,称为肝包虫囊肿震颤征。病程较长时患者还可出现贫血、体重减轻,甚至恶病质等表现。肝泡状棘球蚴可有慢性进行性肝增大病史,肋缘下可扪及坚硬的肿块,表面不平滑,酷似肝癌。若病程较长,病变可累及整个肝,出现黄疸、发热、腹水等症状。

2.化验检查

(1)包虫囊液皮内过敏试验(Casoni 试验):阳性率可达 90% 左右,阳性结果为皮丘扩大或周围红晕直径>2cm。有的在注射后 6～24 小时才出现阳性反应,成为延迟性阳性反应,仍有诊断价值。泡状棘球蚴阳性率更高。

(2)间接血凝试验(IHA):特异性较高,罕见假阳性反应,阳性率可达 90%,是当前诊断包虫病最常用的方法摘除包囊 1 年以上,其结果常转为阴性,可借此确定手术效果及有无复发。

(3)间接荧光抗体试验(IFAT):用羊棘球蚴囊壁冷冻切片作为抗原,行间接荧光抗体试验,阳性率为 100%;对健康人阴性率为 95.8%～100%。敏感性、特异性均较高,是理想的免疫诊断方法。

3.影像学检查

(1)X 线检查:可见肝区有密度均匀、边界整齐的肿块影。囊肿位于肝顶部时,可使膈肌抬高呈半圆形。病程较长的包囊,外囊壁有钙盐沉积,显示周围形成团块状且不均匀的絮状钙化影。位于肝前下部的巨大囊肿,胃肠钡剂检查可见胃肠道受压移位。彩超囊肿部位表现为液性暗区,边缘光滑,界限清晰,可为多囊表现,囊内可见子囊、孙囊,有时暗区内可见漂浮光点反射,囊肿邻近的肝组织可有回声增强。

(2)超声检查:可清楚地显示囊肿大小、部位及其与周围组织的关系,对肝包虫囊肿的诊断有很大的意义。

(3)CT:可见肝内圆形或类圆形边界清楚的低密度影,囊内密度均匀一致,增强后无强化表现;大的囊腔内可见子囊(囊内囊),子囊的数目和大小不一,密度略低于母囊,呈蜂窝状或车轮状排列。囊内壁破裂,囊液进入内外囊之间,可造成内囊分离,内、外囊部分分离表现为“双壁征”或“双囊征”;内、外囊完全分离,内囊悬浮于囊液中,呈“水中荷花征”。偶尔完全分离脱落的内囊散开,呈“飘带征”。囊壁可见钙化,呈壳状或环状,厚薄可以规则,为肝包虫病特征性表现。泡状棘球蚴病病变部位与周围组织分界不清,呈低密度灶,形态不规则、密度不均匀,病灶内可见钙化,中心部易缺血坏死,坏死物质呈水样密度。因缺少血供,增强扫描病灶内无明显强化。

MRI:对直径>3cm 者 T_1WI、T_2WI 均可检出,此外还可显示下腔静脉、肝门静脉系统、胆管等。T_1WI 为低信号,T_2WI 为高信号,子囊信号在 T_1WI 上明显低于母囊,T_2WI 上稍高于母囊。囊内可见纤维间隔,T_1WI 为相对高信号,T_2WI 为相对低信号,增强扫描时不强化或仅有轻度强化。

(三)治疗

手术治疗仍是主要治疗手段,应根据病情及有无并发症选用不同的手术方法,手术原则是彻底清除内囊,防止囊液外溢,消灭外囊残腔和预防感染。

1.内囊摘除术

是临床上广泛应用的手术方法。适用于无继发感染的病例,简便可靠。切口一般选择在上腹包块隆起较明显处。然后在外囊上轻柔地逐层切开,当外囊仅剩一层薄膜时,可轻压包虫囊,产生微小的张力将该膜胀破,再挑起外囊逐渐扩大切口,在内外囊之间滴水以利于解剖,并用手指轻轻分离,将内外囊间的疏松粘连分开,以卵圆钳摘除内囊。无感染者,一般内外囊之间无粘连或粘连很轻,易于摘除,对于难以分离者可在囊壁上缝两针牵引线,于两线间刺入套管针,用注射器抽吸囊液看是否混有胆汁,再用吸引器吸净囊液。在无胆汁漏的情况下,向囊内注入 10%甲醛溶液以杀灭头节,5 分钟后吸出,如此反复 3~5 次,最后将囊内液体尽量吸净,拔除套管针。注入甲醛溶液,浓度不宜过高,如有胆瘘存在可先注入少量 10%甲醛溶液以杀灭头节,5~10 分钟后,再将囊液连同甲醛溶液一并吸出。囊液吸净后,内囊塌陷,与外囊分离,将外囊提起、沿牵引线剪开、摘除内囊及子囊。必须将所有破碎的包虫囊、内囊皮和囊内所有碎屑取净,再用 10%甲醛或过氧化氢擦拭外囊内壁,以破坏可能消灭残留的生发层、子囊和头节,然后用生理盐水洗净囊腔,纱布擦净。最后用干纱布检查有无胆汁漏。如有胆瘘,应用丝线缝合瘘口。

2.闭式引流法

对于感染的肝包虫囊肿,总的原则是内囊摘除加外引流术。摘除内囊后,在残腔内放置至少 2 根引流管,术后持续吸引或负压吸引,可反复冲洗,待引流液减少,彩超或囊腔造影证实残腔消失后逐步拔除引流管。如化脓感染较重,引流量多,残腔缩小不明显或外囊壁厚不易塌陷时,可在引流一段时间后用空肠与最低位残腔壁行 Roux-en-Y 吻合。

3.肝切除术

本方法能完整切除包虫,治疗效果较好。对以下情况可考虑做肝叶或肝部分切除术。①局限于肝左或右叶单侧,体积巨大、单一囊肿;②局限于肝的一叶的多发性囊肿;③引流后囊腔内胆漏或经久不愈者;④囊肿感染后形成厚壁的慢性脓肿;⑤局限的肝泡状棘球蚴病者。

4.腹腔镜手术

是近年来应用于临床的一种微创有效方法,创伤小,术后恢复快,但需有经验的医生进行,且术前应严格选择手术对象。①位于肝表面易于暴露部位的囊肿;②囊腔直径<10cm,因囊肿体积过大、易破,大量囊液溢入腹腔可致过敏性休克或腹腔种植等严重并发症;③无腹腔多脏器包虫病和包虫腔无合并感染,包虫腔合并感染主要原因是因其与胆道相通,术后易出现胆漏者;④周围脏器与包虫囊粘连较重操作困难。术中如用腹腔镜无法完成手术时,应果断中转开腹手术。

5.肝移植治疗

由于泡状棘球蚴病呈浸润性生长,临床发现多在中晚期,病灶广泛浸润,无法切除,能达到根治性切除病灶的病例不到30％，严重影响了患者的生活质量和生存率，大多数患者在5年内死亡。通过采用原位肝移植手术可成功治疗泡状棘球蚴病，并且晚期肝包虫病是肝移植的良好指征。此外，肝包虫病因多次手术或严重感染导致肝衰竭也可考虑肝移植。

6.药物治疗

目前国内外药物治疗以苯并咪唑衍生物为主，首推甲苯达唑和阿苯达唑。甲苯达唑400～600mg，3次/天，1个月为1个疗程。甲苯达唑能通过弥散作用透过包虫囊膜，对棘球蚴的生发细胞、子囊和头节有杀灭作用，长期服药可使包虫囊肿缩小或消失。在常用剂量下患者能很好耐受，未见严重的不良反应。阿苯达唑吸收好，不良反应小，用量为10mg/kg口服，2次/天。

四、反复发作化脓性胆管炎

化脓性胆管炎是发生在整个胆管和胆囊并可波及至肝的化脓性感染。其中，严重的急性化脓性胆管炎伴有休克者称为重症急性胆管炎。

（一）病因

引起化脓性胆管炎的病因多为胆管梗阻和胆道感染，在我国引起化脓性胆管炎的最常见原因是胆管结石，其次为胆道蛔虫和胆管狭窄。胆管结石不仅使胆汁引流不畅，而且由于长期刺激和压迫，胆管壁黏膜易发生充血、水肿，以致溃疡，日后可形成胆管狭窄。细菌种类与一般的胆道感染相同，主要为革兰阴性细菌，如大肠埃希菌、变形杆菌、铜绿假单胞菌等，其中以大肠埃希菌最多见；胆道蛔虫也是本病的常见诱因。

胆道阻塞和胆汁排泄受阻时，细菌将有机会增殖，胆道的内容物便可以通过毛细胆管与肝血窦间的沟通逆流至血液循环内，导致肠源性细菌和内毒素产生和吸收，有细菌反流入肝静脉及肝周围淋巴结，另外，机体所释放的炎性介质能在胆管炎时产生一系列的血流动力学改变。胆石、寄生虫和其他外来物质都能造成梗阻并且为细菌过度增殖提供条件。

（二）诊断

1.症状与体征

化脓性胆管炎多由胆总管阻塞引起，发病急骤。典型表现为上腹痛、寒战高热和黄疸，称为Charcot三联征，病情继续发展，还可以出现休克和意识障碍，即Reynolds五联征。腹痛因梗阻的部位而异，肝外梗阻疼痛明显，持续性疼痛阵发性加重，肝内梗阻疼痛较轻。高热，体温一般在39℃以上，也有一部分患者可达到40～41℃，呈弛张热型。黄疸随着病程的长短和胆道梗阻的部位而异，病程长者，多有明显的黄疸。神经系统症状主要表现为神情淡漠、嗜睡、神志不清，甚至昏迷。合并休克者可以表现为躁动、谵妄等。查体有时可触及增大且压痛的胆囊。

2.化验检查

可有白细胞增多，＞20×10⁹/L，中性粒细胞增多，胞质内可以出现中毒颗粒；血小板计数减少，影响该病预后；肝功能有不同程度的受损，血清胆红素和转氨酶升高；代谢性酸中毒，电解质紊乱也常见。

3.影像学检查

彩超能够及时了解胆道梗阻的部位和病变性质以及肝内外胆管扩张情况,对诊断很有帮助。也可以行 CT、MRCP 检查。

结合典型的临床表现、实验室及影像检查常可以做出诊断。化脓性胆管炎病程中出现低血压或休克(收缩压<70mmHg)或具备 2 项以上的下列表现,即可诊断为重症急性胆管炎:体温>39℃或<36℃;脉搏>120 次/分;白细胞>20×10⁹/L;胆汁呈脓性,胆管内压力明显增高;血培养阳性;精神障碍,包括反应迟钝、定向力异常、烦躁谵语、神志恍惚甚至昏迷。

(三)治疗

化脓性胆管炎起病急,严重者可以威胁到患者的生命,对于未达到重症急性胆管炎程度者,可先行非手术治疗。

1.非手术治疗

包括使用抗生素、纠正水、电解质紊乱,补充血容量,禁食水、胃肠减压,给予解痉、镇痛治疗。严密观察病情,大多数患者经上述治疗后症状可缓解。如病情不见好转,上述非手术治疗是手术治疗的必要准备。

2.手术治疗

抢救患者生命,手术应该力求简单有效,治疗原则是紧急手术解除胆道梗阻并引流,及早有效地降低胆管内压力。常用的手术方法是胆总管探查、T 形管引流术,遇到有结石或蛔虫可同时取出,但要注意肝内胆管引流通畅。术后需要全身治疗,待病情平稳后,再行胆道造影,根据病情做进一步处理。

3.非手术方法胆管减压引流

可以达到不开腹就能引流胆管的目的,能迅速有效地改善临床症状,降低急诊手术风险。常用的方法有经内镜鼻胆管引流术、经内镜括约肌切开术、经皮肝穿刺胆道引流。如以上方法引流后病情无好转者仍应实施开腹手术。

五、肝外伤

在腹部外伤中,肝外伤约占 15%～20%,且右肝较左肝多见。肝脏质地较脆,血运丰富,受伤后极易破裂发生腹腔内出血和胆汁漏入腹腔,引起失血性休克和胆汁性腹膜炎,若不作及时而正确的处理,后果将十分严重。一个多世纪以来,人们对肝外伤的认识和治疗已取得了很大进步。第一次世界大战期间的肝外伤总死亡率超过 80%,到第二次世界大战后期,由于麻醉、抗休克及复苏术的进步,以及对肝外伤手术治疗和充分引流重要性的认识,使肝外伤总死亡率降至 27%。20 世纪 50 年代以来,随着肝脏外科的发展以及肝外伤治疗经验的积累,肝外伤总死亡率进一步下降,约为 14%～20%。但是,重度或复杂性肝外伤的死亡率仍可高达 50%。因此,进一步提高肝外伤的诊治水平、降低死亡率仍是当今外科医师所面临的重要课题。

(一)病因和分类

1.病因

引起肝外伤的原因很多。总的来说,战争年代绝大多数为火器伤,如刺刀刺伤、子弹穿透伤等;平时,除刃器和火器伤外,大多数为交通事故、工业事故所致的挤压伤或钝性伤,常合并多器官外伤,致使病情复杂化,救治困难,死亡率增加。此外,由于经皮肝穿刺技术广泛地应用于临床肝胆疾病的诊断和治疗,文献中已报告有采用此技术而引起的医源性肝外伤者。新生儿分娩通过狭窄的产道遭受挤压,助产或复苏窒息新生儿手法不当,均有可能引起肝外伤,但较罕见。

2.分类与分级

根据肝外伤是否与外界相通可将其分为两大类:开放性肝外伤和闭合性肝外伤。开放性肝外伤多是由于锐性外力如枪弹、刺刀等贯穿或刺入胸或腹壁而引起。闭合性肝外伤多是由于钝性外力如挤压、撞击、爆震等原因使肝脏受到冲击而引起,患者的胸或腹壁无伤口,或是有伤口,但并未贯通胸或腹壁的全层。根据其病理解剖,又可将闭合性肝外伤分为三种类型:①肝包膜下血肿,即肝包膜完整,未受损伤,而位于肝包膜下浅层的肝实质破裂,血液积聚在肝包膜下,使之与肝实质分离,形成肝包膜下血肿。若出血量较多,可形成巨大肝包膜下血肿。②真性肝破裂,即肝包膜和肝实质同时破裂,按其破裂的程度又分为肝实质挫裂伤、肝实质断裂伤和肝实质毁损伤。③中央肝破裂,即肝脏中央部位的肝实质破裂,常伴有肝内动脉、门静脉、肝静脉或胆管支的损伤。肝中央部位肝组织的损伤有时可能很严重,而肝表面的裂口却很小甚或无破裂,肝包膜保持完整,肝内出血及漏出的胆汁不能外溢,继而形成血肿。

目前,对肝外伤伤情评估多采用美国创伤外科协会(AAST)1994年提出的6级分级标准和国内的3级分法。美国AAST分级:Ⅰ级:包膜下血肿,占肝表面积<10%;包膜撕裂,实质裂伤深度<1cm;Ⅱ级:包膜下血肿,占据肝表面积的10%～50%,实质内血肿<10cm,裂伤深度1～3cm,长度<10cm;Ⅲ级:包膜下血肿,大于肝表面积50%或进行性扩张;实质内血肿>10cm或正在扩张;实质裂伤深度>3cm;Ⅳ级:实质破裂累及肝叶25%～75%或者在一叶内累及1～3个段;Ⅴ级:实质破裂累及肝叶>75%或在一叶内累及3个以上肝段;肝旁静脉损伤,如肝后下腔静脉损伤及肝静脉主干损伤;Ⅵ级:肝脏撕脱。一般认为伤情在Ⅲ级以内为轻度肝损伤,在Ⅲ级以上为重度或复杂性肝损伤。国内3级分法:Ⅰ级:肝脏裂伤深度<3cm,Ⅱ级:合并肝动脉、肝胆管的2～3级分支损伤。Ⅲ级:肝损伤累及肝动脉、门静脉、胆总管或其一级分支。但在临床工作中,尚需要考虑合并的脏器损伤和血流动力学情况以及结合患者病情的动态变化,对肝外伤的严重程度做出全面准确的判断。

(二)诊断

开放性肝外伤,根据其受伤部位、伤道的方向、腹部体征等,诊断一般不难。但需注意的是胸部穿透伤常能贯通膈肌引起肝脏损伤。

闭合性肝损伤伴有典型的失血性休克及腹膜刺激征者结合外伤病史易做出诊断。但对一些有合并伤的患者,如脑外伤神志不清,多发性骨折伴休克,年老体弱反应迟钝者要提高警惕,以免漏诊。肝硬化或肝癌患者轻度外伤即可引起肝破裂,不可掉以轻心。腹腔穿刺、腹腔灌洗、B超、CT对鉴别有无肝脏损伤及损伤的部位和程度很有价值。临床诊断中应该回答以下问题:①是否有肝外伤或腹腔内其他实质脏器伤;②腹腔内出血的状况,是否出血已经停止或仍在出血;③肝外伤的大致分级;④有无其他合并伤,特别是腹腔内空腔脏器伤;⑤血流动力学情况和生命体征是否稳定。

1.腹腔穿刺、腹腔灌洗

腹腔穿刺对肝外伤的诊断阳性率可达 90％～95％，并可反复进行。一般来说，当腹腔穿刺能抽出 0.1mL 以上的不凝固血液时，便可以诊断为腹腔内出血。即使采用这个标准，一次穿刺的假阴性率还很高，为 20％～30％。为了降低假阴性率，可以根据实际情况作反复多次穿刺，必要时可作腹腔灌洗。腹腔穿刺和腹腔灌洗术可以判定腹腔内有无损伤出血，但不能判断出血的来源。然而为明确腹腔内是否有积血，腹腔穿刺仍不失为快捷而简便的方法。

2.B 型超声检查

可作为腹部闭合性损伤的首选方法。其主要优点有：操作简单、无创伤、价格低廉；可在床边进行，不会因搬动而加重伤情；可反复进行检查，便于动态观察。在诊断不能明确时，可在短时间内复查。肝外伤施行 B 型超声检查时，应注意如下几个方面：①注意盆腔、肝肾间隙及肝脏周围有无积液。如有积液，可在 B 超引导下穿刺，抽出不凝固血液，可证明腹腔内出血。②注意肝包膜及浅层肝实质有无断裂。如有肝包膜及其相应部位肝实质断离，应确定其部位、数目以及肝脏表面裂口的长度及深度。③注意肝包膜下及中央区肝实质内有无局限性积液。如有肝包膜下或中央区肝实质内局限性积液，提示为血肿形成。

3.CT 检查

能为腹腔内脏器损伤和出血提供更准确的信息，如肝损伤严重程度、腹腔积血的量以及其他腹腔脏器、腹膜后组织有无受损，并且还可作前后对比，了解伤情发展的趋势。在病情允许及血流动力学稳定的情况下，患者仍需接受 CT 检查，尤其对于伤情复杂的病例更为必要。肝外伤 CT 表现包括破口，包膜下或实质组织的血肿，肝真性破裂，肝静脉是否受损等。此外，CT 检查对评估肝脏损伤的并发症如延迟出血，肝脏或肝脏旁的脓肿，外伤后假性动脉瘤以及肝外伤的非手术治疗的监测均有其重要的价值。

还有一些特殊检查，如选择性肝动脉造影、放射性核素肝扫描及磁共振等，对危重肝外伤患者不能采用。但对休克不明显、全身情况较好或创伤后有并发症者可考虑采用，如肝组织缺血坏死、胆道出血及肝内血肿等，可借助这些方法进行定性、定位诊断。其他的一些现代影像学技术在急诊时的应用价值受到限制，肝外伤的后期，为了发现和治疗并发症，常需要多种检查手段联合施行。

值得提出的是，肝外伤常合并其他部位的严重创伤，例如在交通事故、建筑物倒塌、高处坠下、严重挤压情况下，患者常合并脑、胸部、骨盆外伤等，在抢救时易将其他部位的合并伤忽略。因此，在腹部闭合伤时，除了应提高对肝外伤诊断问题的注意外，同时还应注意有无其他部位合并伤的存在。

（三）治疗

1.紧急处理

首先要保持呼吸道通畅，充分给氧。迅速建立两条以上的静脉通道保证输血输液通畅，避免重要脏器的血流灌注不足。输液通道不宜建立在下肢，因肝外伤时可能合并下腔静脉损伤；手术处理肝外伤时，常需要填塞、压迫及翻转肝脏，有时需要阻断下腔静脉，妨碍或阻断了下腔静脉的回心血流。最好有一条静脉通路是经皮穿刺置管于锁骨下静脉或颈内静脉，既有利于快速输液又有利于监测中心静脉压，以调节输液量。留置尿管，观察每小时尿量。在病情好转、生命体征平稳的情况下,应完成必要的检查,诊断明确后再做治疗计划。有休克者,要快速输入浓缩红细胞、血浆、胶体溶液及等渗盐水,以维持血容量及补充功能性组织液。值得注意的是,在复苏过程中应密切注意血压、中心静脉压变化,避免输液量过多而发生肺水肿。在上述紧急处理的过程中,需及时把握手术时机,可在输血、补液扩容的同时积极手术。不能等到休克纠正后再处理损伤,这样常失去挽救患者生命的机会。

2.非手术治疗

按传统观念,明确诊断的肝外伤均应施行手术治疗。然而随着影像学诊断技术的迅速发展,尤其是 B 超、CT 能更好地判断肝损伤的程度和腹部其他部位的损伤,肝外伤的非手术治疗取得较好的效果,这也是肝外伤治疗的重要进展。最初,非手术治疗仅用于轻度闭合性肝外伤、少量腹腔积血、血流动力学稳定、无其他需要手术处理的腹部损伤的患者。但随着经验的积累,非手术治疗的适应证逐渐扩大。Malhotra 等对闭合性肝外伤的非手术治疗进行了前瞻性研究,发现只要是血流动力学稳定而又没有其他需手术处理的腹部伤,就可以非手术治疗,不管肝外伤的程度如何。但他们的报道也指出,随着肝外伤程度的加重,能接受非手术治疗患者的比例从 89.7% 下降到 60.8%,而非手术治疗失败率也从 2.9% 上升到 22.6%。

目前,肝外伤非手术治疗的适应证没有统一标准,一般认为应具备以下条件:①血流动力学稳定或经复苏后稳定;②没有腹膜炎体征;③无须手术处理的其他腹部损伤;④肝损伤程度在Ⅲ级以内;⑤腹腔积血<500mL;⑥肝外伤并不需要大量输血者。值得注意的是,在非手术治疗过程中需严密观察,同时做好手术准备。若没有 CT 扫描和重症监护条件,不宜采用非手术治疗。

对诊断已明确的肝外伤患者采用非手术治疗期间,严密观察病情变化及动态床旁超声检查非常重要。若患者出现生命体征变化或腹腔内出血每小时超过 200mL,应立即进行剖腹探查。非手术治疗期间,患者应绝对卧床休息 2 周以上,给予止血、抗感染、输血补液及对症处理等。止血药物可考虑以促凝、抗纤溶药物联用,必要时联用小血管收缩剂。抗生素的选择以胆汁中可能存在的细菌为依据。腹胀患者可行胃肠减压术,以促进胃肠功能恢复,使腹内积血易于吸收。对有小量活动性出血的患者,可行选择性肝动脉造影,查找出血灶后行栓塞治疗,效果较好。观察治疗期间,还应注意包膜下血肿发生延迟性肝出血的可能。

3.手术治疗

当肝外伤严重,有明显腹腔内出血、腹膜炎症状时均应在纠正休克的同时行剖腹探查术。手术的基本原则是确切止血、彻底清创和充分引流、处理合并伤。手术探查切口一般选择上腹正中切口,必要时可迅速向各方向延长。对肝外伤诊断十分明确时,可采用右肋缘下切口。切口宜大,暴露充分,利于寻找出血部位。肝外伤术中必须首先解决的问题是出血,因为大多数肝外伤死亡病例均系出血量大或术中未能有效控制出血所致。若进入腹腔后仍有大量出血,术者应迅速用手捏住整个肝十二指肠韧带,然后用心耳钳阻断第一肝门。采用此方法,一般能迅速控制来源于门静脉和肝动脉的大出血,并得以维持血容量和纠正致命的酸中毒。一般认为,常温下阻断正常人入肝血流安全时限可达 60 分钟,如患者有明显肝硬化或其他弥漫性肝实质病变时,常温下每次阻断入肝血流的时限最好不要超过 15 分钟。需要指出的是,在探查过程中,一定要避免过分用力牵拉肝,以免加深撕裂肝上的伤口,造成更大量的出血。如果阻断第一肝门未能控制大量出血,说明有肝后腔静脉或肝静脉主支破裂,应以纱布垫填塞伤口,压迫止血,并立即切断肝镰状韧带及冠状韧带,显露第二或第三肝门,查清出血的部位予以止血,然后根据肝损伤严重程度,决定选择何种手术方式。目前,手术方法很多,如用 Pringle 法阻断入肝血流,进行肝切除或通过指折法显露损伤部位结扎血管和胆管,然后用带蒂大网膜填塞后缝合修补;对更严重的患者,可进行肝切除加选择性肝动脉结扎,或全肝血流阻断下行肝后下腔静脉修补,或肝周纱布填塞等等。因此,需根据肝外伤的程度、出血部位和全身情况选择较好的手术方法来控制出血和减少术后感染。

(1)单纯缝合术:肝单纯的裂伤,裂口深度小于 2cm,可不必清创,予以单纯缝合修补即可。大多数伤口可做间断缝合或褥式缝合。缝合要点是经裂口底部缝合,不残留无效腔,并常规放置引流。出血已经停止者可不必缝合,适当引流即可。

(2)肝清创、大网膜填塞缝合修补术:肝实质裂伤出血时,最好方法是彻底清除失活、脱落的肝组织,分别结扎肝创面处的血管和胆管。清创时,通常在常温暂时阻断第一肝门,然后用电刀切开损伤处创缘的肝包膜,用手指法断离失活的肝组织直至正常肝实质。清除毁损的肝实质后,可显露出肝断面处受损伤的血管及胆管,钳夹后予以结扎或缝合。较大的血管(门静脉、肝静脉)支或肝管损伤,用 5-0 无损伤针线缝合修补。解除肝门阻断,观察 3~5 分钟,确认已彻底清除及完全止血后,用一带蒂大网膜条填入肝创口内,再将肝创缘予以褥式缝合。若手术时发现有肝包膜下血肿,应将血肿切开,清除血块并对创面予以彻底止血。肝脏的清创术一般只限于清除失活、脱落、离断血液供应的肝组织,以减少日后发生坏死、液化、感染的机会,无须作创缘切除,更不必要作大块肝切除。

(3)肝动脉(或选择性肝动脉)结扎术:经彻底清创后肝断面仍出血不止,这种出血多来自于肝动脉系统,因为肝内门静脉和肝静脉系统压力低,出血比较容易自行停止。对于这种情况,可考虑采用肝动脉结扎或选择性肝动脉结扎术来控制出血。另外,广泛性肝包膜下血肿和肝切面的弥漫性出血也是肝动脉结扎的适应证。结扎肝总动脉最安全,但止血效果有时不满意。结扎左肝或右肝动脉效果肯定,术后虽然肝功能可能波动,但由于侧支循环的建立,预后较好。

(4)肝切除术:对肝外伤裂口深、破碎毁损面积大者,缝合加引流或动脉结扎效果都不满意,死亡率和并发症发生率很高,而正确地施行肝切除术,可能使相当一部分伤员获救。急诊肝切除主要分规则性肝切除和清创性肝切除。如果发生在左外叶也可行规则性肝左外叶切除。但在严重肝外伤的情况下,行规则性肝切除死亡率高,可达 40%~50%。目前,多不主张采用规则性肝切除术。肝外伤施行肝切除术仅适应于如下几种情况:①整个肝段或肝叶损坏,无法修补;②一侧肝脏的主要血管及胆管损伤;③合并下腔静脉损伤,不切除肝组织而无法显露止血。

(5)纱布块填塞术:纱布填塞治疗肝外伤曾被广泛使用,但此法有并发肝周或肝内感染以及取纱布时引起再次出血的可能。目前,纱布块填塞法仍有一定的应用价值,如由于医院的条件或技术能力等原因,不能对严重的肝外伤进行彻底止血手术者,为了尽快地控制肝创口出血,挽救患者的生命,此时应采用纱布填塞,可为转送上级医院争取再次手术赢得时间;又如,由于大量失血及大量输入库存血,出现凝血机制紊乱,肝创面大量渗血而难以控制,此时应立即用纱布填塞压迫止血,终止手术。过去认为,为了防止继发感染,用于填塞止血的纱布应于术后3～5天内逐渐取出。现在看来,这一期限太短,过早取出纱布是发生再出血的重要原因。填塞纱布时,可在其周围放置2～3根引流管,以便及时将肝创面周围的渗出物排出,是防止局部继发感染的有效措施。

(6)肝移植术:极重度肝外伤无法控制出血或即使控制出血但不可避免发生肝功能衰竭,此类高危患者可考虑风险极大的肝移植术。通常采用两步法:先将损伤的肝脏切除,达到彻底止血的目的,并积极扩容纠正休克。在无肝期采用生物人工肝及多种辅助措施维持患者的生命,同时紧急寻求供肝,进行二期肝移植。由于在肝供源上存在问题,目前文献报告不到10例,术后约40%的患者存活。该方案尚难常规应用于临床。

(7)肝外伤伴肝旁血管伤的处理:肝外伤如累及大血管,尤其是肝静脉、下腔静脉损伤,死亡率高达80%以上。死亡原因主要是大出血,空气、肝破碎组织栓塞。当阻断第一肝门后出血停止,多为肝动脉、门静脉损伤。探明伤口后,小的血管裂伤可行修补缝合术,损伤严重者可行端端吻合术。如为肝静脉或肝后下腔静脉损伤时应立即用纱布填塞止血,切断右侧肝冠状韧带、三角韧带游离肝右叶,暴露肝后下腔静脉外侧缘,寻找裂口后缝合修补。当肝静脉在汇入下腔静脉处破裂或肝上下腔静脉破裂时,可通过胸腹联合切口打开膈肌直视下修补。伴有严重的肝右叶损伤时,可先行肝右叶切除术,直接暴露右肝静脉和肝后下腔静脉修补,但手术打击大,病死率高。出血汹涌经纱布填塞无效时,可采用常温下全肝血流阻断后从后方修复伤处或经肝正中裂从前方分离肝实质到达下腔静脉并缝合伤处。

需要强调的是,充分引流是减少肝外伤术后并发症的重要措施。肝创面处理完毕后,常规在肝创面处放置1～2根双腔负压吸引管,如创面大、肝损伤严重,尚应在膈下放置一根双腔引流管,以便充分地引流渗出的胆汁和血液。

(四)术后并发症

肝外伤术后并发症与肝损伤的程度和治疗是否及时、得当密切相关。常见的并发症有感染、出血、肝组织坏死及胆汁漏等,严重肝外伤尚可出现肺、肝、肾、心等多系统脏器功能衰竭,预后恶劣。

感染最为常见,可表现为伤口感染、膈下感染、腹膜炎和肝脓肿等。血液、胆汁及失去生机的坏死或液化肝组织,为细菌繁殖继发感染创造了良好条件。严重感染可导致中毒性休克。建立通畅引流、加强抗感染及全身支持治疗是基本的处理原则。对肝脓肿或膈下脓肿,可采用B超或CT引导下经皮穿刺置管引流,多不必行二次开腹手术。

肝外伤手术处理后自腹腔引流管中会有少量血性液体流出,术后第1个24小时内引流量通常在300mL以内,很少超过500mL,而后出血量渐渐减少,并自行停止。若出血量明显增加,且心率加快,血压呈下降趋势,则提示仍有活动性出血。术后早期出血可由止血不彻底或凝血功能紊乱所致。术后经一稳定期后再出血,常为胆道出血或假性动脉瘤破裂引起。不同原因的出血应区别对待。假性动脉瘤所致的胆道出血,可经血管造影确定出血部位后再做选择性插管栓塞疗法。肝包膜下血肿迟发性破裂出血,过去主张一律手术。目前认为,如原有血肿很大,出血猛烈引起血压波动的以手术为宜;原有血肿不大,出血比较缓和,经输液及输血治疗能保持病情稳定的,还可行非手术治疗。因肝内血肿感染继发性出血颇为棘手,若破裂的血管较小,局部充分引流加缝扎或许能避免再出血。出血凶猛或反复出血者,应避开感染出血部位进行处理,如肝叶切除、肝动脉结扎、选择性血管造影栓塞等。

胆漏也较常见,如无远端胆道阻塞,少量的胆漏一般均可经保守治疗而治愈。如胆漏量较多,说明破裂的胆管支较大或同时有远端胆管阻塞,应采取手术治疗。

第二节 原发性肝癌

一、流行病学

原发性肝癌是世界上流行率最高的 10 种恶性肿瘤之一。主要发生于温暖、潮湿、居民饮用闭锁水系的地区。其病程短,死亡率高。在我国广泛流行,占恶性肿瘤的第三位,其发病率为欧美的 5～10 倍,约占全世界肝癌病例的 42.5%。发病年龄可由 2 月婴儿至 80 岁以上老人,而 40～49 岁为发病年龄高峰。男性较女性的发病率显著高,高发地区男女之比为(3～4):1.美国为 2.4:1,英国为 3.1:1,加拿大为 2:1,我国为 7.7:1。女性肝癌发病较少,是否与内分泌系统有关,有待研究。70 年代我国肝癌硬化死亡率为 10.09/10 万人,每年9～11 万人死于肝癌,其中男性死亡率达 14.52/10 万人,为第三位恶性肿瘤;女性为5.61/10 万人,为第四位恶性肿瘤,上海地区最高 17.68/10 万人,云南最低 4.41/10 万。据部分城市和农村统计肝癌死亡率在部分城市中为第三位恶性肿瘤,仅次于肺癌(32.89/10 万)和胃癌(21.51/10 万),部分农村中为第二位恶性肿瘤,仅次于胃癌(25.94/10 万)。死亡年龄从20 岁组突然上升,40 岁组达最高峰,70 岁以后有所下降。

我国原发性肝癌的地理分布显示,沿海高于内地;东南和东北高于西北、华北和西南;沿海江河口或岛屿高于沿海其他地区。而且即使在同一高发区,肝癌的分布亦不均匀。

二、病因学

和其他恶性肿瘤一样,原发性肝癌的病因仍不十分清楚。实验证明,很多致癌物质均可诱发动物肝癌,但人类肝癌的病因尚未完全得到证实。根据临床观察,流行病资料和一些实验研究结果表明,肝癌可能主要与肝炎病毒、黄曲霉素、饮水污染有关。

(一)病毒性肝炎

1.乙型肝类病毒(HBV)

HBV 与肝细胞癌(HCC)的关系已研究多年,发现乙肝病毒与原发性肝癌有一致的特异性的因果关系,归纳为:①二者全球地理分布接近,乙型肝炎高发区,其肝癌的发病率也高,我国肝癌三个高发区(启东、海门、扶缓)研究结果表明 HBsAg 阳性者发生肝癌的机会较 HBsAg阴性者高6～50 倍。②原发性肝癌患者的血清学与病理证实其 HBsAg 阳性高达 89.5%,抗-HBc 达 96.5%,明显高于对照人群(5% 以下);免疫组化亦提示 HCC 者有明显 HBV 感染背景;在肝癌流行区及非流行区,男性 HBsAg 慢性携带者发生原发性肝癌的危险性相对恒定,且前瞻性研究表明，HBsAg 阳性肝硬化者发生原发性肝癌的概率比 HBsAg 阴性肝硬化者高，且标志物项越多(除抗-HBs)患肝癌危险性越高，流行病学调查证明病毒感染发生在肝癌之前。③证实 HCC 患者中有 HBV-DNA 整合，我国 HCC 患者中有 HBV-DNA 整合者占68.2％。分子生物学研究提示 HBV-DNA 整合可激活一些癌基因(如 N-ras、K-ras 等)，并使一些抑癌基因突变，已发现 HB。Ag 的表达与 p53 突变有关。④动物模型(如土拨鼠、地松鼠、鸭等)提示动物肝炎与肝癌有关。

我国约 10％人口为 HBsAg 携带者，每年约有 300 万人可能从急性肝炎转为慢性肝炎，每年约 30 万人死于肝病，其中 11 万死于肝癌。肝炎的垂直传播是肝癌高发的重要因素，表面抗原阳性的孕妇可使40％～60％婴儿感染乙型肝炎，这些婴儿一旦感染乙型肝炎，约有 1/4 可能发展到慢性肝炎，还有一部分发展到肝硬化和肝癌。国外有学者认为，高发区婴儿接种乙型肝炎疫苗，可减少 80％的肝癌患者。

2.丙型肝炎病毒(HCV)

HCV 主要经血传播，亦可由性接触传播，HCV 与 HCC 关系的研究近年受到重视。在西班牙、希腊 HCC 的抗-HCV 阳性率分别达到 63％和 55％，HBsAg 阳性率为 39％左右，而印度抗-HCV 阳性率为 15.1％，香港 7.3％，上海为 5％～8％，表明该型肝炎病毒与肝癌的关系有地理分布关系。

流行病学的证据说明 HBV 是肝癌发生的重要危险因素，但不是唯一的因素。HCV 与肝癌的关系在部分地区如日本、西班牙、希腊可能是重要的，在中国的作用有待进一步研究。流行病学研究提示了病毒病因参与了肝癌的发病过程，随着分子生物学的发展，进一步从分子水平提示了病毒病因的作用机制。乙肝肝炎病毒(HBV)在人肝癌中以整合型 HBVdNA 和游离型 HBVdNA 两种形式存在。病毒在整合前，首先要通过游离病毒的复制，因此在早期以游离型 HBVdNA 存在于肝癌中，由于整合型 HBVdNA 中，相当部 X 基因存在断裂，部分或全部缺少，游离型 HBVdNA 可能是 X 基因表达的反式激活因子。

3.黄曲霉素(AF)

黄曲霉素和产生曲霉的产毒菌的代谢产物，动物实验证明有肯定的致癌作用。黄曲霉毒素 B1(AFB1)是肝癌的强烈化学致癌物，能诱发所有实验动物发生肝癌；在人体肝脏中发现有纯代谢黄曲霉素及黄曲霉毒素 B1 的酶。霉变食物是肝癌高发区的主要流行因素之一，肝癌高发区粮食的黄曲霉素及黄曲霉素污染程度高于其他地区。这可能与肝癌高发区多处于温潮湿地带真菌易于生长有关，非洲和东南亚曾进行过黄曲霉素与肝癌生态学研究，发现男性摄入的黄曲霉毒素高的地方，肝癌发病率亦高；摄入黄曲霉素的剂量与肝癌发病率经呈线性函数关系 Y(肝病发病率)＝0.42×AFBlng/kg＋6.06。分子流行病学的研究，也进一步证实黄曲霉素曲霉毒素 B1(AFB1)与肝癌发生密切相关。

(二)其他

微量元素、遗传因素等在原发性肝癌发病中有一定作用。有人认为硒是原发性肝癌发生发展过程中的条件因子，有资料表明血硒水平与原发性癌发病率呈负相关。硒的适量补充可降低原发性肝癌发病率的 2/3～1/3。国内外均有原发性肝癌高发家系的报道，我国启东对原发性肝癌和健康对照组家庭中肝癌的发生情况进行调查，结果表明原发性肝癌高于对照组，统计学检验有显著差异。另外发现肝细胞癌与血色素沉着症(一种罕见的遗传代谢异常)的联系仅仅存在于那些患此病而长期生存以致产生肝硬化的患者。通常情况下遗传的是易患肿瘤的体质而非肿瘤本身。此外饮酒、吸烟、寄生虫,某些化学致癌物、激素、营养等与人类肝癌的关系尚有不同的看法。迄今认为,原发性肝癌是多因素协同作用的结果,在不同的阶段,不同的地区,其主要因素可能会有所不同。肝炎病毒 HBV、HCV、黄曲霉素、亚硝胺、饮水污染是原发性肝癌的主要病因。因此,管水、管粮、防治肝炎是预防肝癌的主要措施。

三、诊断

(一)分型与分期

1.大体分型

肝癌大体分型为

(1)巨块型:除单个巨大块型肝癌外,可由多个癌结节密集融合而成的巨大结节。其直径多在 10cm 以上。

(2)结节型:肝内发生多个癌结节,散布在肝右叶或左叶,结节与四周分界不甚明确。

(3)弥漫型:少见,癌结节一般甚小,弥漫分布于全肝,与增生的肝假小叶有时难以鉴别,但癌结节一般质地较硬,色灰白。

(4)小肝癌:单个癌结节直径小于 3cm,癌结节数不超过 2 个,最大直径总和小于 3cm。

2.组织学分型

(1)肝细胞癌:最常见,其癌细胞分类似正常肝细胞,但细胞大小不一,为多角,胞质丰富,呈颗粒状,胞核深染,可见多数核分裂,细胞一般排列成索状,在癌细胞索之间有丰富的血窦,无其他间质。

(2)胆管细胞癌:为腺癌,癌细胞较小,胞质较清晰,形成大小不一的腺腔,间质较多,血管较小。在癌细胞内无胆汁。

(3)混合型肝癌:肝细胞癌与胆管细胞癌混合存在。

(4)少见类型

①纤维板层型:癌细胞索被平行的板层排列的胶原纤维隔开,因而称为纤维板层肝癌(FCL)。以多边嗜酸肿瘤细胞聚成团块,其周围排列着层状排列的致密纤维束为特征。FCL肉眼观察特征,绝大多数发生在左叶,常为单个,通常无肝硬化和切面呈结节状或分叶状,中央有时可见星状纤维瘢痕,这些有助于区别普通型 HCC,电镜下 FCL 的胞质内以充满大量线粒体为特征,这与光镜下癌细胞呈深嗜酸性颗粒相对应。有人观察到 FCL 有神经分泌性颗粒,提示此癌有神经内分泌源性。

②透明细胞癌:透明细胞癌肉眼所见无明显特征,在光镜下,除胞质呈透明外,其他均与普通 HCC 相似,胞质内主要成分是糖原或脂质。电镜下透明癌细胞内细胞器较普通 HCC 为少。透明细胞癌无特殊临床表现,预后较普通 HCC 略好。

3.原发性肝癌分期

(1)我国肝癌的临床分期:根据全国肝癌会议拟定的分期标准。

Ⅰ期　无明确肝癌症状和体征,又称亚临床期。

Ⅱ期　出现临床症状或体征无Ⅲ期表现者。

Ⅲ期　有明显恶病质、黄疸、腹腔积液或远处转移之一者。

(2)国际抗癌联协(UICC)的 TNM 分期

①分期符号说明

T——原发性肿瘤,N 局部淋巴结,M 远处转移。

T_1　孤立的肿瘤;最大直径在 2cm 或以下;无血管浸润。

T_2T_1　中三项条件之一不符合者。

T_1T_1　三项条件 2 项不符合者。

T_2T_3　二者包括多发肿瘤但局限于一叶者。

T_4　多发肿瘤分布超过一叶或肿瘤累及门静脉或肝静脉的主要分支(为便于分期划分肝两叶之平面设于胆囊床与下腔静脉之间)。

N——局部淋巴结

N_0　无局部淋巴结转移

N_1　局部淋巴结转移。

M——远处转移

M_0　无远处转移

M_1　远处转移。

②分期标准

Ⅰ期　T_1,N_0,M_0

Ⅱ期　T_1,N_0,M_0

Ⅲ期　$T_1,N_1,M_0;T_2,N_1,M_0;T_3,N_0,N_1,M_0$

ⅣA期　T_4,N_0,N_1,M_0

ⅣB期　$T_1\sim T_4,N_0,N_1,M_1$

(二)症状与体征

早期小肝癌因缺乏临床症状和体征被称为"亚临床肝癌"或"Ⅰ期肝癌",常能在普查、慢性肝病患者随访或健康检查时出现甲胎蛋白异常升高或(和)超声异常而发现。一旦出现临床症状和体征已属中晚期。

1.临床症状

肝区痛,消瘦、乏力、食欲缺乏、腹胀是肝癌常见症状。

(1)肝区痛:最常见,多由肿瘤增大致使肝包膜绷紧所致,少数可由肝癌包膜下结节破裂,成肝癌结节破裂内出血所致。可表现为持续钝痛,呼吸时加重的肝区痛或急腹症,肿瘤侵犯膈肌疼痛可放散至右肩和右背,向后生长的肿瘤可引起腰痛。

(2)消化道症状:因无特征往往易被忽视,常见症状有食欲缺乏、消化不良、恶心、呕吐、腹泻等。

(3)全身症状:乏力、消瘦、全身衰竭,晚期患者可呈恶病质状。

(4)黄疸:可因肿瘤压迫肝门、胆管癌栓、肝细胞损害等引起,多为晚期症状。

（5）发热：30％～50％患者有发热，一般为低热，偶可达 39℃ 以上，呈持续或午后低热，偶呈弛张型高热。发热可因肿瘤坏死产物吸收、合并感染、肿瘤代谢产物所致。如不伴感染，为癌热，多不伴寒战。

（6）转移灶症状：肿瘤转移之处有相应症状，有时成为本病的初始症状。如肺转移可引起咯血、咳嗽、气急等。骨转移可引起局部痛或病理性骨折，椎骨转移可引起腰背痛、截瘫，脑转移多有头痛、呕吐、抽搐、偏瘫等。

（7）伴癌综合征：即肿瘤本身代谢异常或癌组织对机体的影响引起内分泌或代谢方面的症候群，可先于肝症状出现。

①自发性低血糖症：发生率 10％～30％，肝细胞能异位分泌胰岛素或胰岛素样物质；肿瘤抑制胰岛素酶或分泌一种胰岛 β 细胞刺激因子或糖原储存过多；肝组织糖原贮存减少，肝功能障碍影响肝糖原的制备。以上因素造成血糖降低，形成低血糖症，严重者出现昏迷、休克导致死亡。

②红细胞增多症：2％～10％患者可发生，肝癌切除后常可恢复正常，可能与肝细胞产生促红细胞生成素有关。肝硬化患者伴红细胞增多症者宜警惕肝癌的发生。

③其他：罕见的尚有高钙血症、高脂血症、皮肤卟啉癌、类癌综合征、异常纤维蛋白原血症等。

2.体征

（1）肝、脾大：进行性肝大是其特征性体征之一，肝质地硬，表面及边缘不规则，部分患者肝表面可触及结节状包块。合并肝硬化和门静脉高压者，门静脉或脾静脉内癌栓或肝癌压迫门静脉或脾静脉可出现脾大。

（2）腹腔积液：合并肝硬化和门静脉高压或门静脉、肝静脉癌栓所致。为淡黄色或血性腹腔积液。

（3）黄疸：常因癌肿压迫或侵入肝门内主要胆管或肝门处转移性肿大淋巴结压迫胆管所致梗阻性黄疸；癌肿广泛破坏肝脏引起肝细胞坏死形成肝细胞性黄疸。无论梗阻性或肝细胞性黄疸，亦无论肿瘤大小，一旦出现黄疸多属晚期。

（4）转移灶的体征：肝外转移以肺、淋巴结、骨和脑为最常见。转移灶发展到一定大小时可出现相应的体征，而较小的转移瘤往往无体征。

（三）影像学表现

由于电脑技术与超声波、X 线、放射性核素、磁共振等的结合，大大提高了肝癌早期诊断的水平。目前常用的影像学诊断方法有超声显像（US），电子计算机断层扫描（CT）、磁共振成像术（MRI）、放射性核素显像（SPECT）和选择性血管造影（PAS）、选择腹腔动脉、肝动脉造影等。

1.超声显像（US）

US 是肝癌定位诊断中最常用的分辨力高的定位诊断方法，单用二维 B 型超声对肝癌的确诊率为76％～82.2％。可检出 2cm 以内的小肝癌。图像主要特征为肝区内实性回声光团，均质或不均质，或有分叶，与周围组织界限欠清楚，部分有"晕环"。可显示肿瘤位置、大小、并了解局部扩散程度(如有无门静脉、肝静脉、下腔静脉、胆管内癌栓、周围淋巴结有无转移等),近年术中 B 型超声的应用,提高了手术切除率,随着超声波技术的进展,彩色多普勒血流成像(DFI)可分析测量进出肿瘤的血液,以鉴别占位病灶的血供情况,推断肿瘤的性质。另外以动脉 CO_2 微泡增强作用对比剂的超声血管造影有助于检出 1cm 直径以下的多血管肝细胞癌,并有助于测得常规血管造影不易测出的少血管癌结节。

2.电子计算机 X 线体层扫描(CT)

具有较高的分辨率,是一种安全、无创伤的检查方法,诊断符合率达 90%。肝癌通常是低密度结节或与等密度、高密度结节混合的肿物。边界清楚或模糊,大肝癌常有中央液化,增强扫描早期病灶密度高于癌周肝,10～30 秒后密度下降至低于癌周肝占位更为清晰,并持续数分钟。近年来一些新的 CT 检查技术如动床式动态团注增强 CT、螺旋 CT、电子束 CT 和多层 CT 的应用,极大地提高了扫描速度和图像后处理功能,能非常方便、快捷地完成肝脏的分期扫描,动态扫描及癌灶和血管的三维重建。近年来碘油-CT 颇受重视,此乃 CT 与动脉造影结合的一种形式,包括肝动脉、肠系膜上动脉内插管直接注射造影剂,增强扫描,先经肝动脉注入碘油,约一周后做 CT,常有助检出 0.5cm 小肝癌,但亦有假阳性者。

3.MRI

可显示肿瘤包膜的存在,脂肪变性、肿瘤内出血、坏死、肿瘤纤维间隔形成,肿瘤周围水肿,子结节及门静脉和肝静脉受侵犯等现象。肝癌图像为 T_1 加权像,肿瘤表现为较周围肝组织低信号强度或等信号强度,T_2 加权像上均显示高信号强度。肝癌的肿瘤脂肪,肿瘤包膜及血管侵犯是最具特征性的征象,MRI 能很好显示 HCC 伴脂肪变者下弛豫时间短,在 T_1 加权图产生等信号或高信号强度;而 HCC 伴纤维化者 T_1 弛豫时间长则产生低信号强度。MRI 证实 47% 的肝癌病例有脂肪变性,此征象具有较高的特异性,而 T_1 加权图上 HCC 表现为不均匀的高信号强度,病灶边缘不清楚;肿瘤包膜在 T_1 加权图显示较好,表现为肿瘤周围有一低信号强度环,0.5～3mm 厚,而 MRI 不用注射造影剂即可显示门静脉和肝静脉分支,显示血管的受压推移,癌栓形成时 T_1 加权图为中等信号强度,T_2 加权图呈高信号强度。

4.血管造影

肝血管造影不仅是诊断肝癌的重要手段,而且对估计手术可能性及选择合适的手术方式有较高的价值。尤其是应用电子计算机数字减影血管造影(DSA)行高选择性肝动脉造影,不仅能诊断肝癌,更为肝癌动脉灌注化疗,肝动脉栓塞提供了方便的途径。但近年由于非侵入性定位诊断方法的问世,肝动脉造影趋于少用。目前作为诊断,动脉造影的指征为:①临床疑有肝癌而其他显像阴性,如不伴有肝病活动证据的高浓度 AFP 者。②各种显像结果不同,占位病变性质不能肯定者。③需做 CTA 者。④需同时做肝动脉栓塞者。肝癌的肝动脉造影主要表现:①早期动脉像出现肿瘤血管。②肝实质相时出现肿瘤染色。③较大肿瘤可见动脉移位、扭曲、拉直等。④如动脉受肿瘤侵犯可呈锯齿状,串珠状或僵硬状。⑤动静脉瘘。⑥"湖状"或"池状"造影剂充盈区。

5.放射性核素显像

包含 γ 照相,单光子发射计算机断层显像(SPECT)、正电子发射计算机断层(PET)。采用特异性高,亲和力强的放射性药物 ^{99m}Tc-吡多醛五甲基色氨酸(^{99m}Tc-PMT),提高了肝癌、肝腺瘤检出率,适用于小肝癌定位及定性,AFP 阴性肝癌的定性诊断,鉴别原发性抑或继发性肝癌及肝脏外转移灶的诊断。图像表现为肝大失去正常形态,占位区为放射性稀疏或缺损区。近年来以放射性核素标记 AFP 单抗,抗人肝癌单抗,铁蛋白抗体等做放射性免疫显像,是肝癌阳性显像的另一途径。目前检出低限为 2cm。

(四)实验室检查

肝癌的实验室检查主要包括:肝癌标志物;肝功能检测;肝炎病毒(尤其是乙型与丙型)有关指标,免疫指标,其他细胞因子等。

细胞在癌变过程中常产生或分泌释放出某种物质,存在肿瘤细胞内或宿主体液中,以抗原、酶、激素、代谢产物等方式存在,具有生化或免疫特性可识别或诊断肿瘤者称为肿瘤标志物。理想的肿瘤标志物应具有高特异性,可用于人群普查,有鉴别诊断的价值,能区分良恶性病变;监视肿瘤发展、复发、转移,能确定肿瘤预后和治疗方案。

1.甲胎蛋白(AFP)

自 60 年代末用于临床以来,AFP 已成为肝癌最好的标志物,目前已广泛用于肝细胞癌的早期普查、诊断、判断治疗效果、预防复发。全国肝癌防治研究会议确定 AFP 诊断肝癌标准为:

(1)AFP>400μg/L,持续 4 周,并排除妊娠,活动性肝病及生殖胚胎源性肿瘤。

(2)AFP 在 200~400μg/L,持续 8 周。

(3)AFP 由低浓度逐渐升高。

有 10%~30%的肝细胞癌患者血清 AFP 呈阴性,其原因可能是:肝细胞癌有不同细胞株,有的能合成 AFP,另一些仅能合成清蛋白,后者比例大,AFP 不升高;癌体直径≤3cm 的小肝癌患者中,AFP 可正常或轻度升高(20~200μg/L);肿瘤不是肝细胞癌,而是纤维板层癌或胆管细胞癌。

肝癌常发生在慢性肝病基础上,慢性肝炎,肝炎后肝硬化有 19.9%~44.6%AFP 呈低浓度(50~200μg/L)升高,因此肝癌的鉴别对象主要是良性活动性肝病。良性肝病活动常先有 ALT 升高,AFP 相随或同步升高,随着病情好转 ALT 下降,AFP 亦下降。对于一些 AFP 呈反复波动,持续低浓度者应密切随访。

原发性肝癌、继发性肝癌、胚胎细胞癌和良性活动性肝病均可合成 AFP,但糖链结构不同。肝细胞癌患者血清中的岩藻糖苷酶活性明显增高,使 AFP 糖链经历岩藻糖基化过程,在与植物凝集素、扁豆凝集素 LCA、刀豆凝集素(ConA)反应呈现不同亲和性,从而分出不同异质群。扁豆凝集素更能够反应肝组织处于再生癌变时 AFP 分子糖基化的差异。应用亲和层析电泳技术将患者血清 AFP 分成 LCA 或(ConA)结合型(AFP-R-L)和非结合型(AFP-N-L),其意义:①鉴别良恶性肝病,癌患者 AFP 结合型明显高于良性肝病。以 LCA 非结合型 AFP<75%为界诊断肝癌,诊断率为 87.2%,假阳性率仅 2.5%;②早期诊断价值,Ⅰ期肝癌及 5cm 以下的小肝癌阳性率为 74.1%和 71.4%,故 AFP 异质体对肝癌诊断不受 AFP 浓度,深度肿瘤大小和病期早晚的影响。

AFP 单克隆抗体:AFP 异种血清均难以区别不同来源 AFP,影响低浓度肝癌的诊断。

AFP 单克隆抗体能识别不同糖链结构的 AFP,可选用针对 LCA 结合型 AFP 的单克隆抗体建立特异性强,高敏感度的方法,有助于鉴别肝癌和其他肝病,同时有助于早期肝癌的诊断和肝癌高危人群的鉴别,有人报道抗人小扁豆凝集素甲胎蛋白异质体单抗(AFP-R-LCA-McAb)的双位点夹心酶联免疫血清学检测,肝癌阳性率 81.7%,良性肝病等假阳性仅 2.1%。

2.γ-谷氨酰转肽酶同工酶Ⅱ(GGT-Ⅱ)

应用聚丙烯酰胺凝胶(PAG)梯度电泳,可将 GGT 分成 9～13 条区带,其中Ⅱ、Ⅲ为肝癌特异条带,阻性率为 27%～63%,经改良用 PAG 梯度垂直平板电泳可提高阳性率至 90%,特异性达 97.1%,非癌肝病和肝外疾病阳性小于 5%,GGT-Ⅱ与 AFP 浓度无关,在 AFP 低浓度和假阴性肝癌中阳性率亦较高,是除 AFP 以外最好的肝癌标志。

3.γ 羧基凝血酶原(DCP)

肝癌患者凝血酶原羧化异常,而产生异常凝血酶原即 DCP。原发性肝癌细胞自身具有合成和释放 DCP 的功能,肝癌时血清 DCP 往往超过 $300\mu/L$,阳性率为 67%,良性肝病也可存在,但一般低于 $300\mu g/L$,正常人血清 DCP 一般不能测出。AFP 阳性肝癌病例 DCP,也会升高,两者同时测定具有互补价值。

4.α-L-岩藻糖苷酶(AFU)

属溶酶体酸性水解酶类,主要功能是参与含岩藻糖基的糖蛋白,糖脂等生物活性大分子的分解代谢。肝细胞癌时血清 AFU 升高的阳性率 75%,特异性 91%,在 AFP 阴性肝癌和"小肝癌"病例,AFU 阳性率分别为 76.%和 70.8%,显示其与 AFP 无相关性,且有早期诊断价值。

5.碱性磷酸酶(ALP)及其同工酶Ⅰ

在无黄疸和无骨病患者,血清 ALP 超过正常上界的 2.5 倍,应疑为肝内占位性病变,尤其是肝癌存在,但早期小的肝癌病例,ALP 升高不明显。应用 PAG 电泳分离出的 ALP 同工酶Ⅰ(ALP-Ⅰ)对肝细胞癌具有高度特异性,但阳性率仅 25%,且不具有早期诊断意义。但与其他标志物具有互补诊断价值。

6.醛缩酶(ALD)同工酶

ALD 有 A、B、C 三种同工酶,ALD-A 主要见于原发性和继发性肝癌及急性重型肝炎。该同工酶对底物 1,6-二磷酸果糖(FDP)和 1-磷酸果糖(FIP)的分解能力不同,因而 FDP/FIP 活力比对肝癌诊断有一定价值,原发性肝癌阳性率为 71.5%。

7.5′-核苷酸磷酸二酯酶(5′NPD)同工酶

V(5′NPDV)5′NPDV 常见于肝癌患者,将 V 带迁移系数(Rf)≥0.58 作为阳性标准,在 AFP 阳性肝癌为 84.6%～85.7%,在 AFP 阴性肝癌为 56.4%～91.0%,与 AFP 联用互补诊断率达 94.0%～95.4%,术后此酶转阴。但在转移性肝癌阳性率为 72%～88%,肝炎肝硬化阳性率为 10%,提示肝癌特异性差,而对良恶性肝病有一定鉴别意义。

8.α_1-抗胰蛋白酶(AAT)

人肝癌细胞具有合成、分泌 AAT 的功能,AAT 是一种急性时相反应物,当肿瘤合并细胞坏死和炎症时 AAT 可升高,对肝癌诊断特异性为 93.6%,敏感性 74.7%,AFP 阴性肝癌的阳性率为 22.7%。而在良性肝病则为 3%～12.9%。

9.M2 型丙酮酸同工酶(M2-PrK)

Prk 有 R、L、Ml、M2(K)型 4 种同工酶,脂肪肝及肝癌组织中主要是 M2(K)型可视为一种癌胚蛋白,肝癌患者的 M2-PrK 阳性率达 93%,良性肝病则在正常范围内(ELISA 夹心法正常值为(575.8±259.5)ng/L。

10.铁蛋白和同功铁蛋白

肝脏含有很丰富的铁蛋白,同时肝脏又是清除循环中铁蛋白的主要场所。当肝脏受损时铁蛋白由肝组织逸出而且受损的肝组织清除循环中铁蛋白能力降低致使血清铁蛋白升高。肝癌患者较良性肝病患者增高更明显,诊断特异性50.5%,同功铁蛋白在肝癌时由于肝癌细胞合成增多,释放速度加快,故对肝癌诊断意义较大。正常人为 16~210μg/L,300μg/L 为诊断界值,肝癌诊断率72.1%,假阳性为 10.3%,AFP 阴性或低 AFP 浓度肝癌阳性率 66.6%,<5cm的小肝癌阳性率 62.5%。

为提高肝细胞性肝癌诊断率,上述标志物可做以下选择。

(1)临床拟诊或疑似肝癌者,除 AFP 外,比较成熟的可与 AFP 互补的有 GGT-Ⅱ、DCP、AFU、M2PrK,同功铁蛋白等需临床进一步验证。

(2)AFP 低浓度持续阳性,疑为 AFP 假阳性者,可加做 AFP 分子异质体。

(3)AFP 阴性可选择联合酶谱检查,如 CJGT-Ⅱ+AAT 或加 ALP-1、AFU+GGT-Ⅱ+AAT 等。

(五)并发症

原发性肝癌的并发症可由肝癌本身或并存的肝硬化所引起。这些并发症往往也是导致或促进患者死亡的原因。

1.癌结节破裂出血

肝癌可因肿瘤发展、坏死软化而自行破裂,也可因外力、腹内压增高(如剧烈咳嗽,用力排便等)或在体检后发生破裂。巨块型肝癌发生破裂的机会较结节型多见。当肝癌破裂后,患者有剧烈腹痛、腹胀及出冷汗,严重时可发生休克。肝癌因破裂小所致的内出血量少,往往可被大网膜黏着而自行止血,3~5 天后症状即能自行缓解。体检时可发现腹部有压痛、反跳痛和肌紧张,重者脉搏细速、血压低、腹部膨胀、有移动性浊音等。肝癌破裂引起的大出血可在短期内导致患者死亡。如手术止血,部分患者可延长生命。也有早期小癌结节破裂经手术切除而长期生存者。

2.肝性脑病

通常为肝癌终末期的并发症,这是由于肝癌或同时合并的肝硬化导致肝实质广泛的严重破坏所致。肝癌出现肝性脑病,其预后远较其他肝病并发的肝性脑病为严重。损害肝的药物、出血、感染、电解质紊乱、大量利尿药的应用或放腹水等常为诱发肝性脑病的因素。

3.消化道出血

大多数因肝硬化或癌栓导致肝门静脉高压,引起食管胃底静脉曲张破裂而出血。患者常因出血性休克或诱发肝性脑病而死亡。此外晚期肝癌患者亦可因胃肠道黏膜糜烂、溃疡加上凝血功能障碍而引起广泛渗血等现象。

4.其他并发症

原发性肝癌因长期消耗,机体抵抗力减弱或长期卧床等而易并发各种感染,尤其在化疗或放疗所致白细胞减少的情况下,更易出现肺炎、败血症、肠道及真菌感染等并发症。靠近膈面的肝癌可直接浸润,或通过淋巴、血液转移引起血性胸腔积液。也可因癌破裂或直接向腹腔浸润、播散而出现血性腹水。

(六)肝穿刺活体组织检查

肝穿刺活检对确定诊断有一定帮助。但由于其阳性率不高,可能导致出血,癌肿破裂和针道转移等,一般不作为常规方法。对无法确诊的肝内小占位,在 B 超下行细针穿刺活检,可望获得病理学证据。

(七)原发性肝癌的诊断标准

1.病理诊断

单凭发病史、症状和体征及各种化验资料分析,最多仅能获得本病的拟诊,而确切的诊断则有赖于病理检查和癌细胞的发现,临床上大多通过肝穿刺、腹水或胸腔积液中找癌细胞、锁骨上或其他淋巴结或转移性结节之活组织检查、腹腔镜检查以及剖腹探查等不同的方法来达到确定诊断的目的。

2.临床诊断

2001 年 9 月在广州召开的第 8 届全国肝癌学术会议上正式通过了"原发性肝癌的临床诊断标准",介绍如下。①AFP≥400μg/L,能排除妊娠、生殖系胚胎源性肿瘤、活动性肝病及转移性肝癌,并能触及肿大、坚硬及有大结节状肿块的肝或影像学检查有肝癌特征的占位性病变者。②AFP<400μg/L,能排除妊娠、生殖系胚胎源性肿瘤、活动性肝病及转移性肝癌,并有两种影像学检查有肝癌特征的占位性病变或有两种肝癌标记物(DCP、GGT-Ⅱ、AFU 及 CA19-9 等)阳性及一种影像学检查有肝癌特征的占位性病变者。③有肝癌的临床表现并有肯定的肝外转移病灶(包括肉眼可见的血性腹水或在其中发现癌细胞)并能排除转移性肝癌者。

四、治疗

原发性肝癌是一种恶性程度高、浸润和转移性强的癌症,治疗首选手术。然而,多数患者就诊时已是中晚期,只能接受介入、消融、放疗、化疗等非手术治疗。以索拉非尼为代表的分子靶向药物的出现,为这类患者提供了新选择。原发性肝癌的治疗以根治性切除疗效较好;对不能切除的肝癌,可通过手术或非手术的综合疗法,使肿瘤缩小后再行二期或两步切除,抑或达到减缓肿瘤发展,延长生存期的目的;某些类型的小肝癌可以通过各种非手术方法的局部治疗而达到治愈的目的;晚期患者无法耐受各种治疗时,应以保肝、改善全身状况及对症处理为主,以减轻痛苦,提高生活质量。对手术、化疗、放疗、中医中药、免疫治疗和其他支持疗法、对症处理等综合措施,要从整体出发,针对病情合理选用,才能达到提高疗效的目的。

(一)手术治疗

目前手术仍是原发性肝癌疗效最好的治疗方法。随着现代肝外科手术技术的进步,肿瘤大小并不是手术的关键限制因素。能否切除和切除的疗效不仅与肿瘤大小和数目有关,还与肝功能、肝硬化程度、肿瘤部位、肿瘤界限、有无完整包膜及静脉癌栓等有非常密切的关系。近年随着对原发性肝癌基础和临床研究的不断深入，使肝癌手术治疗的概念得到不断更新，手术治疗的手段更为丰富、安全、有效。包括有①根治性切除；②姑息性切除；③术中局部治疗；④不能切除肝癌的二期或两步切除；⑤术后复发与转移的再手术；⑥肝移植；⑦肝癌并发症的手术等。

1.根治性切除

肝细胞癌的外科根治性切除包括肝切除术和肝移植术。根治性切除是指：①肿瘤数目不超过 2 个；②无门脉主干及一级分支、总肝管及一级分支、肝静脉主干及下腔静脉癌栓；③无肝内、外转移，完整切除肉眼所见肿瘤，切缘无残癌；④术后影像学检查未见肿瘤残存，术前甲胎蛋白（AFP）阳性者术后随访 2 个月内血清 AFP 降至正常。

肝切除术的基本原则如下。①彻底性：完整切除肿瘤，切缘无残留肿瘤；②安全性：最大限度保留正常肝组织，降低手术死亡率及手术并发症发生率。在术前应对肝功能储备进行评价，通常采用吲哚菁绿 15 分钟储留率和 Child-Pugh 分级评价肝实质功能，采用 CT 和（或）磁共振成像（MRI）计算余肝体积。

中华外科学会肝脏学组颁布的肝癌手术适应证如下。①患者的一般情况（必备条件）：一般情况良好，无明显心、肺、肾等重要脏器的器质性病变；②肝功能正常，或仅有轻度损害（Child-Pugh A 级），或肝功能分级属 B 级，经短期护肝治疗后恢复到 A 级；③肝储备功能［如吲哚菁绿 15 分钟储留率（ICGR15）］基本在正常范围以内；④无不可切除的肝外转移性肿瘤。

可行根治性肝切除的局部病变须满足下列条件：①单发肝癌，表面较光滑，周围界限较清楚或有假包膜形成，受肿瘤破坏的肝组织＜30％，或受肿瘤破坏的肝组织＞30％但无瘤侧肝明显代偿性增大达全肝组织的 50％以上；②多发性肿瘤，结节＜3 个，且局限在肝的一段或一叶内。

肝癌的规则性肝叶或半肝切除曾一度盛行，现已基本由局部切除所取代。我国肝癌多合并肝硬化，在根治切除的前提下，尽量保留正常肝组织，对保护肝功能、促进术后恢复、减少并发症的发生和降低病死率都非常重要。一般认为切缘以距肿瘤 1～2cm 为宜。为使切除彻底，可采用术中 B 超探测切缘周边区，以发现可能残存的子癌或卫星灶。对肝门静脉癌栓采用特制的弯头吸引管吸除后，再局部注入抗癌药物或无水乙醇。同时应注意术中操作，避免医源性转移。近年有学者主张采用肝段切除，以提高切除的彻底性。肿瘤单发，相对较小，有完整包膜，无癌栓，分化较好者预后较好，部分可获长期生存。

2.姑息性切除

可行姑息性肝切除的局部病变须符合下列条件：①3～5 个多发性肿瘤，超越半肝范围者，行多处局限性切除；②肿瘤局限于相邻 2～3 个肝段或半肝内，无瘤肝组织明显代偿性增大达全肝的 50％以上；③肝中央区（中叶或Ⅳ、Ⅴ、Ⅷ段）肝癌，无瘤肝组织明显代偿性增大达全肝的 50％以上；④肝门部有淋巴结转移者，切除肿瘤的同时行淋巴结清扫或术后治疗；⑤周围脏器受侵犯者一并切除。

姑息性肝切除还涉及以下几种情况：肝癌合并肝门静脉癌栓（PVTT）和（或）腔静脉癌栓、肝癌合并胆管癌栓、肝癌合并肝硬化门静脉高压以及难切性肝癌的切除。此外，对于不适宜姑息性切除的肝癌,应考虑姑息性非切除外科治疗,如术中肝动脉结扎和(或)肝动脉、肝门静脉插管化疗等。

肝癌广泛转移或伴黄疸、腹水、下肢水肿以及有严重心、肺、肾疾病,全身情况不良者,应视为手术禁忌证。

3.术中局部治疗

通过各种冷、热的物理或化学疗法直接作用于肿瘤局部,以杀灭肿瘤细胞,减轻机体的肿瘤负荷,阻抑肿瘤发展,延长患者存活期。目前包括有射频高温疗法、微波固化、高功率激光气化、氩氦刀冷冻、液氮冷冻、术中无水乙醇瘤内注射及肿瘤内照射等。多适用于表浅的肿瘤,结合术中 B 超和插入式装置,亦可用于深部肿瘤。小的癌结节可完全坏死。大的肝癌则难以完全消灭肿瘤组织。但仍不失为一种根治性切除之外的手术治疗方法,与去肝动脉疗法及术后放疗、化疗配合使用,可望提高不能切除肝癌的治疗效果。

4.不能切除肝癌的二期或两步切除

二期切除是指在首次手术探查中由于肝癌巨大或累及肝门区而无法一期切除的病例,经去肝动脉疗法和(或)术中间质治疗为主的综合治疗,使肿瘤缩小,或余肝再生,使瘤体偏离肝门区,而再行切除。而未做手术探查,直接采用介入栓塞化疗和(或)无水乙醇注射等其他治疗措施而致肿瘤缩小,或再次切除者,则称为两步切除或序贯切除。不能切除的肝癌能否经治疗后获二期或两步切除,与肿瘤的生物学特性,单发或多发,有无包膜,肝硬化程度,是否伴卫星结节及有无肝门静脉癌栓有关,亦与所采用的治疗方法有关。根据经验,右肝单个的巨大肿瘤,包膜完整,无癌栓及卫星癌灶,经行 HAL＋OHAE＋DDS 化疗或介入栓塞化疗(THACE)合并无水乙醇注射(PEI)者,有更多机会获得二期或两步切除。国内文献已有 162 例肝癌二期切除的报道:术后 1 年、3 年、5 年存活率可达到 96.2％、85％、60％,其疗效与小肝癌根治性切除相近。但不能切除肝癌总的二期切除率并不高,为 8.4％～28.2％。应当指出,肝癌不能切除的标准受影像检查和手术者主观因素及技术水平的影响,因此不能切除肝癌的报道中可能有部分病例是"相对"不能切除。

5.术后复发与转移的再手术

原发性肝癌术后的远期疗效较差,主要与术后复发和转移有关。如能根据复发的部位、大小以及全身情况给予适当的治疗,确能达到缓解症状,延长生存期,甚或完全治愈的目的。近年由于 AFP 或 B 超已作为肝癌术后监测随访的常规手段,使一些早期复发与转移的病例获得再切除,提高了肝癌患者的术后生存率。

6.肝移植

目前,我国每年大约开展 1000 例肝移植手术,其中肝癌患者比例高达 40％。在我国,肝癌肝移植仅作为补充治疗,用于无法手术切除、不能进行射频、微波和 TACE 治疗、肝功能不能耐受的患者。关于肝移植适应证,国际上主要采用米兰(Milan)标准和加州大学旧金山分校(UCSF)标准;而国内尚无统一标准,已有多家单位提出了不同标准,主要有上海复旦标准、杭州标准及成都标准等。这些标准对于无大血管侵犯、淋巴结转移及肝外转移的要求比较一致,但对肿瘤的大小和数目的要求不尽相同。我国的标准扩大了肝癌肝移植的适应证范围,能使更多的肝癌患者因手术受益,可能更为符合我国国情和患者的实际情况,但有待于依据高水平的循证医学证据而形成相对统一的中国标准。

7.肝癌并发症的手术

肝癌结节破裂出血与食管胃底曲张静脉破裂出血经常规治疗难以控制,而无黄疸、腹水、远处广泛转移和门静脉主支癌栓者可手术治疗。肝癌结节破裂出血手术时有切除可能者,应争取切除;对无法切除或不宜切除者可行肝动脉结扎和裂口缝合或纱布填塞压迫出血。食管胃底曲张静脉破裂出血经非手术治疗,包括三腔管压迫、内镜下硬化剂注射或套扎无效者,可酌情考虑手术止血,但有较高的死亡率。

(二)不可切除肝癌的非手术疗法

1.经导管肝动脉化疗栓塞(TACE)

肝癌起病隐匿,一经发现往往是中、晚期,常失去手术时机。肝癌术后 5 年复发率在 90% 左右。对这些肿瘤近年采用经导管肝动脉化疗栓塞治疗,取得了令人鼓舞的疗效。目前该法主要用于多发的或较大肿瘤不宜切除者以及部分肝功能代偿不良,不能耐受手术的肝癌和肝癌术后复发的治疗。肝门静脉分支癌栓不是绝对禁忌证,但重度黄疸、腹水等肝、肾功能严重损害时,则应避免使用该疗法。插管以超过胃十二指肠动脉和胃右动脉为宜,最好能超选择插至患侧肝动脉。常用的化疗药物有氟尿嘧啶(5-FU)、多柔比星(阿霉素)、卡铂、丝裂霉素、甲氨蝶呤等。栓塞剂常用碘油和吸收性明胶海绵,药物微球也已大量用于临床。方法有三明治法,双动脉栓塞法,动脉、肝门静脉联合疗法及动脉升压化疗等。治疗 1~2 个月后可重复进行。第 1 次 TAE 目的是阻断肿瘤的动脉血供,第 2 次则是阻断已建立的侧支循环。也有反复进行,共 3~10 次,但反复 TAE 治疗会导致肝功能损害和加重肝门静脉压力,使病情恶化。根据病理研究的结果,术前和术后进行 TAE 治疗,仅对主瘤有不同程度的坏死,并不能杀伤子瘤、包膜内以及肝门静脉癌栓中有活力的癌细胞。故对能切除的肝癌不主张术前做 TAE,也不宜以 TAE 作为预防肿瘤术后复发的常规方法。有报道反复 TAE 治疗原发性肝癌的生存率可达 26.5%,但一般仅能暂时控制和使肿瘤缩小。因此,不能切除的肝癌经反复 TAE 缩小后宜争取切除。

2.经皮瘤内乙醇注射(PEI)

B 超引导下经皮肿瘤内无水乙醇注射可致癌组织脱水、凝固,继而坏死、纤维化和微血管闭塞。适用于小肝癌及直径在 3cm 以内的复发小肝癌的治疗,可以替代手术切除。对 3cm 以上不适合手术的肝癌或复发灶,也可在 B 超引导下,采用普通探头端侧斜行进针法,用 7 号或多孔长穿刺针按肿瘤直径 1cm 给 1~2mL 计算乙醇注射量,每周 1~2 次,4 次为 1 个疗程,以后视情况做加强注射。如 B 超显示肿瘤回声增强或注射时有坚韧感,则可停止给药。此法可合并瘤内注射碘化油或 TAE,以提高对 >3cm 肝癌的疗效。除小肝癌外,即使对中、晚期肝癌也不失为一种取得姑息性疗效的较好方法。

3.微波固化及射频热凝治疗

采用本法在 B 超引导下经皮穿刺透热治疗,对于 3cm 以内的小肝癌,可以达到治愈的目的,经多点穿刺也可治疗 5cm 内的肝癌。适用于肝硬化严重难以耐受手术或邻近肝门区的小肝癌,对于术后复发的小癌灶也是一种很好的治疗方法。但该法仍然存在导致针道转移,穿刺所致周围脏器损伤及诱发肝癌破裂等问题,此外也不适用于位于 B 超盲区的肝癌。

4.冷冻治疗

多采用液氮冷冻,适用于肝表面的直径＜5cm 的肝癌。近年开始采用氩氦刀冷冻治疗肝癌,使用不同直径的穿刺针结合 B 超定位,也可在术中或经皮穿刺治疗深部肿瘤,其疗效和适应证有待进一步探讨。

（三）放射治疗

对肿瘤较局限尚无远处转移而不能手术切除者,可选用放射治疗为主的综合治疗。手术切除后肝断面有残癌或局部有淋巴结转移而行银夹标记者,或术后复发者,亦是放射治疗的适应证。严重肝硬化或黄疸、腹水、食管静脉重度曲张者不宜采用。放射治疗经历了全肝照射、局部照射、全肝移动条照射、手术定位局部照射和超分割照射等变迁。目前多要求放射野准确,能覆盖整个肿瘤,并采用较小剂量、较长疗程,积累总剂量足够大。适当联合化疗或 TAE、无水乙醇注射等可提高疗效。其不良反应为肝功能损害和造血、免疫功能的抑制。配合扶正固本、健脾理气、补血等中药及免疫治疗可减轻放疗反应,提高耐受能力。常用照射源为^{60}CO、深部 X 线、直线加速器等。

（四）化学药物治疗

肝癌化疗以肝动脉内灌注最为有效,而口服或经周围静脉全身化疗则疗效甚微。化疗的途径之一为手术中对不能切除肝癌患侧肝动脉结扎,远端插管供术后化疗,或根治性切除后经胃、十二指肠动脉、胃网膜右动脉插管至肝动脉一次较大剂量灌注化疗。前者通常使用皮下埋藏式药物输注装置(DDS),以微型注射泵做连续微量灌注,后者常与肝动脉栓塞联合应用。化疗药物多根据手术切除肝癌细胞的体外化疗药物敏感试验的结果选用,以三联或多联用药为佳。无手术标本时则根据经验亦选用多联用药。常用有氟尿嘧啶(5-FU)、丝裂霉素、多柔比星(阿霉素)、卡铂、羟喜树碱、甲氨蝶呤等。

第三节　门静脉高压

一、病因及分型

门静脉高压病因各异,其发病原因迄今为止也仍未完全阐明,但门静脉血流受阻是其发病的根本原因,但并非唯一原因。过去本症的病因学分类众多,诸如 Whipple、Leevy、Sherlock、Dolle、Friedel 分类等。现根据本症近年来发病机制的研究进展,结合其病因和解剖部位,又考虑到简单实用,引用 Bass 与 Sombry 分类法进行介绍。

（一）原发性血流量增加型

(1)动脉-门静脉瘘(包括肝内、脾内及其他内脏)。

(2)脾毛细血管瘤。

(3)门静脉海绵状血管瘤。

(4)非肝病性脾大(如真性红细胞增多症、白血病、淋巴瘤等)。

（二）原发性血流阻力增加型

1.肝前型

发病率＜5％。

（1）血栓形成：①门静脉血栓形成；②脾静脉血栓形成；③门静脉海绵样变。

（2）门静脉或脾静脉受外来肿瘤或假性胰腺囊肿压迫或浸润，或门静脉癌栓。

2.肝内型

发病率占 90％。

（1）窦前型：早期血吸虫病、先天性肝纤维化、特发性门静脉高压、早期原发性胆汁性肝硬化、胆管炎、肝豆状核变性、砷中毒、硫唑嘌呤肝毒性、骨髓纤维化（早期）、结节病、骨髓增生性疾病等。

（2）窦型/混合型：肝炎肝硬化、酒精性肝硬化、脂肪肝、不完全间隔性纤维化，肝细胞结节再生性增生、维生素 A 中毒、甲氨蝶呤中毒、晚期血吸虫病及胆管炎等。

（3）窦后型：肝静脉血栓形成或栓塞、巴德-基亚里（布-卡）综合征等。

3.肝后型

占 1％。下腔静脉闭塞性疾病、缩窄性心包炎、慢性右心衰、三尖瓣功能不全（先天性、风湿性）等。

二、病理生理

肝脏有双重血供：即肝动脉和门静脉。肝脏的总血流量占心排血量的 1/4 左右，其中大部分来自门静脉（占 75％），另由肝动脉供血（占 25％）。门静脉系统血流的调节主要发生在内脏毛细血管前、肝血窦前两个部位，前者决定门静脉的血流量，后者决定了门静脉血流在肝内受到的阻力。门静脉压力取决于门静脉的血流量和阻力以及下腔静脉的压力。用公式表示为：门静脉压力（PPV）＝门静脉血流量（Qpv）×门静脉血流阻力（Rpv）＋下腔静脉压（IVCP）。

肝动脉血在肝血窦内与门静脉血混合。肝动脉血在进入肝血窦前经过多次分支形成毛细血管，因此对动脉血起了大幅度降压作用，终末门小静脉和终末肝小动脉，均有平滑肌内皮细胞，调节进入肝血窦的血流量及其阻力。肝血窦的库普弗细胞和其出口处的内皮细胞，可胀缩以改变其突出于腔内的程度，调节流出到肝静脉血液的流量和阻力。毛细血管进入肝血窦后突然变宽。肝血窦轮流开放，平时只有 1/5 的肝血窦有血流通过，肝总血流量增加时，更多的肝血窦开放，以容纳更多的血液，起缓冲作用，减少门静脉压力变化。以上这些因素均使血液进入肝血窦后流速变慢，压力降低，使肝血窦维持在低压、低灌注状态。肝血窦内血流缓慢有利于肝细胞与血液间充分的物质交换。

（一）病理生理

门静脉血液回流受阻后门静脉压力升高，身体即做出以下的反应：

1.门体交通支开放

门静脉与体静脉系统在胃食管交界处、直肠肛门交界处、脐周、腹膜后等处都存在着交通支。这些交通支平日关闭，门静脉压力增高时这些交通支开放，这是一种代偿性反应，使门静脉的部分血液得以通过交通支回流至体静脉。这些肝外门静脉自然分流的结果,使门静脉对肝脏的供血减少,大量血液不经肝窦,与肝细胞进行交换,直接流体循环。正常门静脉血液中含有来自胰腺的、与维持肝细胞营养和促使肝细胞再生有密切关系的肝营养因子(可能是胰岛素和胰高糖素)。门-体自然分流的结果,使门静脉血液中的肝营养因子不能到达肝细胞,以及其他一些物质未经肝脏灭活或解毒即逸入体循环。

2.肝动脉血流增加

门静脉高压时门静脉回流受阻,又有肝外自然的门体分流,肝脏的总血流减少,身体为了维持肝总血流量不变,使肝动脉血流量代偿性增加,肝总血量中肝动脉与门静脉血所占的比例随病变的发展而改变,门静脉血所占的比例越来越下降,肝动脉血所占比例越来越上升。

3.动静脉短路开放和高血流动力改变

正常情况下,血液中有一些对血管动力(血流量和阻力)有改变作用的物质,都要经过肝脏灭活,肝硬化引起门静脉高压时,肝外有自然门体分流,肝脏功能又有损害,肝内酶系统发生障碍,这些物质的代谢发生紊乱,大量物质未经灭活即进入体循环,使血液中的浓度增高。这些物质,对肝内外血管系统不同部位的血管床和括约肌有不同的作用。有的作用于窦后,增加肝静脉的阻力;有的作用于窦前,增加门静脉的阻力;有的增加心排血量,减少周围血管的阻力,增加体循环和内脏动脉的血流量,并使内脏(胃、脾)的动静脉短路开放,全身处于高排低阻的高血流动力状态,其结果使门静脉的血流增加。这些物质均能使门静脉的压力进一步升高。门静脉高压患者高血流动力学表现有:脾动脉增粗并出现震颤,脾血氧饱和度增高,脾动脉至脾静脉的循环时间缩短等。此外正常人汇管区的小叶间静脉之间静脉短路,处于关闭状态,门静脉高压时可以开放,大量肝动脉血通过短路流至肝内门静脉分支,并离肝逆流而出,使门静脉压力更加升高,门静脉主干从输入血管变为输出血管。

(二)病理变化

由于上述病理生理变化,导致了门静脉高压症以下三个方面的病理变化。

1.脾大、脾功能亢进

由于门静脉系无静脉瓣,压力增高的血流返回导致脾脏充血性肿大。长期脾窦充血,继而引起脾内纤维组织增生和脾髓细胞增生,引起脾脏破坏血细胞增加,使白细胞、血小板和红细胞数量减少,尤其以前二者下降明显。

2.侧支循环的建立

肝内门静脉血流受阻,门静脉压力增高,其门静脉各属支增粗,最终在许多部位与体循环之间建立侧支循环,这些侧支逐渐扩张,最后发生静脉曲张。按解剖部位重要的有 4 处:①食管静脉丛的曲张:可引起食管下段和胃底黏膜下层发生静脉曲张,随着门静脉压的升高,遇有粗糙食物或胃液反流腐蚀食管或在恶心、呕吐、咳嗽等腹内压突然升高时,均可导致曲张静脉突然破裂,发生急性大出血;②直肠上、下静脉丛的曲张,可引起继发性痔出血;③脐旁静脉与腹壁上、下深静脉吻合支的扩张,可引起腹壁静脉曲张,及脐旁呈静脉球样扩张,即"水母头"状;④腹膜后小血管也出现明显充血扩张,即 Retzius 静脉丛扩张。

3.腹水

为肝硬化进一步加重,肝功能减退时的表现。门静脉压力升高时出现腹水的原因有:①门静脉压力升高,使门静脉系毛细血管床的滤过压增高,门脉系血液漏出增加;②肝硬化时,肝功能受损导致合成清蛋白减少,导致血浆胶体渗透压降低,液体外渗;③肝内淋巴管网的压力增高,促使大量淋巴液渗入腹腔;④肝功能受损,肾上腺皮质的醛固酮和神经垂体(垂体后叶)抗利尿激素在肝内灭活减低,影响肾小管对钠和水的再吸收,引起水钠的潴留。

三、发病机制

门静脉高压的发病机制较复杂,不同的原因可通过不同的途径引起门静脉高压。理论上讲,门静脉压力增高是由于门静脉血流阻力增大和血流量增加所致,下腔静脉压力也可影响门静脉血流阻力。但在正常人体,门静脉——肝静脉循环有高度的顺应性,它能耐受巨大的血流变化,而使门静脉压力变化很小,故门静脉高压首先是由血流阻力增加引起的,一旦门静脉高压出现,门静脉血流量增加,是维持或加剧慢性门静脉高压的一个重要因素。血流阻力增加可发生于门静脉和肝静脉系统的任何部位,由于门静脉及其属支均缺乏瓣膜,无论肝内、肝外门静脉阻力增加,均可使门静脉系统压力普遍升高,从而引起一系列血流动力学改变和临床表现。血流阻力与血液黏稠度和血管的长度成正比,与血管半径的 4 次方成反比。

根据上述病理生理学变化可见门静脉高压的形成有原发因素,即门静脉系统的梗阻,是机械性的,使门静脉阻力增加,血流量减少(后向血流学说);也有继发因素即高血流动力状态,是功能性的,使内脏动脉血流增加,阻力减少(前向血流学说)。另外很多因素如神经体液、血管活性物质、药物、组织结构及功能变化等,均影响门静脉血流及其阻力。现分别简述如下。

(一)门静脉高压形成的结构学基础

1.门静脉阻力增大——后向血流学说

1945 年 whipple 首先提出该学说,认为门静脉高压症是门静脉阻力增加和门静脉血流输出道阻塞,引起门静脉系统被动充血,是本病形成基本机制。这是由于门静脉系统解剖结构所决定的,腹腔内脏小静脉于心脏之间任何部位血流阻力升高,均可导致阻塞部位以下的肠侧静脉压力升高。阻力增加的因素可以是固定的不可逆的,也可以是功能性的,可逆转的。其影响因素,根据其发生的解剖部位来分为肝内、肝外静脉阻力增加,分述如下:

(1)肝内微循环障碍:肝硬化时,肝组织结构的病理变化是导致肝内循环障碍的基础。肝脏微循环是指窦状隙为中心,包括流入窦状隙的门静脉、肝动脉末梢支及其流出窦状隙的肝静脉末梢支。窦状隙在肝内是呈网状、分支众多的毛细血管网,窦壁由内皮细胞、肝巨噬细胞、肝星状细胞、陷窝细胞及少量网状纤维、神经纤维构成。根据其肝循环障碍发生部位的不同又分为窦型、窦前型、窦后型三种,其中窦型即属于肝脏微循环障碍。引起肝脏微循环障碍的主要原因:

①窦状隙缩小:其主要原因是 Disse 间隙胶原化、肝细胞及巨噬细胞体积增加、肝星状细胞脂肪蓄积、纤维组织增生、窦外肿瘤细胞浸润及窦内血栓形成等。由于窦状隙血管管腔大而又无耐压结构,当内外压力发生变化时即可引起管腔的被动性扩张或收缩,在各种肝病时,由于肝细胞炎症肿胀和巨噬细胞增生、肥大,一方面压迫窦壁,使窦状隙缩小、变窄,由于血管阻力与其半径的 4 次方成反比,窦状隙的轻度狭窄,即可使其血流阻力明显增加,加重肝内微循

环障碍。另一方面还由于窦状隙变窄，其内皮细胞上的微孔缩小，数量减少，使 Disse 间隙变窄，从而影响肝细胞自身的营养摄取和排泄，进一步加重肝细胞功能损害，形成恶性循环。在酒精性肝病时，不仅肝细胞严重脂肪化，而且使 Disse 间隙淀粉样蛋白沉着，使其胶原化和纤维蛋白淀积，也可使肝动脉受损，血流阻力增大。肝细胞体积增大和 Disse 间隙胶原化，是造成肝内血管间隙缩小的主要原因，在慢性维生素 A 中毒患者的肝内，肝星状细胞蓄积也可使窦状隙变窄，增加血流阻力。各种肿瘤细胞的浸润、增殖及各种原因引起的髓外造血，也可增加窦状隙循环障碍。DIC 时引起的窦状隙内血栓形成可以阻塞肝内微循环，也是严重影响其门脉高压的因素之一。

②肝窦毛细血管化：这是由于上述肝内微循环独特而复杂的结构所决定的。窦状隙内径仅 $7\sim15\mu m$，窦外无基底膜，窦壁由内皮细胞、肝巨噬细胞、肝星状细胞、陷窝细胞及极少量网状纤维、神经纤维构成。其内皮细胞有许多微孔，直径约 $0.1\mu m$，血液内仅溶质和颗粒物质可通过这些微孔进入 Disse 间隙，而且血细胞则不能通过。窦内血液直接与肝实质细胞接触。各种原因造成的肝细胞损伤、炎症、免疫反应等引起胶原合成增加、纤维组成增生，内皮细胞下基膜形成和内皮细胞的去微孔化，导致肝窦毛细血管化，阻碍了血液与肝细胞的接触，不仅影响了细胞内外的物质交换，而且妨碍了血细胞的通过，增加血流阻力，参与了门静脉高压的形成。

③肝内血流再分布：由于肝脏慢性炎症及其他慢性损伤，在细胞因子和其他因素的长期作用下，使肝细胞坏死和增生同时或先后发生，其原有的网状支架塌陷、胶原化，纤维组织弥漫性增生，导致原有肝小叶结构改变，形成假小叶。肝内血管形态广泛畸变，肝动脉和门静脉间的直接交通支开放，形成肝动脉-门静脉、门静脉-肝静脉、门静脉-门静脉、肝静脉-肝静脉以及肝动脉-门静脉等多种吻合，其中主要的是肝动脉-肝静脉和门静脉-肝静脉分流。另外，由于门静脉高压时门静脉回流受阻，加之肝外自然的门体分流，肝脏的总血液量减少，身体为了维持肝总血流量不变，又使肝动脉代偿性增加，肝总血流量中肝动脉与门静脉血所占的比例随病变的发展而变化，门静脉血所占的比例越来越少，肝动脉血所占比例越来越多。这种肝内血流的再分布对门脉高压产生的影响有两个方面：通过动-静脉吻合支，肝动脉压力可直接传送至门静脉，增加门静脉压力；减少窦间隙血流量，从而使肝细胞血液灌注量不足，加重肝细胞损害，增加窦间隙血流阻力，加剧门静脉高压。

④肝内窦后因素：除肝静脉血栓形成或栓塞、布-卡综合征等窦后型病因引起的肝外静脉阻力增加的因素外，在有些肝硬化患者中肝内窦后因素也参与了本病的发生，这是由于肝窦到肝小静脉段间的静脉血管周围硬化、肝再生结节、纤维化、肝细胞炎症、水肿等所致肝小静脉流出道阻力增加甚或梗阻，在门静脉高压的形成中也可能部分参与其发病。

（2）肝外门静脉系统循环障碍：血流阻力增加引起门静脉血流阻力增加的因素中，除上述肝内微循环障碍外，尚有肝外门静脉系统病变引起。这些病变可能是引起门静脉高压的病因，也可能是门静脉高压造成的结果，但又反过来加剧了门静脉高压。

①门静脉系统血管收缩、血管壁增厚：这是由门静脉系统血管所具有的独特的电生理特性所决定的，它有自发性电活动，产生节律性收缩，受神经、体液等因素的影响。神经因素中以交感神经控制为主，副交感神经作用较弱，其血管壁平滑肌细胞上又分布着肾上腺素能 α 受体。

去甲肾上腺素、5-羟色胺和组胺等均能使门静脉系血管产生强烈的收缩。其可能的机制是各种肝病引起肝内微循环障碍、血流阻力增加的初期,门静脉系统压力升高,机体通过上述神经、体液等因素的调节,反馈性增加肝外门静脉血管收缩力,以使门静脉血流通过肝内微循环,减轻血流阻力,增加回流血量。随着病变的进一步发展,门静脉系统血管长期收缩,最终导致血管壁平滑肌细胞肥大,肌层增厚,以增强收缩力,终致门静脉管壁增厚,纤维组织增生,血管顺应性下降,反过来又增加了门静脉压力,加剧了门静脉高压。因此,现在认为肝星状细胞-肌成纤维细胞-成纤维细胞系统在肝纤维化的形成中具有十分重要的作用。

②肝外门静脉系统血栓形成:据 Okuda 等报道 698 例肝硬化患者发生门脉血栓形成 4 例,发生率仅为 6‰。这些患者肝外门静脉系统并无原发疾病,推测为继发血栓形成。可能的原因为肝硬化时门静脉系统血流阻力增加,静脉血流缓慢引起。血栓形成后又可加重门静脉压力升高。其他诸如新生儿脐炎、腹腔手术、感染、外伤等疾患均可引起门静脉系统血栓形成,使门静脉压力升高。

③侧支循环的建立与开放:门静脉高压时常有广泛的门-体侧支循环的建立与开放,如食管静脉丛、脐周静脉丛、直肠静脉丛、腹膜后静脉丛等。长期以来人们对门静脉侧支循环形成的机制及其形成后对门脉血流动力学产生的影响尚不十分清楚,这可能为门静脉高压形成的结果,能缓解其门脉血流压力,是一种代偿性反应,但同时这些肝外门-体循环自然分流的结果使门静脉对肝脏的供血减少,大量血液不经肝血窦与肝细胞进行交换直接进入体循环,使门静脉血液中的肝营养因子不能到达肝细胞,加重肝脏损害,两者互为因果,形成恶性循环。

④肝静脉血流阻力增加:各种原因引起的慢性充血性心力衰竭、心肌病、缩窄性心包炎、Budd-Chiari 综合征等均可使肝静脉回流受阻,肝小叶中心带淤血、窦状隙扩张充血,血流淤滞。由于长期肝淤血、低氧、肝细胞代谢障碍,导致肝纤维化,引起门静脉高压,同时也由于窦后血流阻力增加,加重了门静脉高压。

2.门静脉血流量增加——前向血流学说

1883 年 Banti 首先描述了患者有脾大、贫血、血小板减少等症状后认为门静脉高压是由于脾大、脾脏回血流量增多的原因。以后,人们的临床研究中逐渐发现在慢性门静脉高压时肠系膜循环处于高循环动力状态,表现为:脾动脉增粗并出现震颤,脾静脉血氧饱和度增高,脾动脉至脾静脉间的循环时间缩短,形成高动力“主动性”脾大;肝动脉血流量增加达 15%,肝内动脉-门静脉交通支开放;心脏扩大、心排血量增加,舒张压下降,脉压差扩大,周围循环阻力下降,呈现全身性高排低阻的高动力状态;同时出现门静脉增粗、淤血等门静脉血流量增加现象。1983 年 Witte 等提出了“前向血流学说”。该学说认为门静脉高压的始动因子是门静脉血管阻力增加,随着门静脉侧支循环的形成,门静脉压力下降,门静脉高压得以缓解。随之而来的肠系膜高动力循环又增加了门静脉血流量,后者决定了门静脉高压的持续存在。近年来在门静脉高压动物模型中的研究发现门静脉血流量可增加 50% 以上,脾血流量可达 56%,且脾静脉、门静脉、肠系膜上静脉直径增宽,进一步证明了门静脉血流量增加是门静脉高压形成的重要因素。引起血管扩张的确切机制目前尚未完全阐明,可能与循环血液中舒血管物质增多、缩血管物质相对减少,以及血管对内源性缩血管物质的反应性降低有关。舒血管物质,主要来源于内脏经肝脏代谢,在门静脉高压时,它们可以通过门体侧支循环绕过肝脏,免除肝脏的降解。广泛血管扩张可导致有效循环血容量减少,反射性刺激交感神经、肾素-血管紧张-醛固酮系统活性增加、抗利尿激素分泌增多和水钠潴留,从而维持门静脉高压。

　　Tisdale 等于 1959 年发现在没有肝内外门静脉阻塞的脾脏动-静脉瘘患者也可发现门静脉高压。在某些脾大不显著的门静脉高压症患者,这些高血流动力学改变又很少见到,动物实验,人为造成的内脏血管动静脉瘘,也并不能产生持久的门静脉压力升高,均难以证明某一学说在本病发病中的唯一机制。直到 1985 年 Benoit 等研究了实验性门静脉狭窄大鼠门静脉高压模型的"前向性"和"后向性"学说,两者对门脉高压形成的相对作用,证明了在本病形成中,两种机制均发挥作用。认为"后向机制"为始动因素,占 60%,在门脉高压的初期仅有门静脉阻力增加,而后随着门静脉高压的持续,而门静脉血流量的增加起重要作用,占 40%。

(二)影响门静脉高压的神经、体液及代谢因素

　　正常肝脏和门静脉系统血流量受一系列神经、体液和代谢因素的共同影响,使肝脏和门静脉系统阻力、压力和血流量保持相对稳定,各种肝病引起的肝硬化,由于这些因素调节紊乱而促使门静脉高压的形成。

　　1.神经因素

　　在正常情况下,肝脏血流受交感和副交感神经的支配,前者作用较强,后者作用较弱,尤其是门脉血管,主要受交感神经支配。肝硬化时,患者常有自主神经功能失调,副交感神经功能受损较轻,在血流动力学紊乱中仅起轻微作用,而交感神经功能受损可能发挥重要作用。门静脉高压动物常表现出异常加压反应。血管对去甲肾上腺素的敏感性下降,在门静脉高压大鼠,要达到正常对照动物相同的肠血管阻力,则要大大增加去甲肾上腺素的克分子浓度。用 ED_{50}表示,即肠动脉血管阻力达到最大阻力的 50% 时所需去甲肾上腺素的剂量。实验证明门静脉高压组去甲肾上腺素的 ED_{50}[(704.3±186.1)nm]显著高于对照组[(271.4±48.1)nm]。因此,肝硬化患者自主神经功能失调,尤其是全身血管对去甲肾上腺素的敏感性下降,在维持患者全身血管扩张和高动力状态中可能起部分作用。Benoit 等在动物实验中切断迷走神经对动脉压、肠道血流量和血管阻力没有明显影响,也说明副交感神经仅起轻微作用,交感神经功能受损可能发挥着重要作用。

　　2.体液因素

　　肝脏病损必然引起肝细胞功能不全,代谢紊乱,特别是对血管活性物质灭活减少,并可通过异常吻合的血管直接进入全身循环,造成血流动力学紊乱。动物实验证明,门静脉狭窄的鼠,即时效果为门静脉压力升高和内脏充血。

　　这种上静脉压力在升高的同时,可出现内脏高动力循环,其原因为血液循环中血管扩张物质的含量升高和内脏血管床对内源性血管收缩物质的敏感性降低。大量实验及临床资料表明,不同原因的肝损伤时期所引起的不同的递质代谢异常,可影响门静脉的血流动力学,致门静脉压力升高。目前认为,通过增加门静脉血流量而参与门静脉高压形成的递质,如去甲肾上腺素、一氧化氮、内皮素、高血糖素、前列环素、缓激肽、血管活性肠肽、5-羟色胺、腺苷、胆酸、促胃液素、乙酰胆碱和醛固酮等均可影响肝脏微循环,使门静脉压力不同程度增高。动物实验用正常动物血交叉灌流,则可使接受灌流动物肠血流量显著增加,血管阻力下降。结果提示,体液因子可能是维持门静脉高压持续存在的主要因素。

(1)胰高血糖素:许多研究发现肝硬化患者,不仅伴有胰高血糖素血症,并与肝硬化程度具有相关性。胰高血糖素分泌主要受交感神经活性、葡萄糖及氨基酸代谢的影响。肝硬化患者对胰高血糖素的代谢清除率多在正常范围,但却有显著交感神经张力亢进以及葡萄糖和氨基酸代谢失常。加之病变肝脏对胰高血糖素的敏感性下降,负反馈机制失调,导致胰高血糖素分泌增多。这可能是肝硬化患者胰高血糖素血症的主要原因。胰高血糖素对门静脉之外的血管几乎都是降低血管阻力,增加血流量。动脉内灌注胰高血糖素,可显著增加肝脏和肠道血流量,降低其阻力。胰高血糖素还可抵制肝癌及对肝脏神经刺激的反应,降低全身血管对去甲肾上腺素的敏感性;可以拮抗去甲肾上腺、血管紧张素、血管加压素和 5-羟色胺对肝动脉的收缩作用,可以选择性松弛其毛细血管前括约肌,降低血管阻力;但门静脉内灌注胰高血糖素可以增加 RPV 和 PPV,说明有收缩门静脉的作用,使门静脉压力升高,能扩张肝脏和胃肠道血管,是肝硬化时全身高动力状态和门静脉高压形成的重要原因之一。也有作者发现,虽然有胰高血糖素血症,但与高动力循环无相关性。在给肝硬化患者灌注胰高血糖素的研究中也发现,胰高血糖只能使肝功能 childA 级的患者选择性增加内脏血流量,而对 B、C 级患者没有影响。因而胰高血糖素在门脉高压的形成和作用有待深入研究。

(2)前列环素:obberti 等在门静脉狭窄及肝硬化引起的两种门静脉高压动物模型研究中发现,注射前列环素后,其动脉压力及心率的改变一致,均引起心率增快、动脉压下降,但前列环素仅能显著增加门脉狭窄鼠的心脏指数和降低系统血管阻力,对肝硬化鼠没有影响,且对门静脉狭窄鼠的效应是短暂的。可见前列环素在门静脉高压鼠和正常鼠对血流动力学的影响有所不同,在门静脉高压的血液循环改变中起重要作用。Hamilton 等也发现部分门静脉结扎后,门静脉壁 PGI_2 活性持续升高,且与 PPV 呈显著正相关($r=0.76,P<0.01$)。Wernze 等进一步证实,肝硬化患者血浆 PGI_2 水平顺序依次为门静脉、肝静脉、肝动脉,门静脉较肝动脉高 35 倍。肝硬化门脉高压时 PGI_2 产生增多的原理亦不清楚。研究表明,CCl_4 肝损伤时 PGI_4 生成增多;内毒素血症可以促进肝脏库普弗细胞对花生四烯酸的利用,促进前腺素的生成;雌性激素可以促进血管平滑肌显著增加 PGI_2 合成(尤其是内膜肌细胞);此外,PGI_2 的生成还与血液中血管紧张素 II 水平显著提高。这些均是门脉和肝脏 PGI_2 生成增多的重要原因。PGI_2 是门脉高压及正常动物内脏血管反应性的调节剂之一。肝硬化门脉高压时,PGI_2 通过降低内脏血管对去甲肾上腺素的反应,而增加血流量,降低血管阻力。需要特别指出的是,肝感化门静脉高压时存在一系列花生四烯酸,尤其是环甲氧酶代谢产物的异常,除 PGI_2 外,PGE_2、$PGFIa$ 和 TXA_2 也有明显变化。PGI_2 可显著增加实验动物肝血流量,升高 PPV。有学者还发现 TXA_2 与门脉高压患者 HVPG 呈正相关。

(3)血管活性肠肽(VIP):VIP 是一种血管扩张剂,对心血管、呼吸、消化和中枢神经系统均有重要作用,能使肝脏和胃肠道血管舒张。在肝细胞膜上有高亲和力的 VIP 受体,肝硬化时血浆 VIP 水平显著升高,肝硬化大鼠胃肠道组织中 VIP 含量显著高于对照组。可能是肝硬化时全身高动力状态和门脉高压形成的重要原因之一。肝硬化时 VIP 升高的可能机制为:肝功能受损,肝脏对 VIP 灭活能力下降;门-体分流,动静脉短路开放使得部分血中 VIP 未经过肝脏降解。

(4)促胃液素:肝硬化患者常伴有高促胃液素血症。促胃液素增高可能与肾脏排泄障碍有关,有人发现肝硬化合并肝肾综合征时,患者 24 小时尿中促胃液素排量显著低于无肝肾综合征者,血清促胃液素要高于不伴有肝肾综合征的肝硬化患者;另外,肝脏对促胃液素灭活功能的降低,也可能是导致促胃液素增高的重要原因,因为 90% 以上的促胃液素是从肝脏中灭活的。促胃液素也是一种血管扩张剂。动脉灌注可以产生剂量依赖的肝血管扩张,降低血管阻力,增加血流量。但也有研究发现,肝硬化患者血清促胃液素浓度与门脉血流动力学多项指标无明显相关性。

(5)一氧化氮(NO):NO 被认为是门静脉高压时的一种内脏高动力循环因子,由 L-精氨酸通过 NO 合酶(NOS)产生,NOS 有两种形式,内皮细胞和神经元内存的结构型 NOS,而诱导型 NOS 存在于多种细胞内,经诱导型 NOS 作用产生 NO 的量相对较高,其作用不受钙离子调节,但合成过程受酶水平的影响,结构型 NOS 受细胞内钙离子浓度调节且产生的 NO 的量较少,动物实验中,有人用 NO 抑制剂可改善高动力循环状态。NOS 由多种组织、细胞合成(包括血管内皮细胞、巨噬细胞、中性粒细胞、肝巨噬细胞、肝细胞、血小板及一些肿瘤细胞、神经系统)。NO 通过促进 GTP 生成 cGMP,cGMP 刺激依赖 cGMP 的蛋白酶活化,活化的蛋白激酶通过调节磷酸二酯酶和离子通道发挥其血管舒张、抑制血小板聚集和黏附、介导细胞毒性、神经递质作用等生物学效应。有实验表明,肝硬化鼠胸主动脉壁中 cGMP 含量显著高于正常鼠,并与动脉压和周围血管阻力呈负相关,应用 NO 合酶抑制剂(L-NAME)可显著减少肝硬化鼠胸主动脉壁中 cGMP 含量,并逆转肝硬化动脉扩张的发病机制中起重要作用。此外,一组对肝硬化鼠的在体及离体实验表明,NO 合成增加降低了肝硬化门静脉高压血管对血管收缩剂的反应性。以上结果都进一步支持 NO 在肝硬化高动力循环中作用的结论。肝硬化时,门静脉血流速度增加,血液黏度降低,血流量切变力增加,进一步刺激内皮细胞释放 NO 和 PG,也是门静脉高压形成的机制之一。

(6)内皮素(ET):ET 是含 21 个氨基酸残基的多肽,主要由血管内皮细胞产生,但目前已发现非内皮细胞也能合成内皮素。内皮素具有强烈而持久的缩血管作用,此外还能促进肝细胞糖原分解,作用于肝脏血窦肝星状细胞使之收缩并影响肝血窦的血流。肝硬化中 ET 的释放有两种机制,其一为调节机制,另一为补充机制。一般认为内皮素主要在肝脏降解,肾脏也参与内皮素的清除。门静脉高压时周围血管扩张,可使血管内皮细胞 ET 合成代偿性增加;肾素、血管紧张素、抗利尿激素增加刺激 ET 合成、释放;肝功能衰竭减少 ET 清除,用 ET 受体阻断剂可降低门静脉压力。内皮素广泛地分布和肝脏和门静脉系统。内皮素既能增加门静脉压力,又能明显地加重肝细胞缺血低氧。Gandni 等将内皮素灌流肝脏后发现门静脉压力持续升高,肝糖原分解增加,肝脏缺血低氧,肝细胞和肝巨噬细胞内磷脂酰肌醇的代谢增加,因此,内皮素在肝硬化及门静脉高压形成发展中也有重要作用。

(7)5-羟色胺:许多临床和动物实验均证实,5-羟色胺受体抑制剂可以降低门静脉高压动物和人的门静脉压力,门静脉高压鼠肠系膜静脉对 5-羟色胺反应性强。Beaudry 等测量了肝硬化患者全血及血浆中的 5-羟色胺,发现外周静脉全血 5-羟色胺显著低于对照组,肝硬化患者血清中非结合 5-羟色胺水平在 ChildA 级患者显著增高,但与门静脉压力无明显关系,认为 5-羟色胺与门静脉压力的形成无关。但 5-羟色胺受体拮抗剂的抗门静脉压力作用无法否定。

(8)一氧化碳(CO):CO 是血红素经血红素氧化酶(HO)作用后的副产品,抑制 CO 的产生,可以使门脉血管阻力增加。CO通过抑制cGMP产生从而抵消CO的舒张效应,对门静脉高压的形成起促进作用。

(9)其他:如肿瘤坏死因子、白细胞介素-6、白细胞介素-8、血浆降钙素基因相关肽等均被证实可调节门静脉血流。

以上这些与门静脉高压相关的血管活性物质,其作用部位可以是肝脏的窦前、肝窦或窦后水平。例如:组织胺和去甲肾上腺素,通过肝脏阻力增高而发生门静脉压力升高,前者在压力升高时引起肝窦扩张,属窦后性阻力增高,后者通过肝窦前、窦旁或窦后收缩致门静脉压力升高。而多巴胺与高血糖素可使门静脉血流量增加,阻力下降,通过高动力的作用引起门静脉压力增高。研究表明,高血糖素和一氧化氮,作为内脏血管扩张剂在门静脉高压症高动力循环中的作用越来越受到重视。

3.代谢因素

肝脏具有复杂的代谢功能。肝硬化时肝脏对内毒素的清除、乙醇的降解、胆酸的排泄功能均有障碍,使内毒素、乙醇和胆酸对全身和门脉血流动力学造成一系列影响。此外,γ-氨基丁酸也发挥一定的作用。

(1)内毒素:肝硬化时由于:①肠道细菌过度生长及菌群失调使得肠道产生的内毒素增加。②内毒素在肠道由黏膜上皮吸收,经肠系膜静脉进入门静脉循环,产生门静脉性内毒素血症;肝硬化患者门静脉内毒素血症的发生率明显高于非肝病者;证明内毒素可经肠系膜吸收后,进入腹腔内淋巴管而至胸导管引流入血。③肝脏清除内毒素减少而伴有内毒素血症。内毒素对血流动力学影响是比较广泛的。在肝硬化患者由于长期的内毒素血症的存在,及其对血流动力学的影响,可使原已增高的门静脉高压更加恶化。给肝硬化大鼠注射脂多糖后表现心率增快,总外周阻力增加,以及指数减少,肌肉、皮肤、肾脏血液灌注减少。在肝硬化动物模型中对儿茶酚胺的活化是减弱的,门静脉压力的增加,是由于门静脉紧张度增加、肝外血管阻力增加。动物注射内毒素后可见胃肠道静脉充血,这是由于门静脉压力增高所致。血小板激活因子,在内毒素引起的血流动力学改变中起重要作用,它是内毒素对血流动力学作用的介导物。内毒素可使肝微静脉和小静脉收缩,肝静脉嵌顿压增加,引起窦后性门静脉高压。应用抗血小板激活因子拮抗剂,可以预防内毒素所致的血流动力学改变。肝硬化患者门静脉内内毒素水平显著高于外周血;在实验猴,内毒素可以引起肠系膜血管扩张;败血症休克的早期亦常伴有高动力状态。因而,有人认为内毒素血症可能与肝硬化的高动力循环有关。但Menta等的研究证实,门脉结扎鼠口服新霉素之后,肠道菌丛显著减少,消除了动物的内毒素血症,但内脏血流动力学无变化;反复腹腔内注射小剂量内毒素诱发内毒素耐受状态,也没有发现动物高动力状态的改善。门静脉高压时,由于门体侧支循环的广泛形成对TNF-α和内毒素的灭活降低,而内毒素又是刺激TNF-α作用的最强物质,TNF-α通过左旋精氨酸/一氧化氮通路及其他途径调节心排血量、降低血管床对缩血管物质的反应性,引起以高动力循环状态为特征的门静脉高压血流动力学紊乱。

(2)乙醇:乙醇可以引起肝硬化门脉高压,即使在肝炎后肝硬化,乙醇也常是重要的促发因素。乙醇可以引起明显皮肤黏膜血管扩张;在大鼠摄入乙醇可使Qpv增加$40\%\sim60\%$。这可能有助于防止乙醇所致的低氧性肝损害。在正常大鼠,乙醇对门脉血流量的作用可以被氯胺酮、硫喷妥钠和芬太尼完全抑制,胆不受腺苷受体阻断剂 8-苯硫茶碱影响。在门脉高压大鼠,摄入乙醇不仅可显著增加 Qpv 同时也增加肝动脉血流量,这种肝血流量的增加可被 8-苯硫茶碱抑制。因而乙醇的这种增加肝血流量的作用,可能是由腺苷受体介导的。但在正常人和肝硬化患者静脉内输入乙醇则未观察到这种作用。

(3)胆酸:肝硬化时由于肝功能减退和(或)门体分流而伴有胆酸血症。阻塞性黄疸时常伴有全身高动力状态。将胆酸置入肠腔,可使其血流量增加 100%。动脉内灌注胆酸可产生剂量依赖的肠血流量增加。胆酸可以抑制去甲肾上腺素引起血管收缩。因此,门静脉高压时高胆酸血症有可能参与全身和内脏高动力循环。最近 Genecin 等给门脉高压鼠鼻饲消胆胺,使其血清胆酸降至对照水平。但没有产生明显的全身和门脉血流动力学作用。

4.门静脉高压形成的细胞学基础

(1)肝细胞:肝细胞的数量和体积占肝实质的 70%～80%,现已证实肝细胞能合成至少Ⅰ、Ⅱ、Ⅲ、Ⅳ型胶原,肝细胞功能受损对多种血管活性物质的灭活降低,且肝细胞还可以通过分泌胰岛素样生长因子及 NOS 调节 NO 的产生从而调节血管舒缩,在门静脉高压的形成中发挥一定的作用。

(2)肝星状细胞:肝星状细胞位于 Disse 间隙内,在肝细胞损伤时能合成除Ⅴ型胶原外的几乎所有的细胞外基质成分。在慢性肝损伤时肝星状细胞持续增殖,细胞数量大增,显著的表型变化使之转变成肌纤维母细胞,对肝硬化的形成起主要作用。肝星状细胞的形态和超微结构特征类似其他器官中,调节局部血流的细胞,对血栓素、血管紧张素Ⅱ、内皮素Ⅰ等血管收缩物质起反应。在某些物质的作用下,肝星状细胞内钙离子浓度升高,细胞收缩,调节肝血流,影响肝脏微循环。

(3)库普弗(kupffer)细胞:肝脏微循环血管对内毒素的反应与 kupffer 细胞的数量和激活程度直接相关,kupffer 细胞功能越强,肝微循环障碍越明显。Kupffer 细胞还可以释放各种血管活性物质调节肝窦血流量。慢性肝病时肝脏 Kupffer 细胞防御功能减退,导致肠源性内毒素水平增加,同时还发现 Kupffer 细胞表达诱导型 NOS,产生 NO,扩张血管。

(4)肝星状细胞(HSC):最近人们发现肝窦周围 HSC 可以调节肝窦血流,并影响肝血流阻力调节血流,HSC 对肝窦血流的影响,可由血管扩张剂和血管收缩剂调整。肝脏损伤特别是肝硬化总伴随有 HSC 的活化及收缩,后者与肝硬化的病程呈正相关。作用于 HSC 的物质包括 P 物质、血管紧张素Ⅱ、去甲肾上腺素、血栓素等,但内皮素(ET-1)的作用最明显。

(5)内皮细胞:内皮细胞是肝窦壁的主要细胞,占肝脏非实质细胞总数的 44%。内皮细胞不仅是肝窦壁管道的构成成分,而且还参与了肝脏乃至全身的血流动力学及代谢过程。在病理情况下,内皮细胞因缺血、低氧及病毒感染受损或间质细胞外基质沉积压迫时,可出现肿胀,甚至坏死,使肝窦变窄,致肝细胞血流供应减少,从而诱发或加重细胞损伤。受损或肿胀的内皮细胞容易被淋巴细胞、血小板或肝巨噬细胞黏附,并释放各种蛋白分子,加重肝脏微循环障碍或激活肝星状细胞合成细胞外基质成分,对正常状态下窗孔结构的维持很重要,但在肝纤维化时,更多地还是通过激活肝星状细胞和分泌蛋白分子而间接地起作用。也可能是肝窦毛细血管化的基础。

（6）陷窝细胞：是肝脏中具有自然杀伤活性的大颗粒淋巴细胞，其表现特征是细胞的显著极性现象，具移动活性细胞特性，有透明质原生荚膜，表面有微绒毛或伪足贯穿内皮细胞衬里部位，以细长的丝状伪足突起与内皮细胞接触。低密度陷窝细胞能识别和杀伤肿瘤或防止肿瘤细胞转移能力；具有抗病毒作用；在小鼠做部分肝叶切除模型的早期，发现有陷窝细胞增多，推测它可能参与肝细胞损伤后的修复再生调节过程；陷窝细胞尚能影响巨噬细胞、内皮细胞、T 细胞和 B 细胞的增殖分裂，调节免疫反应。

陷窝细胞在肝纤维化形成中的作用不甚清楚。在自身免疫性肝炎、病毒性肝炎，或用细菌或酵母菌的细胞壁等致炎性介质，反复注射引起大鼠急性或慢性炎症模型中和静脉注射白细胞介素-2 等，均可观察到肝脏陷窝细胞显著增多，但在原发性胆汁性肝硬化和硬化性胆管炎中，陷窝细胞的数量则减少。可见陷窝细胞最多是通过间接作用而影响肝纤维化的形成。

四、诊断

（一）症状与体征

门静脉高压症的临床表现主要由两大类构成。

1.肝门静脉压力持续升高引发的症候群

（1）脾增大、脾功能亢进症：患者出现鼻出血、皮肤瘀斑及牙龈出血，血小板及白细胞减少、贫血等。

（2）食管胃底曲张静脉出血：曲张的食管、胃底静脉一旦破裂，患者立刻发生急性大出血，呕吐鲜红色血液，便血或黑粪。由于肝功能损害引起凝血功能障碍，又因脾功能亢进引起血小板减少，因此出血不易自行停止。大出血可以引起肝组织严重缺氧，进一步导致肝功能的恶化，容易诱发肝性脑病。

（3）腹水及腹胀。

2.基础肝病的表现

门静脉高压症绝大多数由各种肝硬化引起，患者还表现出肝硬化的临床表现——非特异性全身症状（如疲乏、嗜睡、厌食）、蜘蛛痣、黄疸和少尿等。

3.体征

视诊可以看到黄疸、肝掌、上腔静脉引流区域的蜘蛛痣、男性乳房发育等，特征性的表现前腹壁的静脉曲张。触诊肋缘下可以触及增大的脾，有时能触到质地较硬、边缘较钝而不规整的肝，但肝硬化严重时肝萎缩难以触到。叩诊有腹水时可以有移动性浊音阳性。听诊脐周扩张的皮下静脉分流量大时可听到"莹莹"的静脉杂音，即"克-鲍"综合征。

脾增大的程度可以分为 5 级。Ⅰ级：脾下缘肋下可及，但位于锁骨中线肋缘下 3cm 内；Ⅱ级：Ⅰ、Ⅲ 中间为Ⅱ级；Ⅲ级：脾下缘平脐水平；Ⅳ级：脾下缘过脐水平；Ⅴ级：脾下缘达盆腔。

（二）化验检查

1.全血细胞分析

脾功能亢进时，全血细胞计数都会减少，其中以白细胞和血小板计数减少更为显著。白细胞可减少至 $3 \times 10^9/L$ 以下，血小板计数减少至 $(70 \sim 80) \times 10^9/L$ 以下甚至更低。出血、营养不良或骨髓抑制都可以引起及加重贫血。

2.肝功能检查

主要是基础肝病的表现。表现为血浆清蛋白降低而球蛋白增高,清蛋白、球蛋白比例降低甚至倒置。由于多种凝血因子是在肝内合成的,加上慢性肝病患者有原发性纤维蛋白溶解,所以凝血酶原时间可以延长。还应做肝炎病毒相关的血清学抗原抗体检测及病毒拷贝数的检查。常规做甲胎蛋白检查以排除原发性肝癌。肝功能的评估一般按 Child-Turcotte-Pugh 评分来分级。

(三)影像学检查

影像学检查对于门静脉高压症的诊断及治疗有重要的意义。影像学可以明确有关肝门静脉系统的解剖结构、侧支血管的分布及通畅程度。在影像学的介导下,还可以对某些情况下的门静脉高压症进行介入治疗。

1.腹部超声检查

是最简单常用的无创诊断方法。可以显示出有无腹水及其量的多少、肝的大小及质地有无异常、门静脉有无扩张。多普勒超声可以显示血管直径、血流通畅情况、血流方向并测定血液的流速从而计算出全肝血流量,但对于肠系膜上静脉和脾静脉的诊断精确性稍差。门静脉高压症时肝门静脉内径>1.3cm。

2.食管吞钡 X 线检查

在门静脉高压症食管胃底曲张静脉未破裂出血情况下是比较安全的方法。在食管为钡剂充盈时,曲张的静脉使食管的轮廓呈虫蚀状改变;排空时,曲张的静脉表现为蚯蚓样或串珠状负影,但这些都是间接征象,不如内镜检查的结果直接和明显。胃底静脉曲张表现为病变处黏膜条状增粗,走行迂曲,也可表现为多发散在的结节及较大的分叶状肿块。对于可疑患者可以考虑做憋气运动使曲张的食管静脉扩张以便显示。食管胃底曲张静脉破裂急性出血时不宜采用此检查方法。

3.腹腔动脉造影的静脉相或直接肝静脉造影

可以使肝门静脉系统和肝静脉显影,确定静脉受阻部位及侧支回流情况,还可为手术方式提供参考资料。血管造影能了解肝动脉、肝静脉和下腔静脉形态、分支及病变。但因为是有创检查,一般情况的门静脉高压症不常采用此检查,对于布加综合征的诊断意义较大。

4.CT/MRI

可反映全肝的状态。通过增强扫描,可反映侧支循环形成、脾大的程度、腹水及门静脉的扩张情况。CT 和磁共振增强扫描还有助于排除原发性肝癌或是癌变的肝硬化结节。CT 尤其是多排螺旋 CT 及磁共振成像的血管造影(CTA 及 MRA)及其多方位重建对肝门静脉血管的现实具有独到之处,如不涉及介入治疗,在某些情况下可以代替具有创伤性的肝门静脉血管造影检查。

(四)内镜诊断

内镜是诊断食管胃底静脉曲张的金标准。内镜不仅能在直视下判断是否有食管胃底静脉曲张、出血的原因和部位,同时还能对静脉曲张发生破裂出血的危险性进行判断,必要时还能进行内镜下急诊止血治疗。超声内镜可在内镜直视下对食管胃底的管壁或邻近脏器进行断层扫描,获得管壁各层次及周围重要脏器的超声影像。对黏膜下隆起性病变直视下较难鉴别时,超声内镜具有独特的诊断和鉴别诊断价值。因而国外指南推荐对于肝硬化的患者一经确诊就应该行胃食管镜检查以了解是否存在食管胃底曲张静脉及其程度。对于首次胃镜检查发现没有曲张静脉的代偿期肝硬化患者建议每2～3年重复检查1次。对于有小曲张静脉的患者则每1～2年再检查1次胃镜。失代偿期肝硬化的患者则应该每年复查1次胃镜。

国际上把食管胃底静脉曲张程度的分级为二度或三度。二度分法根据曲张静脉的直径将其分为轻度(<5mm)或是重度(≥5mm)。三度分类法将曲张静脉分为①轻度:曲张静脉轻微突出食管黏膜表面;②中度:曲张静脉占据少于1/3食管腔;③重度:曲张静脉占据多于1/3的食管腔。曲张静脉破裂出血的危险性随着静脉曲张严重程度而上升。红色征(红色条纹或是红斑)是预示即将发生出血的价值的预示标志。

(五)肝门静脉压力的测定

(1)术前通过核素心肝比来推测肝门静脉压力是目前唯一的无创测压方法。它通过肛门给予放射性核素栓剂,经过一定时间后检查心和肝核素放射量的比值,然后代入回归方程的公式中计算出肝门静脉压力。

(2)经皮经肝穿刺门静脉测压、经皮经脾穿刺肝门静脉测压、经脐静脉插管测量肝门静脉压力及经内镜细针穿刺测定食管静脉压力等方法多用于研究目的,日常临床上较少采用。

(3)肝静脉楔入压(WHVP)及 HVPG。WHVP 的测定是通过在肝静脉内放置一个导管并将其楔入一个肝静脉小分支,更好地是将气囊充气后闭塞一个肝静脉较大的分支后读取的数值。WHVP 在酒精性或是非酒精性肝硬化患者中都被证实与肝门静脉压力相关性非常好。由于腹腔内压力增加会影响 WHVP,常常将其减去自由肝静脉压或是下腔静脉腹腔段的压力,结果就是 HVPG。HVPG 测定的是肝窦的压力,在肝内原因导致的门静脉高压症时它会增加,而在诸如门静脉血栓导致的肝前性门静脉高压症时则数值正常。正常的 HVPG 数值是3～5mmHg。HVPG 及其动态变化对发生胃食管曲张静脉、曲张静脉出血的风险、门静脉高压症的其他并发症及死亡等有预测价值。

(4)术中直接测压。术中直接测定自由门脉压(FPP)是最可靠的诊断方法。如果压力超过 $25cmH_2O$ 则考虑存在肝门静脉高压,如压力超过 $30cmH_2O$ 则诊断肯定。简便的方法是用一根有刻度的长约 60cm 的细玻璃管,用三通与穿刺针连接;管内充满生理盐水。测定时,将穿刺针尖刺入胃网膜右静脉或其较大分支内;直接刺入肝门静脉内的结果更准确,但由于不好处理穿刺点临床上很少采用。需要引起注意的是,玻璃管的零度应相当于腰椎前缘的平面。临床上一般采用将测压管放置在患者剑突上,测出读数后再加上剑突到腰椎前缘的距离即为自由门静脉压力。测定应在不给静脉血管活性药物下的背景下进行,休克患者应在休克纠正后再测;重复测压时患者动脉压的相差应不大。

(六)其他

根据患者既往肝炎病史或血吸虫的病史,以及脾大、脾功能亢进、呕血或黑粪、腹水等临床表现来诊断。当发生急性上消化道大出血时,不仅要与其他疾病导致的消化道出血鉴别,还要鉴别是食管胃底曲张静脉破裂出血还是门静脉高压性胃病导致的上消化道出血。加上化验检查、影像学及内镜检查可以明确诊断。

五、治疗

(一)门静脉高压症外科治疗的原则

外科治疗门静脉高压症,主要是针对门静脉高压症的并发症,即食管胃底曲张静脉破裂出血,严重脾大,合并明显的脾功能亢进,以及顽固性腹水等,其中预防和控制食管胃底曲张静脉破裂出血是外科治疗的主要目的。外科治疗应严格掌握手术适应证,这是提高疗效、降低并发症的重要保证。

1.肝功能的估计

除了肝移植以外,门静脉高压症的外科治疗只是治标的方法,主要是控制上消化道大出血,并不能治愈肝脏本身的病变。肝脏的原发病变有待内外科的综合治疗。外科治疗后患者的预后与肝功能状况有密切关系。肝功能差的患者一般不适合手术治疗,应首先行内科保守治疗,待肝功能改善后再考虑行手术治疗。

为客观地评价肝功能,曾有各种判断标准,比较常用的是 Child-Pugh 标准。肝功能分级为 A、B 级的患者可考虑手术,C 级患者手术并发症和死亡率均较高,故应禁忌手术,应加强护肝治疗,待肝功能改善后再考虑手术治疗。

2.手术适应证的选择

(1)有黄疸、大量腹水、肝功能严重受损的患者发生大出血,如果进行外科手术,死亡率可高达 60%～70%,对这类患者应尽量采用非手术疗法;重点是补充血容量,采用药物治疗,应用三腔二囊管压迫止血以及经内镜行硬化剂注射或曲张静脉套扎等。出血控制后继续护肝治疗,肝功能恢复后再考虑行手术治疗。

(2)没有黄疸、没有明显腹水的患者发生大出血,应争取即时手术,或经短时间准备后即行手术。应该认识到,食管胃底曲张静脉一旦破裂引起出血,就会反复出血,而每次出血必将给肝脏带来损害。积极采取手术止血,不但可以防止再出血,而且是预防发生肝性脑病的有效措施。

(3)关于预防性手术的适应证西方国家普遍不赞成预防性手术。因为文献中大量的统计数字说明,肝硬化患者中仅有 40% 出现食管胃底静脉曲张,而有食管胃底静脉曲张的患者中约有 50%～60%并发大出血,这说明有食管胃底曲张静脉的患者不一定发生大出血。所以给本来不需要手术的患者施行手术是没有必要的。目前因为有了更为有效的非手术止血方法,就更不主张施行预防性手术。临床上还看到,本来不出血的患者,在经过预防性手术后反而引起大出血。尤其是肝炎后肝硬化患者肝功能损害多较严重,任何一种手术对患者来说都是负担,甚至引起肝功能衰竭。因此,对有食管胃底静脉曲张、但没有出血的患者一般不主张行预防性手术治疗。

但亦有学者认为,对门静脉压力较高、有重度食管胃底静脉曲张的患者,特别是经内镜检查发现有红色征表现的可考虑行预防性手术,尤其是合并脾大、脾功能亢进时更有脾切除的适应证。而且,有统计资料表明,施行预防性手术者出血率仅为前者的 1/6,5 年生存率亦比前者高出 34.29%,所以主张行预防性手术。

门静脉高压症的终极治疗方法是肝移植。当选择肝移植治疗门静脉高压症时,其手术适应证则与前述不同。

(二)门体静脉分流术

肝功能储备 Child-Pugh A、B 级的患者可行手术治疗。手术治疗可分为两类,即门腔静脉分流术和门奇静脉断流术。分流术是以"疏导"方式将门静脉血流通过吻合渠道进入体循环。因门静脉无瓣膜,故分流术能降低门静脉压力而达到防治出血的目的。分流术是最早用于治疗门静脉高压症合并食管胃底静脉曲张破裂出血的手术方法。1877 年 Eck 以犬为模型,首次进行了门静脉端侧静脉分流术;Pavlov 发现门腔分流术后犬可发生肝性脑病;1945 年 Whipple 等首先将门腔静脉分流术用于临床治疗门静脉高压症。在其后的 20 余年间,分流术被广泛应用于临床并逐渐成为治疗门静脉高压症的经典式式,并不断完善和发展,形成一系列相对定型的、不同的门体静脉分流术式,如门腔静脉分流术、肠腔静脉分流术、脾肾静脉分流术等。临床实践表明,分流手术控制出血的近期和远期效果满意,且优于其他治疗方法,控制出血率一般可达 85%～100%。另外,分流术能缓解胃的淤血状态,改善胃黏膜的微循环,可用于治疗门静脉高压性胃黏膜病变。门腔静脉侧侧分流术能显著降低门静脉压力,还可用于治疗顽固性腹水。

门体静脉分流术可降低门静脉的入肝血流,甚至形成离肝血流,术后可导致肝脏营养障碍,肝性脑病发生率高。此外,部分患者可发生吻合口血栓形成而导致复发出血。分流术要求掌握血管吻合技术,有一定难度,基层单位不一定能普及推广。

20 世纪 60 年代以后,世界各国的外科医师大都已不再热衷全门体静脉分流术,于是出现维持入肝血流的各种手术:

(1)1967 年美国 Warren 提出远端脾肾分流术,这是一种选择性分流术,其原理是门静脉系统存在着功能性分区现象,即相对高压的胃脾区和相对低压的肠系膜区。通过离断胃冠状静脉等血管,将这两个区域分开。通过胃短静脉、脾静脉选择性地降低食管胃底曲张静脉的压力和血流量,同时保持门静脉的向肝血流灌注和肠系膜静脉的压力,从而既控制曲张静脉出血,又维持门静脉的入肝血流。其出血控制率为 88%～97%,总的 5 年生存率为 58%,术后 2 年肝性脑病发生率 5%,术后再出血发生率为 3%～14%。但随后的临床观察发现,随着时间的推移,门静脉血流逐渐减少,可丧失这种选择性分流作用,Warren 认为这是由于"胰脾虹吸"所致,强调在操作过程中尽可能做到"脾胰阻断",即将远端脾静脉与胰体尾部之间所有胰静脉切断。

(2)1967 年日本学者 Inocuchi 提出另一种选择性分流术,即胃左静脉下腔静脉分流术(冠腔分流术),即在胃左静脉与下腔静脉间以自体大隐静脉架桥吻合,另作脾切除和胃网膜右静脉阻断,使食管下段和胃上部静脉血流分流至下腔静脉,达到选择性减压的目的。手术优点是保留相当的门静脉血流灌注肝脏,术后肝性脑病率很低。缺点是移植血管口径小,管壁薄,手术野深,操作难度大,闭塞率高。

(3)1983 年 Sarfeh 提出部分门体静脉分流术,指小口径门体静脉分流(口径<1.0cm),以及小口径人造血管(8mm)行门腔静脉搭桥术。该手术存在两个吻合口,易形成人造血管栓塞。

（4）国内孙衍庆等于1966年首先提出采用限制性门腔静脉侧侧分流术治疗门静脉高压症，即在门腔静脉侧侧分流术的基础上，通过对吻合口径的限制，在有效地降低门静脉压力的同时，保证一定的门静脉向肝血流量，维持一定的肠系膜静脉压力。之后，又提出附加限制环的限制性门腔静脉侧侧分流术。其报道住院死亡率为1.3％，总的死亡率为2.6％，术后再出血率、肝性脑病发生率等均优于以往报道。

有作者认为，在考虑患者的肝功能和全身耐受情况后，分流术式选择应以血流动力学的变化为主要依据。除影像学研究和术中压力测定提示肝脏门静脉血流灌注接近正常者，因肝脏不能耐受分流术所致门静脉血的突然丧失而发生衰竭宜施行断流术外，其余的原则上都可行分流手术。当术前血流动力学证明门静脉已成为流出道，即非但门静脉系统的血流不能流入肝脏而全部经侧支分流，而且经肝动脉流入肝脏的血液亦经门静脉逆流入体循环（多普勒超声门静脉血流方向可作为初筛，如超选择性肝动脉造影门静脉主干和侧支显影可确诊），或者门静脉入肝血量大量减少者，可行全门体静脉分流术，包括门腔、肠腔静脉侧侧分流术、架桥分流术以及传统的脾肾静脉分流术或加断流的联合手术，不宜行选择性分流术和断流术。如果是门静脉入肝血流量中等量减少，则手术方式选择的自由度较大，几乎可施行各种分流性手术，包括全门体静脉分流术和选择性分流术（基本要求是有向肝血流和腹水较少），以及可施行各种断流手术。门静脉入肝血流少量减少者应行脾切除断流术治疗，如行分流术可能因门静脉入肝血流量突然大量减少而使肝功能迅速恶化。

总之，全门体静脉分流术在西方国家已使用不多，但仍未被淘汰，主要采用远端脾肾分流术和Sarfeh人造血管搭桥术。西方国家断流术应用很少，在日本断流术十分风行，我国断流术的比例已超过各种分流术。埃及亦主要采用断流术，通过对照研究，埃及学者认为断流术是治疗血吸虫病性门静脉高压症的较好术式。随着药物和内镜治疗的发展，采用分流术治疗的病例将进一步减少。

（三）门奇静脉断流术

1.概述

门奇断流术是手术阻断门奇静脉间的反常血流，以达到预防和止住门静脉高压症所引起的食管胃底曲张静脉破裂大出血。断流手术的方式很多，阻断的部位和范围也各不相同。在早期有简单的结扎或缝扎术，如胃左静脉结扎术、胃左静脉切断术、腔内食管或胃底静脉缝扎术、经胸食管曲张静脉结扎术；横断术，如食管下端横断术、胃底横断吻合术及胃底环形交锁缝合术；切除术，如食管下端切除术，食管下端胃底切除术和全胃切除术。于20世纪60年代又发展了脾切除及食管胃周围血管离断术、胸腹联合断流术。从20世纪70年代初开始各种断流术在国内逐渐推广、普及，我国学者在断流术的理论和实践两方面作出许多创造性的工作，为门静脉高压症的外科治疗作出重要贡献。尤其是1981年裘法祖首先提出贲门周围血管离断术，强调断流术要完全、彻底，尤其是要结扎和离断高位食管支、异位高位食管支和胃后静脉，这是断流术成败的关键。

早期的断流术多采用直接缝扎或结扎出血的曲张静脉的方法，均为急诊手术时的临时止血措施。因再出血率高，预后极差，故被当时正在兴起的分流术取代。后来发展的断流手术中，以贲门周围血管离断术的疗效最为满意。其他手术由于阻断门奇静脉间的反常血流不够彻底,或由于手术范围大,术后并发症多,效果都较差。

上述演变过程既是医学科学技术不断进步的反映,也是大量临床实践和经验的总结,这标志着我国门静脉高压症的外科治疗已进入理性化阶段。自 20 世纪 50 年初期到 60 年代末,我国大多数学者一直主张分流术,并积累了丰富的经验。但在医疗实践中也深深体会到分流术的不足之处,首先,分流术要求进行血管吻合,手术操作不易在基层单位推广。其次,血管吻合处血管内膜的损伤和血流缓慢,可能形成血栓,使分流术成为无效分流。更重要的是分流术易引起肝性脑病和肝功能衰竭。在各种分流术中,脾肾分流术的吻合口容易栓塞,其他分流术式如门腔、脾腔、肠腔易引起肝性脑病。关于断流术和分流术的疗效比较各家报道不一,最近 Idezuki 总结了日本的一组资料。

20 世纪 50 年代我国学者尚未发现该问题的严重性,这是因为我国门静脉高压症的病因与欧美和日本等国有所不同,主要是慢性肝炎和血吸虫病两种。血吸虫病主要集中在南方地区。经过几十年来的防治,血吸虫病的流行已得到有效控制,目前仅在长江流域仍有部分湖区尚未消灭血吸虫病,血吸虫病性门静脉高压症所占的比例已显著下降。该病的病理改变为肝内窦前梗阻,肝细胞的功能基本良好,因此各种手术治疗均能取得满意效果,包括门体分流术。据上海医科大学的随访,单纯脾切除术就可有效地控制出血,可获长期存活,并能维持较高的生活质量和恢复劳动力。因此,20 世纪 50~60 年代,我国门静脉高压症采用脾肾分流术亦能获得良好的效果。脾切除加大网膜后腹膜固定术 1781 例随访资料证实,其 10 年后存活率高达 94.1%,劳动力增强或不变的达 90.6%,术后再出血率为 7.5%(133/1781)。其中术前无出血史的出血发生率为 3.8%(57/1486),术前有出血史的再出血率为 20%(59/295)。然而,20世纪 60 年代以后,肝炎后肝硬化开始成为引起门静脉高压症的主要原因,单纯血吸虫病已少见。坏死后性肝硬化为肝内窦性和窦后性梗阻,肝细胞功能明显受损。这类患者行门体分流术后可并发严重的肝性脑病,甚至发生肝功能衰竭,远期存活率低,生活质量差。因此门体静脉分流术已不再适合门静脉高压症的外科治疗,亟待探索对肝功能影响小、创伤不大,又能有效地控制出血的新型术式。通过近 30 年的临床观察,结合一系列门静脉高压症时血流动力学的研究,以及较大系列患者的随访资料,认识到断流术的主要理论依据在以下两个方面:

(1)门静脉血中的营养因子,尤其是胰腺血流中的胰岛素和胰高血糖素,直接进入肝脏,对维持正常肝脏组织结构和生理功能起到极其重要的作用。因此,门静脉血液分流也必然会影响肝脏门静脉的血供,从而影响肝脏的营养。所以,肝硬化时,门静脉压的升高应该看作是机体一种代偿功能的表现,是机体维持门静脉血向肝灌注的重要保证。离断了贲门周围血管后,门静脉压不是降低了,而是增高了;正因为门静脉压的增高,保证了入肝门静脉血流的增加,从而有利于肝细胞的再生和其功能的改善。其结果是:肝功能有所改善,不发生术后肝性脑病,患者生存率和劳动力恢复率均优于分流术。随着时间的延长,高压的门静脉与低压的体循环间的其他交通支(如腹膜后 Retzius 静脉丛)将会建立有效的分流。门静脉高压症所引起的内脏高动力循环和内脏血管病变可视为机体的适应性代偿反应,并又反过来成为门静脉高压的维持因素。

(2)门静脉循环系在功能上有分区现象,也就是"肠系膜区"和"胃脾区"的功能分区。两个区域间存在有"屏障",胃脾区压力高于肠系膜区的压力,而在胃脾区内胃左静脉和胃短静脉的作用又有不同:胃左静脉(冠状静脉食管支)压力的升高是形成食管胃底静脉曲张的根本原因。我们在术中测定门静脉属支的压力,冠状静脉压力最高,达(2.65 ± 0.59)kPa$[(27.0\pm6)$cmH$_2$O$]$。因此,胃脾区这个门奇静脉间反常血流主要部位的压力升高,也就是贲门周围血管,特别是冠状静脉的高血流量,才是控制食管胃底曲张静脉破裂的关键所在。

基于这两个基本观点,门奇静脉断流术的理论依据主要是既保持了肝脏门静脉的血供,又确切地止住食管胃底曲张静脉破裂出血。在肝脏病变未获彻底纠正前,门静脉高压症的治疗显然是对症性的。虽然外科治疗的主要目的是针对食管胃底曲张静脉破裂大出血,并不是纠正肝硬化本身病变,但为了不加重肝脏的损伤和为了提高患者术后的生活质量和劳动力,手术不应减少门静脉的血流量,需保持门静脉向肝的灌注。另外,断流术直接针对可造成曲张静脉破裂出血的胃底贲门区的侧支血管,手术目的明确,可即刻确切止血。分流术是通过降低门静脉系统的压力,间接地降低门奇静脉间的反常血流,难以收到立竿见影的止血效果,并对门静脉系统和全身血流动力学造成较剧烈的影响。若肝外门静脉系统有栓塞,分流术多难以奏效。

因此,门奇静脉断流术,特别是贲门周围血管离断术在我国逐渐占主导地位,取得了满意的疗效。草率、盲目地结扎或缝扎贲门胃底部周围血管不值得提倡,它仅适用于 Child-Pugh C 级的病例,或患者大出血休克、昏迷,不能耐受较大手术的患者。凡有一定临床经验的外科医师,均不能以缝扎术或结扎术为首选术式。在可能的条件下,尽量做到完全和彻底的断流术,或称离断术,也就是切断后再结扎。

当前,断流术的手术操作已趋于规范化,正规化,治疗效果亦逐年提高。本术式的近期和远期疗效都较满意,不仅能即刻止血,还能维持入肝血流。尤其是手术操作较简便,易于在基层单位推广。因此,对肝炎后肝硬化并发上消化道大出血和急诊手术,首先应考虑施行贲门周围血管离断术,至今,贲门周围血管离断术在国内已成为治疗门静脉高压症的主要术式。戴植本报告用此法治疗门静脉高压症 112 例,手术后近期再出血 3.6%,近期肝性脑病 3.6%,近期死亡率为 7.1%,90 例随访 1~12 年,累积出血率为 13.3%,远期肝性脑病 2.2%,90% 的患者食管静脉曲张消失或有改善。该组病例迄今已逾 500 例,疗效有所提高。

手术时在直视下向胃冠状静脉内注入 TH 胶,以替代贲门周围血管的结扎和离断。TH 胶的化学成分为含显影剂的 α-氰基丙烯酸正辛酯,遇液体后可迅速固化。该手术不仅可栓塞浆膜外的曲张血管,并可栓塞胃黏膜下的血管,因而可更彻底地阻断门奇静脉间的反常血流。用此方法治疗的 84 例,手术死亡 1 例,术后再出血率为 4.9%。但注药时应阻断近端食管和远端胃的血运,以避免发生异位栓塞,如肺栓塞、门静脉栓塞,甚至脑血管栓塞而并发脑梗死等。行该手术后不可再行胃底横断术或部分切除术,以避免吻合口瘘或胃底缺血坏死。

2.门奇静脉断流术的评价

(1)门静脉高压症的治疗应以外科手术为主:门静脉高压症的外科治疗应该是综合性治疗。首先是病因治疗,这包括预防各种肝病的发生和发展,如预防接种各种肝炎疫苗,彻底消灭血吸虫病,戒酒等。若已患各种肝病,应积极采取措施防治和逆转肝纤维化。肝病达终末期时,可行肝移植术。

在肝脏病变未获彻底纠正前,门静脉高压症的治疗显然是对症性质的。外科治疗的主要目的是针对食管胃底曲张静脉破裂大出血,而不是改善肝脏本身病变。当前,在预防和控制出血的众多非手术疗法中,药物、内镜和介入放射学技术均有很大进展,其中药物和内镜治疗为首选疗法,然而其疗效均不持久和可靠,而且某些上市新药和疗法代价昂贵,很难作为常规疗法在国内普及推广。我们认为,非手术疗法宜与手术治疗相互配合,形成一套综合性治疗。尚未发生大出血的患者首先采用药物和内镜治疗,预防首次急性大出血。已发生大出血时,首先采用非手术疗法控制出血,并为手术创造条件。有手术适应证的患者,在准备充分的条件下积极行手术治疗,手术后仍需继续非手术治疗,从而巩固手术的疗效和预防术后复发出血,达到降低死亡率和提高远期存活率的目的。

(2)手术方式应选用门奇静脉断流术:手术方式主要有门腔静脉分流术和门奇静脉断流术两大类,各有其优缺点。由于门静脉高压症的病因复杂,病情的严重程度、术者的经验和操作技巧、手术的规范化等指标均难以统一,不易达到循证医学要求的前瞻性、随机双盲对照试验的标准,故很难断言某种方法或术式将取代另一种。但是,经过几十年的临床试验和疗效分析,以及对其发病机制的深入研究,我们认为,应采取具体情况具体分析和区别对待的原则,根据患者的病情,不同的病因选择适宜的术式,但应首选门奇静脉断流术,这是一种比较适应我国门静脉高压症发病的病因和医疗现状的术式,其理由如下:

①大量的临床资料表明,梗阻部位若位于窦前,如血吸虫病性门静脉高压症,虽然可直接阻塞门静脉血液的回流,从而引起较高的门静脉压力,但肝细胞功能尚完好,基本上不存在肝动脉血经动静脉交通支向门静脉的逆流,故肝窦仍能保持较高的血流量。对此类患者,门腔静脉分流术和门奇静脉断流术对肝血流的影响均较小,都能获较好的疗效,甚至有时单纯脾切除术就已达到要求。既然如此,显然不必作门腔静脉分流术,此举实属多余和无益。血吸虫病肝纤维化发展至中晚期可累及肝细胞功能,并发展为窦性和窦后性梗阻,分流术可降低门静脉的入肝血流,迟早会损害肝细胞的功能。

②坏死后性肝硬化的梗阻部位是窦性和窦后性梗阻,通过压迫肝窦间接阻断门静脉血的回流。因肝血流出道受阻,窦前动静脉短路开放,高压的肝动脉血可向门静脉逆流,肝血流量降低,肝外门静脉可呈逆肝血流。此时若行分流术将使肝血流量进一步降低,导致肝性脑病和进行性的肝功能衰竭。术后生活质量差、远期存活率低,故肝炎后肝硬化、酒精性肝硬化、胆汁性肝硬化等窦后梗阻患者不宜采用门腔静脉分流术,应以门奇静脉断流术为主。由于断流术的手术适应证较广,故可用于肝功能分级较差和急诊手术的患者。

③门腔静脉分流术要求术者具备血管吻合技术,有一定难度,在基层医院不易推广。吻合口还可能形成血栓,特别是脾肾静脉分流术,其血栓发生率更高,往往导致无效分流和复发出血。相对分流术而言,门奇静脉断流术在操作难度方面并不太高,术者能完成脾切除和胃大部切除术即有能力作贲门周围血管离断术,因而易于在基层医院广泛推广和普及。

④改良或选择性门腔静脉分流术尚不能取代断流术。门腔静脉分流术加动脉化不仅操作复杂,而且高压力和高氧分压的动脉血对肝细胞并非有益,甚至可产生不利作用。在比较合理的分流术中,限制性侧侧门腔静脉分流术既要适度降低门静脉压力,又不过多地减少入肝血流,难以准确掌握两者之间的动态平衡,选择性远端脾肾静脉分流术的疗效尚难肯定。冠腔静脉分流术应该是正确的选择性分流术,但常需要接一段自体静脉,更不易推广。至于联合施行

分流加断流术,其合理性和远期疗效还有待观察。

因此,迄今尚无一种分流术可取代门奇静脉断流术,既能控制出血,又能维持入肝血流和维持机体的代偿反应。

⑤门静脉系统分为肠系膜区和胃脾区,其中相对高压的胃脾区是引起食管胃底曲张静脉破裂出血的主要原因,门奇静脉断流术主要针对胃脾区的反常血流,因而目的明确,止血迅速而确切。门腔静脉分流术属间接降低胃脾区的反常血流,需间隔一定的时间才能逐渐控制出血,若肝外门静脉系统有血栓,门腔静脉分流术则无法缓解胃脾区高压,此时大多只能行门奇静脉断流术。

(3)门奇静脉断流术应选用贲门周围血管离断术:断流术的方法很多,有的过于简单,如冠状静脉结扎术等,此举为临时止血,难以彻底阻断门奇静脉间的反常血流,疗效甚差。有的又太复杂,如日本学者 Sugiura 提倡的经胸横断食管和经腹离断贲门周围血管,虽然,这是一种较彻底的断流术,但创伤甚大,近来已改为经腹用自动吻合器行食管下段横断术。有的需切开胃腔或楔形切除部分胃体后再吻合,可能污染腹腔或发生胃瘘,如 Tanner 的胃底横断术和 Phemister 的食管下段和胃上端部分切除术。贲门周围血管离断术符合有效、安全、简单、创伤小的治疗原则,按照规范化的操作步骤,就可完全彻底地阻断门奇静脉间的反常血流,同时损伤又不太大,不必经胸和切开食管及胃壁。

(4)脾切除术:国内外学者已将脾切除术视为门奇静脉断流术的组成部分之一,试图增加断流术的彻底性和减少门静脉血量。虽然,单纯脾切除术对某些病因的门静脉高压症,可获较好的治疗效果,如血吸虫病性门静脉高压症和胰源性(节段性)门静脉高压症(脾静脉栓塞)等。但为了进一步降低复发出血率,在行脾切除后还应结扎或离断食管下段、胃底贲门区的反常血流。切除巨脾可减少约 40% 的门静脉血流量,并离断了胃短血管,还可纠正脾功能亢进。门静脉高压症时脾大多为脾淤血所致,可合并脾纤维化,应属于病理脾。我国肝硬化患者多合并脾功能亢进,表现为溶血性贫血,白细胞和血小板计数明显下降,患者的抵抗力减弱,伴有凝血机制紊乱,甚至可产生某些细胞因子而促进肝纤维化。巨脾可合并脾周围炎,以及造成压迫症状,偶尔还可合并脾梗死。因此,大多数学者多主张行全脾切除术。

值得指出的是,门静脉高压症时脾周围可形成广泛粘连,特别是血管性粘连,切除脾脏后则破坏了门体间的这些交通支,可使门静脉压力增高,甚至可能诱发食管胃底曲张静脉破裂出血,因此,脾切除后应继续进行门奇静脉断流术。另外,门静脉高压症时脾切除术是复杂、危险的大手术,可能引起术中大出血,术后可合并脾静脉血栓、膈下感染、胸腔积液,损伤胰尾等并发症。若创面渗血或结扎线脱落,术后可引起腹腔内出血。门奇静脉断流术的许多并发症实际上就是脾切除术的并发症。因此,Child-Pugh C 级患者以及大出血合并休克时不必勉强行脾切除术。甚至有些学者将脾切除术视为禁忌证。Warren 等主张保留脾脏,供作日后行选择性分流术。远端脾肾分流术后脾脏可缩小,脾功能亢进能部分缓解。

(5)断流术的一些缺点:①某些情况下断流不易达到彻底性。重度门静脉高压症患者胃底贲门区组织明显增厚、水肿,曲张的血管密布于食管下段和胃底贲门区,并在腹膜后形成静脉瘤。强行离断这些血管可能造成大出血,因而可能遗漏曲张的血管,尤其是高位食管支,造成复发出血。②由于造成门静脉高压症的病因肝硬化依然存在,断流术后门脉压力甚至更高,因而可能使离断的侧支循环恢复和重建,以致再度出血。③断流术后胃壁的淤血状态可能加重,可形成或加重门脉高压性胃黏膜病变。

(四)联合断流术

联合断流术又称经胸腹联合断流术,由日本学者 Sugiura 于 1967 年首先报道,故简称 Sugiura 手术。这种手术实质上是由两部分组成,即经胸横断食管下段再吻合和经腹作贲门周围血管离断术,同时作脾切除、迷走神经切断、幽门成形。这是一种最彻底的断流术,但创伤甚大,患者难以耐受。最近已改为经腹用自动吻合器行食管下段横断术。

离断血管范围广泛是本术式的特点,该术式在日本和一些亚洲国家应用较多,疗效颇佳。Sugiura 等采用本术式治疗各种类型门静脉高压症合并食管胃底曲张静脉 671 例,手术总死亡率为 4.9%,其中急诊手术 13.3%,择期性手术 3.0%,预防性手术 3.9%。按 Child-Pugh 分级,肝功能属 A 级者死亡率为 0,B 级者 2%,C 级 16%;在预防性手术中肝功能分级 A、B 级者无死亡。术后 10 年生存率,有肝硬化的患者急诊手术者为 55%,择期性手术者为 72%,预防性手术者为 72%;无肝硬化的患者急诊手术者为 90%,择期性手术为 95%,预防性为 96%。术后食管曲张静脉复发率为 5.2%,有 1.4% 的患者再发出血。术后肝性脑病发生率极低。在西方国家直接手术在大多数情形下仅作为一种紧急措施,一直未能普及。西方国家的结果较差,死亡率很高,可高达 10%~83%,并有较高的复发出血率。造成这种差别的原因尚不清楚,可能与肝病的病因完全不同有关。我国门静脉高压症患者以肝炎后肝硬化为主,肝功能分级较差,Sugiura 手术创伤太大,术后并发症多,国人难以承受,在我国广大的基层单位更不宜普遍推行。

Sugiura 手术的适应证为:①肝功能分级必须为 Cluld-Pugh A 或 B 级,C 级属禁忌证。②适用于作过经腹脾切除、贲门周围血管离断术,或各种分流术,术后又再发出血,腹腔内有广泛粘连和解剖关系变异,避免再次经腹操作时可能遇到的困难。③食管中下段或全食管均有静脉曲张,或并发大出血者。④对于初次手术患者,单纯横断食管不能完全阻断门奇静脉间的反常血流,还须经腹一期或二期行脾切除和贲门周围血管离断术。

由于传统的联合断流术手术创伤大,术后并发症多,近年来多被改良的联合断流术所代替。其方法是,不开胸手术,经腹行贲门周围血管离断术。然后于胃前壁作一小切口,插入 25mm 管形吻合器,一次完成食管下段的横断和吻合术。

改良的联合断流手术近年来在部分单位开展。认为其术后再出血率较低,是治疗门静脉高压症的一种有效手段。对此类术式,其疗效尚有待大样本随访数据验证。尽管吻合器食管下段横断吻合术相对传统的联合断流手术创伤小,但仍较贲门周围血管离断术大,且存在食管瘘及食管狭窄的风险。因此,在手术疗效相似的前提下,宜尽量选择创伤小的术式;而减少贲门周围血管离断术后再出血的关键,在于规范化的手术操作,即离断彻底。

(五)食管胃底曲张静脉破裂大出血的外科急诊处理

肝硬化合并食管胃底曲张静脉破裂大出血是一种常见的、需采取紧急抢救措施的急症。在美国,肝硬化已成为 65 岁以下人群第 5 位的致死原因。首次出血死亡率即可高达 60%,首次出血的存活者中 20%~50% 在 1 周内、50%~80% 在 1~2 年内将再次出血。出血不仅可引起休克,还可并发和加重腹水,可导致肝性脑病、严重感染、肝肾综合征和肝功能衰竭,患者迅速死亡,其危急性和严重性并不亚于大血管破裂的创伤患者。可以认为,该急症抢救的成功率可代表一所医院的急症处理能力和综合医疗水平。

1.现场急救

食管胃底曲张静脉一旦破裂可引起十分凶猛的上消化道大出血,喷射状呕吐出含凝血块的鲜红血液。若不及时抢救,很快将丢失数千毫升血液,并迅速导致休克而死亡,故应强调现场急救的重要性。若在患者家庭中,应立即静脉注射血管收缩药特利加压素(可利欣)1～2mg,或特利加压素和血管扩张药硝酸甘油的混合制剂,然后即向医院转送患者,这样可明显提高止血率和降低出血率。

2.液体复苏

及早充分的复苏直接影响生存率。患者应置于 ICU 内,保证气道通畅和预防吸入危险,严重低氧血症时应以呼吸机支持呼吸。用粗针穿刺静脉或行静脉切开,建立快速输液通道,快速输入平衡盐溶液扩容,同时进行血型鉴定,及时补充新鲜全血。对有凝血机制障碍的患者,可输入冻干新鲜血浆和血小板。有严重腹水时,应酌情限制晶体液的输入,以避免加重水钠潴留。采用 CVP 监测血流动力学的变化,记录尿量。过量的液体复苏可引起静脉压升高和导致曲张静脉再出血。同时作血生化检查。提高血红蛋白在 80g/L 以上,及早纠正电解质和酸碱平衡紊乱,并预防休克所引起的并发症和肝功能衰竭。

3.外科手术

在肝脏病变未获彻底纠正前,外科手术的目的主要是控制出血。因同时需切除肿大的脾脏,故又可纠正脾功能亢进。尽管目前多数患者以药物和内镜治疗为主要手段,但疗效并不持久、可靠。因此,当发生急性大出血时,应积极创造条件,争取采用手术治疗。

(1)合理掌握急诊手术适应证和时机:肝功能属 Child-Pugh A、B 级的患者可行手术治疗;C 级患者,特别是合并黄疸、腹水、肝性脑病和凝血机制障碍者须禁忌手术,其手术死亡率可达80%,应全力以赴采用非手术疗法止血。终末期肝病患者可出现全身性出血,及合并肝、肾衰竭,此时任何治疗措施多难以奏效,更无手术治疗的必要。

当前非手术疗法有很大进展。通过积极抗休克治疗和采用药物、内镜、气囊压迫后,绝大多数的急症出血都能得到有效控制,并能维持相当长的时间,而急诊手术死亡率可高达50%以上。因此,我们不赞成行急诊手术.主张待患者各方面改善后再行择期手术较为稳妥,但等待时间不宜太久,以 2～3 周为宜,以免再次出血。但须强调指出,有些患者虽经严格的非手术治疗,仍不能控制出血;或出血暂停后又反复多次出血,这就应该果断地行手术治疗,过久的观望和等待,可使患者失去手术抢救的机会。而每次出血,对患者全身状况及肝脏功能都可造成严重损害,使手术耐受性更趋恶化。因此,若无明显的手术禁忌证,如果出血量大,估计继续保守治疗难以奏效时,应考虑改行急诊手术治疗。但更应加强围手术期处理,尽快纠正休克。

(2)急诊术式选择:急性大出血患者和择期手术患者相比,在术式选择上更应遵循有效、安全、简单、创伤小的原则。分流术使入肝血流减少,将加重肝功能损害,故不适合急诊手术,尤其是肝炎后肝硬化患者。选择性分流术如冠腔分流术、远端脾肾分流术操作复杂,降压效果并不明显,难以推广。日本学者 Sugiura 提倡的经胸横断食管和经腹离断贲门周围血管,虽是一种较彻底的断流术,但创伤甚大。同时行断流和分流术,不仅增加手术时间,扩大了手术范围和创伤,其合理性和有效性亦有待证实。

因此我们提倡行贲门周围血管离断术,对于急症出血患者是较好、首选的术式。首先,该术式止血效果好,若能彻底离断食管下段5~10cm和上半胃周围的全部反常血流,尤其是不漏扎胃冠状静脉的高位食管支和异位高位食管支,就能100%达到即刻止血。同时又能维持入肝血流,有助于术后肝功能的恢复,术后肝性脑病发生率极低。特别是手术操作较简便,创伤不大,易于在基层单位推广。但应强调规范化和正规化操作,要做到完全和彻底的断流。同是也应严格掌握本术式的有关技术要点,结扎和切断血管要确切,尽量减少对食管和胃壁的误伤,以避免造成术中、术后腹腔内出血、消化道瘘、合并感染等严重并发症。

少数情况下,完成贲门周围血管离断术后,胃腔仍显饱胀,胃管内仍有鲜血流出者,可切开胃前壁,吸尽积血,探查出血的曲张静脉,于胃腔内缝扎止血。

此外,对于肝脏体积明显缩小、有较多腹水者,即使术前肝功能尚可,实际上肝脏的储备功能处于临界状态。手术或麻醉时间过长均可能使肝功能发生不可逆的恶化,手术越简单、手术时间越短越好。这种情况下,在进腹后,可仅行脾动脉结扎和胃冠状血管缝扎,反复冲洗胃管,如出血已止即结束手术。多数亦可取得较好的止血效果。

术中如发现小网膜内及腹膜后有大量粗大的侧支血管,说明肝内阻力很高,在行彻底断流的同时,尽可能保留腹膜后侧支血管,以维护自发性的门体静脉分流。

最后必须再次强调,门静脉高压症的外科治疗应该是综合性治疗。非手术疗法可以为手术创造有利条件,使之更合理、更有效。手术后仍需继续进行非手术治疗,从而巩固手术的疗效和预防术后再出血,达到降低死亡率和提高远期存活率的目的。

(六)分流加断流联合手术治疗门静脉高压症

传统的分流术及断流术治疗门静脉高压症虽取得一定效果,但各有利弊。在同一术野中既作分流术,又作断流术,称为分流加断流联合手术。这主要是我国学者提倡的一种术式。联合手术旨在结合两者的优点、克服两者的缺点,以期既能有效控制出血,又能降低门静脉压力,并可缓解胃壁的充血状态和预防重建门奇静脉间的侧支循环,从而降低复发出血率。当前,该术式正引起人们的浓厚兴趣,成为我国门静脉高压症外科治疗的一个研究热点。

联合手术中的断流术多采用贲门周围血管离断术,达到完全、彻底的断流,要离断胃冠状静脉的高位食管支和可能存在的异位高位食管支;分流术多采用脾肾分流术、肠腔静脉侧侧分流术,属于远离肝门、门脾静脉汇合处的外周型肠腔分流术。吻合口的位置与脑病发生率关系密切,靠近肝门脑病发生率高,远离肝门或门脾静脉汇合处时,则能维持入肝血流,可减少脑病发生。肠腔吻合口径限制在1.0~1.2cm,以与肠系膜上静脉直径相当为佳,有利于维持门静脉的入肝血流,并可保持较高的FPP。关于断流术和分流术的先后顺序各家报道不一。有的术者先常规行脾切除和贲门周围血管离断术,然后再作分流术;亦有作者先作为分流术,然后再作断流术。

有学者采用监测FPP、彩超和DSA等综合手段研究血流动力学变化,发现:①联合手术能有效地降低门静脉压力和血流量、消除或缓和新生血管形成和门静脉高压性胃黏膜病变,近期止血可靠,远期复发出血率低。②术后维持较好的向肝血流,肝性脑病发生率低。③断流术可阻断门静脉的头向侧支,可避免单纯分流术栓塞或残留冠状静脉侧支导致的突发出血。100

例临床病例中近期全部止血,远期内未发现复发出血,肝性脑病发生率为 5.6%,总病死率为 5.6%。有学者发现联合术后门静脉血流减少 35%,FPP 降低了 15%,但 FPP 仍维持在一定水平;门静脉造影显示门静脉为向肝血流,头向侧支消失,吻合口通畅,肝脏门静脉灌注良好。从血流动力学的变化证实了联合手术的合理性。本组报道 140 例,近期无一例复发出血,远期再出血率为 8.3%,术后脑病发生率为 5.0%。通过以上病例的长期随访和血流动力学研究,认为无须将断流术和分流术对立起来,联合手术在一定程度上可使分流术和断流术达到优势互补的目的。

国外亦有类似报道。Sarfeh 应用 H 型搭桥分流,同时附加胃冠状静脉主干结扎。另外,远端脾肾分流术和冠腔静脉分流术需将胃脾区和肠系膜区分开,实际上选择性分流术属于联合手术。

联合手术的缺点是手术较复杂,仅限于由断、分流术均经验丰富的医师来实施,病例的选择亦限于肝功能损害较轻者。另外增加了手术时间和创伤,如单一手术即可达到效果,则不需加大手术创伤。因此,要合理选择本术式的手术适应证,加强围手术期处理和行择期手术。还应制订联合手术的规范化操作,并观察其远期疗效。

根据临床经验和病理生理进行推论,难以对联合手术作出可靠的评价。为了证明联合手术的有效性及在成本-效益比上的合理性,根据循证医学的要求,应遵循随机、对照和盲法的原则进行临床试验,并以患者的终点指标探讨联合手术的结局。虽然联合手术后血流动力学的改变有利于维持门静脉的入肝血流,术后肝性脑病的复发出血率均低,但中间指标的改善并不表示患者的生活质量及存活期的提高。因此,我们不应不加选择地开展联合手术,还有待获取更多的实证,从而提高我国门静脉高压症外科治疗的水平。

第五章　胰腺外科疾病

第一节　胰腺癌

一、发病机制

胰腺癌的发生是多基因病变、多步骤、多阶段的演变过程。相关的癌基因异常一般分为三大类别，即原癌基因的激活或过度表达、抑癌基因的失活和 DNA 错配修复（MMR）基因异常。除此之外，一些生长因子及其受体以及组织金属蛋白酶等的异常对胰腺癌的发病也起促进作用。

（一）抑癌基因

1.p53 基因

p53 不仅是人体众多组织细胞而且也是胰腺癌细胞的"分子警察"，它能使得基因组 DNA 发生突变的细胞静止在细胞周期（G_1 期）进而诱导细胞发生凋亡。p53 基因失活是胰腺癌中的常见事件。58%～100%胰腺癌细胞株、75%的胰腺癌异种移植瘤和近 70%的胰腺癌中存在 p53 基因突变，而这种突变与吸烟也有密切关系。因 p53 基因突变存在于多种肿瘤中，且其在胰腺癌中的突变率远低于 K-ras 基因，而某些良性胰腺疾病中也可出现 p53 阳性，故 p53 基因在胰腺癌诊断中的应用尚有待深入研究。

2.p16 基因

p16 抑癌基因位于染色体 9p21 上，所编码的 p16 蛋白可通过抑制细胞周期蛋白依赖性激酶（CDK）4，对细胞增殖起调控作用。约 80%的胰腺癌中存在 p16 基因失活，其他肿瘤中也存在 p16 基因丢失、失活，但发生率一般较低。

3.DPC4 基因

DPC4 基因是近年发现的新的抑癌基因，约 50%的胰腺癌有 DPC4 基因丢失或失活，而其他肿瘤中的 DPC4 基因失活率通常＜10%，可见 DPC4 基因丢失或失活在胰腺癌的发生中具有特异性，可作为一种新的胰腺癌标志物。

（二）原癌基因

1.K-ras

ras 原癌基因家族由 H-ras，K-ras 和 N-ras3 个成员组成。人类多种肿瘤中存在 K-ras 基因突变，但突变率最高的是胰腺癌，且以 K-ras 基因第 12 位密码子突变最为多见。K-ras 基因突变可能是胰腺癌发生的早期事件。有报道称从细针抽吸(FNA)提取物甚至是胰液、十二指肠液中均可检测到 K-ras 基因突变,这有助于胰腺癌的早期诊断。但是,慢性胰腺炎患者黏液细胞增生灶中也较常见 K-ras 基因突变。因此,还不能够仅凭单独的胰液 K-ras 基因突变诊断胰腺癌,其特异性还不十分令人满意。

2.C-mic 和 C-fos

C-mic 是由细胞核表达的调节细胞生长和分化的因子。胰腺癌中关于 C-mic 的研究结果差异很大。有研究显示胰腺癌中 C-mic 高表达,而有的研究则认为 C-mic 在胰腺癌和正常组织中的表达无显著差异。至于 C-fos,4/5 的胰腺癌患者中可以检测到其 mRNA 的过度表达。

(三)DNAMMR 基因

DNAMMR 基因作为与胰腺癌相关的第三大类肿瘤基因,引起了人们的重视。其突变主要表现为微卫星不稳定性,可导致整个基因组的多突变或错误复制的堆积,由此造成单一重复系列的广泛改变。已发现大肠癌、胃癌存在微卫星不稳定性,而胰腺癌微卫星不稳定性的研究结果目前尚有争议。有些学者认为,有相当比例的胰腺癌存在微卫星不稳定性,但西方学者认为这可能是一个罕见的现象,可能与地域或种族有关。

(四)多肽生长因子及其受体

生长因子及其受体的过表达也对恶性肿瘤的生长起重要作用。表皮生长因子受体(EGFR)可被一系列多肽家族激活,正常胰腺组织中 EGFR 表达水平很低,而胰腺癌细胞株出现 EGFR 高表达的概率为 95%,这可能是基因转录增加所致。纤维母细胞生长因子(FGFs)及其受体(FGFRs)对各种体细胞和上皮细胞的有丝分裂均具有促进作用,同时又能促进血管形成。这一作用在神经组织中表现得尤为明显,可能是胰腺癌易侵犯周围神经的分子基础。

(五)端粒酶

正常体细胞端粒酶活性均为阴性,而 90% 左右的恶性肿瘤细胞端粒酶呈活化状态。研究表明,端粒酶在正常胰腺和良性胰腺疾病时处于抑制状态,而在胰腺癌患者体内则被重新持续激活,表明端粒酶活化在胰腺癌的发生中起重要作用,并可以作为一个有价值的诊断指标。

二、病理分型和转移方式

(一)病理分型

1.胰腺癌的部位分布

胰头癌约占胰腺癌之 2/3 以上,胰体、胰尾部癌约占胰腺癌的 1/4,全胰腺癌约占胰腺癌之 1/20,还含少数部位不明者。

2.胰腺癌的组织学分类

胰腺癌指起源于胰腺外分泌源性上皮性恶性肿瘤,按 2000 年 WHO 最新病理学分类标准胰腺癌被分为:导管腺癌含亚型:黏液性非囊性癌、印戒细胞癌、腺鳞癌、未分化癌(分化不良癌)、未分化癌伴破骨细胞样巨细胞瘤、混合性导管-内分泌癌;浆液性囊腺癌;黏液性囊腺癌:非侵袭性、侵袭性;导管内乳头状黏液腺癌:非侵袭性、侵袭性;腺泡细胞癌含亚型:腺泡细胞囊腺癌、混合性腺泡-内分泌癌;胰母细胞瘤;实性假乳头状癌及其他类型等八类。八类中,导管腺癌来源于胰腺导管上皮及含表型与之相似的上皮性恶性肿瘤,可产生黏液,具有角蛋白的表达特征,该类型占全部胰腺肿瘤的 85%～90%,其中 60%～70%发生于胰头部。

3.导管腺癌的病理特征

(1)大体改变:导管腺癌质地坚硬,与邻近组织分界不清,切面呈黄色至白色,出血坏死不多见,可以有微小囊出现,绝大多数的胰头部导管腺癌直径为 1.5cm 到 5cm,平均 2.5～3.5cm;20%左右发生在胰体,10%在胰尾,体尾部肿瘤通常较胰头部体积更大些;临床上直径小于 2cm 的比较少见,体检及相关检查也很难发现。

(2)组织病理学改变:大部分导管腺癌分化良好,形成较成熟的腺样结构,外裹增生的纤维组织,大量的纤维组织造成肿瘤组织质地坚硬,又称硬癌;在同一肿瘤组织中能出现不同的分化程度,但高分化癌巢中罕见低分化病灶。

(3)组织学分级:导管腺癌依分化程度分为高、中、低分化类型,也称 Grade 1、2、3 级;高分化(Crade 1 级):为高分化的导管样腺体,产生的黏液量多,病理性核分裂象(每 10HPF)≤5,核异型性轻度不规则,尚有极性排列;中分化(Grade 2 级):中等分化的导管样结构及管状腺体,产生的黏液量不规则,每 10 个 HPF 病理性核分裂象 6～10 个,核异型性中度多形性;低分化(Grade 3 级):为低分化腺体,呈黏液表皮样和多形性结构,每 10 个 HPF 病理性核分裂象>10 个,核异型性表现为多形性明显,核增大;

(4)免疫组化:大部分导管腺癌表达 muc1.3.5/6,CA199,Du-pan2 和 CA125 等粘蛋白,但这些分子标记物在正常胰腺导管上皮甚至在部分慢性胰腺炎中也呈阳性反应,大大限制了其在鉴别诊断中的应用,其他免疫组化标记物还有 CEA、角蛋白、波形蛋白、内分泌标记物、酶以及某些生长因子等,在诊断和鉴别诊断中具,有一定的作用,多个标记物联合检测有助于提高诊断的准确率;

(5)亚型:导管腺癌也可有几种亚型,但占胰腺癌的比率极低,如黏液性非囊性腺癌仅占胰腺癌的 1%～3%,印戒细胞癌占胰腺癌的 1%以下,腺鳞癌仅占 3%～4%,未分化癌(分化不良癌)占 2%～7%,破骨细胞样巨细胞瘤、混合性导管-内分泌癌<1%等,不作详述。

4.腺泡细胞癌

腺泡细胞癌也属胰腺外分泌源性上皮性恶性肿瘤之一,是腺泡细胞分化来源的肿瘤,少见,仅占胰腺癌的 5%左右,常发生于中老年人,男性较女性多见,多位于胰头部。肿瘤较大,界限清楚,部分有包膜,突向胰腺表面,伴多囊形成,切面肿瘤粉红色,均质,分叶状,间质少,出血和坏死明显,质地软,又称髓样癌。癌细胞排列成腺泡状或条索状,肿瘤细胞呈多角形、圆形或矮柱状;胞浆强嗜酸性,呈颗粒状,电镜下瘤细胞胞浆内有丰富的粗面内质网和酶原颗粒;核圆形,常位于基底部,在实性区多数核位于中央,胞浆少,实性区与肿瘤的分化差有关;瘤内有散在的内分泌细胞,PAS 阳性;人类再生基因的表达在腺泡细胞中较高,是腺泡分化的分子标记。腺泡细胞癌可有二种亚型:腺泡细胞囊腺癌,很少见,表现为伴有囊性结构的腺泡细胞癌;混合性腺泡-内分泌癌,其内分泌成分至少占 25%以上,通常通过免疫组化表明肿瘤组织具有腺泡和内分泌双向分化的能力。

(二)转移方式

胰腺癌的临床特点为病程短、进展快、死亡率高,中位生存期仅 6 个月左右,被称为"癌中之王"。胰腺癌不仅发展较快,且胰腺血管、淋巴管丰富,腺泡无包膜,容易发生早期转移。

转移方式以直接侵犯、淋巴道转移、血行转移、沿 N 鞘转移和腹腔种植转移等五种常见的途径为主,大多数患者确诊时已出现转移。胰体、尾癌较胰头癌转移更为广泛。癌可直接蔓延或侵犯至胆总管末端、胃、十二指肠、左肾、脾及邻近大血管;可经淋巴道转移至邻近脏器、肠系膜动静脉及主 A 周围等处淋巴结;经血道播散到肝、肺、骨、脑和肾上腺等器官;也常沿 N 鞘浸润或者压迫腹腔 N 丛,引起顽固性腹痛或腰背痛等;腹腔种植,即使局限于小网膜部位或腹水中找到癌细胞均应理解为远处转移。综合文献报道:胰腺癌确诊时仅有 14% 病灶局限于胰腺内,约 20% 已有淋巴结转移,34%~50% 已发生肝转移。手术探查时发现:15%~40% 可以距主灶有多发卫星灶,8010 可以沿导管浸润致切缘不净,82% 左右已伴有胰周血管受侵,包括腹腔 A 干、脾 A、肝 A、胃十二指肠 A、肠系膜上 A、V、门 V 等,其中单纯 A 受侵占 3% 左右,单纯 V 受侵占 23% 左右,A、V 均受侵约占 56%。肿瘤浸润是胰腺癌重要的扩散途径:胰头癌在早期即可通过淋巴道浸润到胆管下段,局部管壁内大量结缔组织增生,向心性增厚,即称围管浸润,使胆管下段持续性和完全性梗阻,造成进行加深性黄疸,胰头癌患者中约有 90% 出现此症状,胰头钩突部癌可浸润到钩突尖前的十二指肠系膜,甚至扩展到腹主 A 前将腹腔 A、肠系膜上 A 包裹,该处癌手术后癌残留率极高,胰体尾部癌更容易向胰外浸润;胰腺癌常侵犯邻近脏器,主要分布于胃窦后壁、十二指肠降部内侧壁、横结肠系膜、结肠脾曲及肝门区结构,少数病例可侵犯小肠或大肠系膜,胰体、尾部癌的临床表现十分隐匿,检出时往往体积较大,直径可达 10cm 以上,可外侵至胃、脾、左肾上腺、腹膜等。根治术后发现胰头癌和胰体尾癌的淋巴结转移率分别为 56%~78.6% 和 47%~83%,即使<2cm 的胰腺癌淋巴结转移率为 50% 左右,有同时向多方向和多个、多组淋巴结转移的特点,可通过胰颈向胰体尾和脾 A 周围转移。胰腺癌术后腹膜后复发主要指淋巴结转移和胰周 N 侵犯,胰周 N 侵犯的发生率占 53.5%~100%,临床上 20%~40% 原认为可根治性切除者,术后病理证实为姑息性切除,主要指胰周 N 癌残留,术中完全切除胰周 N 丛,可导致严重的腹泻及营养不良,严重影响术后的生活质量,术中抗角蛋白-19 可帮助检测胰周 N 侵犯;Fermandez-Cruz 等报道其手术时发现胰腺内 N 浸润为 75%~100%,胰腺外为 64%~69%,围绕腹主 A 的腹腔 N 节发出的支配小肠的内脏 N 伸展至肠系膜上 A 并包绕肠系膜上 A,肿瘤浸润至肠系膜上 A,标志着胰腺外的 N 浸润,即使手术,也几乎全部存在癌残留,往往判定不可切除,完全清除肠系膜上 A 周围的 N 丛,往往发生严重腹泻,一般不宜将肠系膜上 A 左侧的软组织完全切除;胰周 N 受侵的机制:N 束膜有三个薄弱处,即神经末梢处、血管和网状纤维进入 N 处,肿瘤细胞可穿过 N 束薄弱处进入 N 周围间隙,进而侵犯 N,嗜 N 生长是重要的生物学特征。以上所提供的数据,文献报道不一,仅供参考。

三、分 期

大多数胰腺癌患者确诊时已处于晚期,有局部或远处转移,精确分期对胰腺癌综合治疗方案的制订和预后的评估有着重要的价值。胰腺癌术前分期主要依赖于各种影像学技术如螺旋 CT 及其三维结构重建、磁共振成像(MRI)、内镜超声(EUS)等,对肿瘤的侵袭范围、淋巴结转移情况和肿瘤的定位诊断等评价较准确;近年来腹腔镜已广泛应用,腹腔镜检查能发现小的肝转移灶及腹腔转移灶,随着胰腺癌非手术疗法的进展,腹腔镜检查在胰腺癌术前分期中的作用日趋重要。胰腺癌术前分期的目的包括两个方面:一是判断是否转移,另一方面是评估肿瘤的可切除性。

美国癌症研究联合会(AJCC)是国际抗癌联盟(UICC)重要的合作伙伴,AJCC对癌症TNM方案全面深入的设计和修改不但得到美国全国性采纳,且得到UICC和全世界各国癌症机构的认可。为了和国际接轨,我国正在推广和普及国际癌症TNM分期的临床应用,对我国癌症的临床、科研和教学发挥着重要的参考和规范作用,也为我国癌症研究人员对外交流协作提供了共同国际癌症语言。

目前胰腺癌的分期我国主要采用AJCC和UICC2002年联合制定的TNM分期第六版。

T—原发肿瘤:

Tx:原发肿瘤不能评价;

T_0:无原发肿瘤证据;

T_{is}:原位癌;

T_1:肿瘤局限于胰腺,最大直径$\leq$2cm;

T_2:肿瘤局限于胰腺,最大直径>2cm;

T_3:肿瘤侵犯胰腺以外周围组织,但未累及腹腔A干或肠系膜上A;

T_4:肿瘤侵犯腹腔A干或肠系膜上A(原发肿瘤不能切除)。

N—区域淋巴结:

Nx:区域淋巴结无法评价;

N_0:无区域淋巴结转移;

N_1:有区域淋巴结转移。

M—远处转移:

Mx:远处转移不能评价;

M_0:无远处转移;

M_1:有远处转移。

分期:

0期:$T_{is}N_0M_0$;

ⅠA期:$T_1N_0M_0$;

ⅠB期:$T_2N_0M_0$;

ⅡA期:$T_3N_0M_0$;

ⅡB期:$T_{1\sim3}N_1M_0$;

Ⅲ期:T_4,任何N,M_0;

Ⅳ期:任何T,任何N,M_1。

该分期简单,易于掌握,易于推广,一旦发现肿瘤累及腹腔A干或肠系膜上A,可判定T_4,可列为手术的禁忌证,减少不必要的探查手术;但该分期,对淋巴结转移仅分成有(N_1)和无(N_0),较为粗糙,而日本胰病协会(JPS)1980-1981年将胃胰和胆管周围的淋巴结分成18组和

3 站,研究表明不同站别的淋巴结转移的预后均有显著性差异。因此 UICC 的 TNM 分期仍存在不足,很难精确地提示预后,需进一步完善。

日本胰病协会(JPS)的分组标准:1 组贲门右淋巴结,2 组左贲门淋巴结,3 组胃小弯淋巴结,4 组胃大弯淋巴结,5 组为沿胃网膜右 A 和沿胃网膜左 A 分布的淋巴结、幽门上淋巴结,6 组幽门下淋巴结,7 组胃左 A 周围淋巴结,8 组肝固有 A 周围淋巴结(8a,前上方;8p,后方),9 组腹腔 A 干周围淋巴结,10 组脾门淋巴结,11 组脾 A 周围淋巴结,12 组肝十二指肠韧带淋巴结(12 小时,肝门;$12a_1$,肝 A 上半部;$12a_2$,肝 A 下半部;$12b_1$,胆管上段;$12b_2$,胆管下段;$12p_1$,门 V 后上;$12p_2$,门 V 后下;12c,胆囊管),13 组胰十二指肠后淋巴结(13a,壶腹部以上;13b,壶腹部以下),14 组肠系膜上 A 周围淋巴结(14a,肠系膜上 A 根部;14b,胰十二指肠下 A 根部;14c,结肠中 A 根部;14 天,空肠 A 的第一分支处),15 组结肠中 A 淋巴结,16 组主 A 旁淋巴结(16a,膈肌的主 A 裂孔周围;$16a_2$,从腹腔干上缘到左肾 V 下缘;$16b_1$,从左肾 V 下缘到肠系膜下 A 上缘;$16b_2$,肠系膜下 A 上缘到髂 A 分叉处),17 组胰十二指肠前淋巴结(17a,壶腹部以上;17b,壶腹部以下),18 组胰体下缘淋巴结,并将上述 18 组胃胰、胆管周围的淋巴结分成三站,作为淋巴结廓清的指南。

临床医务人员可将 JPS 的淋巴结分组,分站作为 TNM(UICC)分期的补充材料加以完善。由于种种原因,国外的一些分期方法尚难以在国内广泛推广,因此我国胰腺癌研究者需进行多学科协作,制定出既符合我国国情,又可与国际接轨的胰腺癌分期方案,进一步完善 UICC 的 TNM 分期。

四、临床表现

(一)高危人群

胰腺癌的高危人群如下。

(1)年龄＞40 岁,有上腹部非特异性不适。

(2)有胰腺癌家族史。

(3)突发糖尿病患者,特别是不典型糖尿病,年龄在 60 岁以上,缺乏家族史,无肥胖,很快形成胰岛素抵抗者。40％的胰腺癌患者在确诊时伴有糖尿病。

(4)慢性胰腺炎患者,目前认为慢性胰腺炎在小部分患者中是一个重要的癌前病变,特别是慢性家族性胰腺炎和慢性钙化性胰腺炎。

(5)导管内乳头状黏液瘤亦属癌前病变。

(6)患有家族性腺瘤息肉病者。

(7)良性病变行远端胃大部切除者,特别是术后 20 年以上的人群。

(8)胰腺癌的高危因素有长期吸烟、大量饮酒,以及长期接触有害化学物质等。

(二)症状及体征

1.症状

早期胰腺癌多无明显临床表现。随着肿瘤的发展,可有不同的临床表现,与肿瘤的部位、大小及分期关系密切。

(1)腹胀:肿瘤可以导致胰管或胆管的梗阻而使胰管或胆管内压力增高,这种情况通常在餐后胆汁、胰液分泌高峰时出现,表现为上腹部餐后腹胀不适。

(2)黄疸:梗阻性是胰头癌的突出表现。无痛性黄疸往往是胰头癌的首发症状,但并不是胰头癌的早期症状。肿瘤越接近壶腹部,黄疸出现就越早。随着肿瘤的生长,黄疸一般呈进行性加重。尿色逐渐加深,呈浓茶或酱油色,而大便颜色变浅、甚至呈陶土色。

(3)腹痛:肿瘤侵犯胰包膜,可导致上腹部疼痛,多为持续性钝痛,可向背部放射,进食后较明显。当肿瘤侵犯腹腔神经丛,可以出现持续剧烈的腰背部疼痛,患者可因疼痛出现卷曲坐位以缓解疼痛,且这样的疼痛以夜间明显。同时,肿瘤引起或伴随的周围胰腺组织慢性炎症,也可引起疼痛。

(4)消化道症状:由于肿瘤可导致胰液、胆汁的排泄受阻,因此可引起一系列消化道症状。如食欲缺乏、消化不良、腹泻、便秘、恶心、呕吐等。消化道症状导致摄食减少,加之肿瘤的消耗,患者可出现明显的消瘦。肿瘤也可侵犯十二指肠引起消化道梗阻、出血。

由于肿瘤部位不同,胰腺癌的临床表现也有所不同。多数胰头癌患者有进行性黄疸,体重下降,上腹痛或腹胀等症状。疼痛多位于上腹部或偏右,可向肩部放射。而胰体尾癌的疼痛可位于左上腹。由于肿瘤可破坏胰岛组织而产生糖尿病,并且常可伴有周围静脉血栓形成而引起脾大、区域性门静脉高压等症。胰体尾癌扩散转移发生早,多累及局部淋巴结、肝、腹膜和肺。

胰腺癌由于出现症状常较晚,确诊时大多已经失去了手术机会,其晚期症状可出现明显的恶病质表现。此外若有骨转移时可出现明显的局部疼痛。

2.体征

早期胰腺癌多无特征性体征。当胰头癌侵犯胆管,导致胆管的梗阻时,可出现皮肤巩膜有黄染,有瘙痒,皮肤可见抓痕。梗阻严重时,可以在右侧肋下扪及肿大的胆囊,偶尔可以并发急性胆管炎或急性胰腺炎,出现发热。晚期胰腺癌可出现明显恶病质表现,甚至可扪及上腹部肿块、腹水征阳性、锁骨上淋巴结肿大、直肠指检可扪及盆腔转移病灶等。

五、治疗

1.胰十二指肠切除术的范围

远侧胃的 1/3~1/2、胆总管下段(或肝总管下端＋全部的胆总管)和(或)胆囊、胰头、十二指肠全部、近端 10~15cm 的空肠,充分切除胰前方的筋膜和胰后方的软组织,切除的断面无癌细胞残留。胰腺在肠系膜上 V 左缘离断,需距肿瘤 3cm 以上,钩突部与局部淋巴液回流区域的组织、区域内的 N 丛、大血管间的疏松结缔组织等,必须完全切除。清扫胰腺周围区域淋巴结一般要求至第一站,必要时至第二站。胰腺周围淋巴结应包括腹主动脉周围的淋巴结,临床实践证明腹主 A 旁淋巴结转移是术后复发的原因之一,淋巴结清扫术后理想的组织学检查至少有 10 枚被清扫的淋巴结,如果少于 10 枚,即使病理检查均为阴性,N 分级应定为 PN_1 而非 PN_0,临床医生应高度重视。

2.按手术切除的程度分类

R_0 切除即根治性切除,切缘无瘤残留;R_1 切除:肉眼无瘤但镜下切缘阳性;R_2 切除:肉眼和镜下切缘均见肿瘤。主张：R₀切除,不主张有癌残留的姑息性切除。为达到根治性切除,必须遵循无瘤原则,如肿瘤不接触原则、肿瘤整块切除原则、肿瘤供应血管的阻断原则等。安全的切缘至关重要,胰头癌行胰十二指肠切除必须注意 6 个切缘,包括：胰腺(胰颈)、胆总管(肝总管)、胃、十二指肠、腹膜后、其他的软组织等。胰腺的切缘建议术中冰冻病理检查,以保证足够的切缘,防止癌残留。

3.麻醉方式、体位和切口

以气管插管吸入麻醉为首选,也可以采用连续硬脊膜外麻醉。体位：多采用仰卧位,腰背部垫高。切口：中上腹右侧经腹直肌切口,旁正中切口,正中切口,也有采用上腹横切口、弧形切口或肋缘下切口等。扩大的 Kocher 切口可将十二指肠和胰头从后腹膜提升至中线,位于胰腺钩突至颈部的肠系膜上 V 非常容易辨认,使肠系膜上 V 完全暴露,并可触及肠系膜上 A,通过将胆囊移出胆囊窝,并胆囊管从肝总管和胆总管的交界处分离下来,可以清晰地暴露肝门部,该扩大的 Kocher 切口和手法便于探查和手术。

4.消化道重建

消化道重建包括胰肠、胆肠、胃肠吻合,常用 Child 法和 Whipple 法。

(1)Child 法：

①胰肠吻合术(PJ)：迄今为止文献报道的胰肠吻合法有几十种之多,但均无法完全避免胰瘘的发生,众多的学者进行了不懈的努力和各种尝试,如胰胃吻合、胰管空肠黏膜吻合、捆绑式胰肠吻合、胰空肠套入吻合、空肠浆肌袖与胰腺端端吻合、胰管结扎、胰管栓塞、全胰切除等,但各有利弊,目前常用的胰肠吻合方法有：胰腺空肠端端套入式吻合法、胰管空肠黏膜四点吻合法、胰腺空肠端端套入捆绑术等,下文作简要描述。

a.胰腺空肠端端套入式吻合法：远侧空肠端开放,先在距空肠断端 2～3cm 处行空肠后壁浆肌层和胰腺后壁间断缝合,然后行空肠后壁全层与胰腺断端的间断缝合；距吻合口 20cm 处引出胰管支架管,并妥善固定；空肠前壁全层与胰腺前壁间断内翻缝合；距吻合口 2cm 将空肠浆肌层和胰腺前壁缝合两针,将胰腺套入空肠内,结扎缝合；前壁浆肌层胰腺间断缝合。该方法相对简单,但在胰腺实质柔软,胰管细小无法找到时比较困难,易发生胰漏。

b.胰管空肠黏膜四点吻合法：中国医学科学院肿瘤医院的经验：远端空肠端关闭,距空肠断端 3～4cm 处,空肠后壁刺穿一小孔,与胰管孔径相当,经该孔将支架管通过空肠腔内约 20cm 后穿出肠壁,妥善固定。空肠后壁浆肌层与胰腺后壁间断缝合 6～8 针,暂不打结；用 5-0 血管缝合线将胰管和空肠黏膜间断等距离缝合 4 针,暂不打结；将空肠后壁浆肌层与胰腺后壁间断缝合的 6～8 针收紧打结,然后将胰管和空肠黏膜间断等距离缝合的 4 针收紧打结；空肠前壁浆肌层与胰腺前壁间断缝合；确保空肠壁将胰腺断端完全包埋。该方法从理论上讲最符合生理吻合,但技术要求高,在胰管不扩张或无法找到时,无法进行。

c.胰腺空肠端端套入捆绑术：胰腺断端游离 3cm,断面严密止血,胰管开口处外翻缝合 3 针于胰腺断面处；于胰腺断面的远侧上下缘各缝合 1 针,结扎后再做一个空结,形成一个小圆圈备用。近一条终末动脉处断空肠,距此断端 3cm 处用肠钳夹住空肠,用苯酚棉球伸入空肠内破坏黏膜使其丧失分泌功能,再用酒精和盐水冲洗。撤去肠钳,于空肠后壁和胰腺断端做一褥式缝合,暂不结扎备用；距空肠断端 10cm 戳一孔,将一细的输液管送入经空肠断端引出；用一缝线穿过预留在胰腺断端上的两个小圆圈,并妥善固定在距输液管断端5cm处。将胰腺和空肠断端靠拢,结扎预留的褥式缝线,胰腺断端开始进入空肠;向外牵拉输液管,将胰腺断端完全拉入空肠约3cm。用无损伤缝合线将空肠断端固定在胰腺上、下、外侧缘3针。近空肠断端两组血管间隙处戳孔,穿过一"0"号可吸收线,环绕空肠结扎,结扎的力度以结扎线圈内可伸入一小号血管钳尖,或结扎线处空肠壁凹陷1~2mm为准。该吻合方法的优点:套入的胰腺残端更多,并在套入后将肠壁全周捆绑在胰腺上,将空肠的浆肌鞘套入胰腺的残端,阻止胰液和肠内容物的外流;仅空肠黏膜层与胰腺缝合,避免损害肌层和浆膜层;包盖胰腺的空肠黏膜的破坏,避免了黏膜的分泌;对胰腺质地脆弱、纤维化轻、胰管不扩张、胰液分泌量大者更适用。

②胆肠吻合术:距胰肠吻合口10cm左右行胆肠端侧吻合。相当于胆管口径大小切开空肠,切去多余的黏膜。后壁可一层全层缝合,前壁全层内翻缝合或直接间断缝合,然后浆肌层缝合。对胆总管扩张明显者,也可采用18mm吻合器行胆肠吻合。对胆总管粗大,吻合满意者,可不放胆肠支架管,如胆总管扩张不明显,吻合不确切者,应放置内支架管,以防术后的胆瘘。

③胃肠端侧吻合或胃肠Roux-en-Y吻合:距胆肠吻合口远侧约30cm处行胃肠吻合,关闭系膜孔,严密止血,冲洗、清点敷料器械无误后,放置引流管,按层关腹。

④胰肠吻合、胆肠吻合、胃肠吻合的顺序。

(2)Whipple法

①胆肠吻合:基本同child吻合法。

②胰肠吻合:胰肠端侧吻合,距胆肠吻合口10cm行胰肠吻合。

a.胰管空肠端侧吻合法:于空肠系膜缘的对侧切开浆肌层,并沿黏膜下层分离出相当于胰腺断端的范围。行胰腺断面后壁和空肠后壁浆肌层间断缝合,在胰管相对应的肠黏膜切开一与胰管口径相当的小口,行胰管空肠黏膜吻合,一般缝合6针;将胰管支架管送入空肠,行胰腺断面前壁和空肠前壁浆肌层间断缝合。

b.胰管空肠内移植法:胰管内先置入一支架管并妥善固定。按胰管空肠端侧吻合法处理空肠壁,并行胰腺断面后壁和空肠后壁浆肌层间断缝合;将胰管支架管移植于空肠内,行胰腺断面前壁和空肠前壁浆肌层间断缝合。

c.胃肠吻合:距胰肠吻合口30cm处行胃肠吻合,方法上基本上同Child法。

d.胆肠、胰肠、胃肠吻合顺序图。

5.胰十二指肠切除术的有关注意事项及步骤要点

(1)游离肠系膜上V:在游离十二指肠时,尽量多地游离出十二指肠水平部,于水平部前方可非常容易地发现跨越十二指肠水平部的肠系膜上V,胰腺下缘处的肠系膜上V多有1~3支细小的分支进入胰腺钩突,应予以结扎、切断,须动作轻柔,避免暴力。不慎致肠系膜上V破损出血时,宜用小纱布条轻轻填塞,待胰腺离断后再行修补术。

(2)游离空肠近端:距Treiz韧带10~15cm处断空肠,近端关闭,远端依术者的胰肠吻合习惯关闭或暂时关闭。游离出近端空肠,结扎空肠动脉的第一或(和)第二分支,注意远侧空肠断端的血运。将游离的近端空肠从肠系膜上静脉的左侧,经肠系膜上V后牵拉至静脉的右侧。

（3）切断胃：胃切除的多寡依患者的年龄和术者的习惯而定，一般为 1/3～1/2。

（4）切断胰腺：胰腺的离断位置取决于肿瘤的部位和大小，要确保无瘤的原则，多在肠系膜上 V 左侧缘≥3cm 处切断胰腺。为避免切断胰腺时出血，近胰头侧用大圆针 7 号线贯穿缝扎或用 7 号线捆扎，远端胰腺用小圆针细丝线于胰腺的上、下、前方缝扎，必须避免缝扎住位于胰腺断面中央偏后的主胰管。

（5）切断胆总管或肝管：切除的多寡依肿瘤的位置、切缘无癌残留，是否切除胆囊等而定，可在胆总管或肝总管处予以切断，多主张在肝总管下端切断胆管，远端结扎，近端备吻合之用。多数学者建议同时切除胆囊，也有学者主张予以保留，但如果胆囊大，影响视野时，也可考虑先行胆囊切除，多采用逆行法切除胆囊，以便于标本的整块切除。

（6）切除或切断胰腺钩突：肠系膜上 V 与钩突之间有疏松结缔组织间隙和数支引流钩突的细小 V，在肿瘤未侵犯血管时，可分别结扎小静脉，将钩突从肠系膜上 V 上完整剥离开，对钩突大、完全包绕肠系膜上 V 者，可用左手示指放在钩突后面、拇指放在钩突前面，掐住钩突，于肠系膜上 V 的右侧，离断、结扎钩突组织，断面最好予以缝扎，避免术后出血和小胰管形成的局部胰液渗漏。对肿瘤局部侵犯肠系膜上 V 者，可部分切除肠系膜上 V 血管壁，予以修补。

（7）完整切除标本后，先严密止血、冲洗，证实确无出血后再行消化道重建。

（8）胆道、胰腺血供在吻合口愈合中的重要性：Terblanche 研究认为胆道的血供为胆肠吻合失败的重要因素，在其之前，胆总管的血供一直被认为由两条沿胆总管纵向走行于内侧和外侧的动脉供应——当时称该两条血管为 3 点及 9 点动脉，而 Terblanche 对胆总管血供的细致观察发现，胆道的供血动脉均源自腹腔 A 或肠系膜上 A 的分支，大多数发自肝右或肝总 A，且胆总管远端血供仅占正常血供的 60%，此处血供相对较差，易致残端胆管切缘相对缺血，一旦在此处行胆道吻合极易使吻合愈合不佳导致胆瘘或者胆道狭窄。因此目前多主张选在胆管的高位如肝总管的上段离断胆管，同时术中尽可能减少对残留胆管的游离，尽可能避免破坏胆管周围并行的血运或纵向的供血动脉，禁忌在胆管中下 1/3 处吻合。与胆管血供相似，胰腺的血供来自其近端、远端 A 弓组成的纵形血管，　胰体和胰颈的血供大多数来自胰背 A，因胰背 A 在解剖位置上较易变异，加之行胰十二指肠切除时，将破坏胰头部的血供，有时不可避免地损伤胰背 A，故胰颈部很可能会成为相对血供不良的区域，无论采取何种手段、各种专用的吻合技术，一旦缺血的胰颈部用于吻合，都将致使吻合失败。M.D.Anderson 中心的经验值得借鉴，如：术中采用手术刀断离胰腺，用缝线止血，不采用电刀烧灼胰腺切面来控制出血，烧灼易造成胰管的损伤；在横断胰颈时应全面检查胰面的出血程度，如切缘的出血丰富，甚至呈搏动性出血者将非常有利于吻合口的愈合，如果切缘的出血稍少甚至没有时，可再游离胰腺残端 1～2cm，在门 V 左侧壁修剪切除或横断胰腺，该方法几乎都会使胰腺残端的出血增加。该中心应用上述技术，加上放大镜下对胰管-黏膜双层吻合重建，2 年来超过 100 例胰十二指肠切除术患者胰瘘的发生率低于 2%。

（9）胆肠、胰肠吻合支架的作用：如果胆管的直径较宽，一般胆肠吻合口不必放置支架，术中放置 T 管引流相比于细心的胆肠吻合重建并无明显的优势，T 管的应用有可能成为术后并发症的来源之一。但如果肝管十分细小，利用一根如 5 号 French 儿童鼻饲管之类的支架由空肠逆行通过吻合口置入肝管，并可通过 Witzel 造瘘管由空肠袢引出体外，支架的置入，有助于保证吻合部位的通畅，也可对吻合口以上的胆管起术后减压的作用。胰管直径一般只有 1～3mm，切面上多呈偏心状，胰管-黏膜吻合时当胰管直径大于 3mm 时，可不放置支架，但对于极细的胰管，如直径≤2mm，不同的外科医生采用不同的技术来支撑吻合口，旨在使质脆的胰管与空肠黏膜吻合时保持开放，确保缝合时胰管管腔没有被缝闭，保证胰管-黏膜吻合口在愈合过程中的通畅及连续，如支架引出体外，可在出现吻合口瘘时起引流胰液的作用。最简单的途径为采用不可移动更换的支架，如取 16 号 French 血管导管尖穿过吻合口的缝合部位，该支架最终将从吻合口进入小肠随大便排出体外；较为复杂的可更换支架如经空肠下端侧缘做一穿刺孔，在行胰管-黏膜吻合前，由空肠穿刺孔做 Witzel 造瘘后，将支架（5 号 Frecnch 儿童鼻饲管）经空肠切口置入吻合口，另一端通过 Witzel 造瘘管由空肠袢引出体外。须指出，支架本身也存在缺点，包括：支架一旦功能失常将导致支架内腔堵塞；支架本身也有可能为胰瘘或肠瘘的来源；且有蚀侵邻近组织、移位、拔除时折断等潜在并发症的可能性。

（10）胆肠、胰肠吻合有关技术：

①胆肠吻合技术：肝管空肠吻合技术较胰肠吻合的变化相对少得多，精确的缝合技术可提高吻合的效果。应用单根可吸收细线行胆管-空肠黏膜缝合，被认为是最易施行的单层缝合技术；双针缝线及 2.5 倍放大镜的应用更有助于精细缝合；当胆管细小时，缝合应格外细心，尽量减少扭撕缝针以减轻对胆管的损伤；针孔也是潜在胆瘘的因素；在吻合口打结时，线结应牢固可靠，但不宜过紧以免缝线切割胆管引起胆瘘；在关腹时，可在胆肠吻合口后置一根闭式引流管等，以上细节为预防胆瘘的方法。Anderson 中心统计数据：胆瘘的发生率低于 1%。

②胰肠吻合技术：用外科技术将胰腺残端与消化道吻合重建，将胰液重新引流入胃肠道，是胰十二指肠切除术后处理胰腺残端最符合"生理"的方式。

a.套入法：胰腺切缘的直径大约和空肠腔的直径相当，而胰管的直径细小得多，一般很少超过 5mm，将胰腺残端全部套入空肠腔内的术式为"套入式吻合"，即将胰腺的切缘套入肠腔内。该术式极少甚至根本不必将胰管与空肠黏膜相缝合固定，将 2～4cm 的胰腺残端套入空肠的同时，其包膜也缝合固定于空肠上。套入式胰肠吻合重建术的优点：操作技术相对简单，避免了处理细小、质脆的胰管。当胰腺相对较大而空肠相对较小时，可应用胰高血糖素促进小肠平滑肌舒张，从而可以顺利完成端端套入式吻合，当两者直径相差太大以至不能完成端端吻合时，胰腺断端可与空肠侧边嵌入吻合而几乎不影响吻合的功效。胰腺包膜与空肠之间的缝合相对于胰管和胰腺实质的缝合要简化很多。

Johns Hopkins 医院的经验：胰腺重建都是胰腺残端与穿过位于结肠中 A 右面的结肠系膜裂孔近侧空肠端端吻合或端侧吻合，为理想的吻合，胰腺残端需游离 2～4cm，胰空肠吻合需两层缝合，外层是胰腺包膜与空肠浆膜层，以丝线做间断缝合，内层以可吸收线连续缝合（也可间断缝合）胰腺残端与空肠全层，如有可能，内层最好能穿过胰管，以使其牵开，保持通畅，吻合完成后，胰腺残端能较好地套入空肠。

套入式胰空肠吻合术存在的问题：预定将 2～4cm 的胰腺残端套入空肠，就必须游离胰腺残端并超过这一距离，对胰腺上、下缘的游离相对较简易，而胰腺后壁游离较为困难，胰腺后壁与周围组织粘连紧密，其间发出小的分支汇入脾 V，将胰腺与脾 V 游离且分离出小的供血分支难度大，时间长，一旦并发出血较难控制；套入式胰肠吻合重建术后胰瘘的发生率为 15%～

20％,尽管采用双层吻合技术也较难降低胰瘘的发生率。

b.胰管-空肠黏膜吻合技术:将胰管与空肠黏膜直接缝合重建,为另一种胰空肠吻合技术,通常采用单根可吸收线进行缝合,但间断缝合可使缝线的布置更加精确,其应用范围更加广泛,特别适用于胰管细小的病例。在缝合质脆的胰腺组织时,轻柔的操作和准确的缝合将得到较为满意的术后效果。在完成胰腺导管与空肠黏膜层缝合后,大多数情况下,还应在空肠浆肌层与胰腺包膜之间再行第二层缝合,可进一步加固和减轻胰管吻合部的张力。

胰管-黏膜吻合避免了胰腺残端的广泛游离,且总体吻合口瘘发生率低于套入式吻合术,但该术式较套入式吻合术的技术要求更高,手术所需的时间更长,针对胰管细小的患者在缝线的布置和在质脆胰腺组织的打结等方面均需要熟练的技术。

c.胰十二指肠切除术后需3个不同的吻合重建,包括胆管、胰腺、胃的吻合。为了最大限度地减少术后并发症,对在一根空肠袢上行以上吻合许多医生持反对意见,可行 Roux-en-Y 吻合将一个吻合与其他两个分开。在胰十二指肠切除术后胆肠吻合中最令人关注的是如何避免食物及胃液反流入肝脏,为此建议将胆肠吻合与胃肠吻合安置在不同的 Roux-en-Y 袢上。但将两吻合口安置在同一肠袢上较为简便,仍不少医生应用,但一般要求:将肝管空肠吻合置入胃空肠吻合以上至少45cm。

6.胰腺癌的局域淋巴结清扫

胰腺癌淋巴结转移率和转移淋巴的解剖分类目前可参考的文献资料有限,已公开发表的能精确描述各期病例淋巴结转移情况的资料更为罕见,大多数研究都是针对局部进展期和(或)已有转移的胰腺癌患者,至今尚很难揭示局限性、有切除可能患者的不同淋巴结解剖站别中淋巴结受累的频率,以下资料可供参考。

(1)局域淋巴结清扫的作用:Johns Hopkins 大学对淋巴结阴性和阳性胰头癌患者行胰十二指肠切除术后生存率统计结果:淋巴结阳性者5年生存率仅占3％,明显低于淋巴结阴性者($P=0.0018$);MSKCC 中心于1983-1994年对236例胰腺癌行胰十二指肠切除术,淋巴结阳性者5年生存率仅占5％(仅7例,该7例中4例后来仍然死于胰腺癌转移,有3例,约占2％长期存活),也明显低于淋巴结阴性者的13％,因此,区域淋巴结转移是胰腺癌重要的预后因素,切除转移淋巴结是胰腺癌手术的重要内容和不可缺少的环节之一。

(2)扩大淋巴结清扫术的作用评估:Cubilla 等对22例胰腺癌切除标本病理学研究论文已被较多的文献引用,是胰腺癌区域切除术的重要肿瘤学基础,该研究早期定义区域胰腺癌切除术为:标准胰十二指肠切除术＋肠系膜上动、静脉及邻近软组织切除。研究结果:区域性淋巴结清扫术可以发现传统的标准胰十二指肠切除范围以外的转移淋巴结,比例约占1/3。因该研究并没有统计该1/3的患者是单纯淋巴结转移,还是合并有内脏转移,众所周知一旦合并内脏广泛转移,即使广泛清扫淋巴结并无实际意义,故 Cubilla 的研究并不能完全正确评估扩大淋巴结清扫术的作用。对于是否需做扩大淋巴结清扫术以及扩大淋巴结清扫术的治疗效果至今未达成共识,医疗界争论激烈。

①非随机性回顾性研究:MSKCC 的 Fortenr 医生于1984年报道了35例接受区域性胰腺癌切除者,手术病死率高达23％,术后无5年生存者,其观点:即使进行最积极、最彻底的外科手术也很难延长生存期,胰腺癌中只有单独淋巴结转移而无腹内脏器转移的病例极为少见,不

支持扩大淋巴结清扫能带来患者的真正受益;20 世纪 80 年代晚期和 90 年代早期美国国立癌症研究所区域性胰腺癌切除术的手术死亡率 20%,3 年生存率仅 10%。MSKCC 接受区域性胰腺切除患者的中位生存期 22 个月,标准胰十二指肠切除术的中位生存期 18 个月,两者无统计学意义。综上所述,区域性胰腺切除在美国不受欢迎,即使有,也仅在少数医疗中心开展。

②前瞻性随机研究:意大利多中心淋巴结清扫协作组和 Johns Hopkins 大学进行了接受标准和扩大淋巴结清扫的随机Ⅲ期研究,初步结论:胰腺癌患者只有在淋巴结扩大清扫后其范围内的淋巴结有转移(病理证实),并且肿瘤完整切除,无癌残留,无内脏转移的前提下,扩大淋巴结清扫术可能获得生存的益处。

根据上述研究,扩大性淋巴结清扫术仅部分胰腺癌患者受益,术者应掌握适应证,权衡利弊,谨慎采用。

7.胰腺癌切除前细胞学诊断问题

根据我国的医疗氛围,术前细胞学诊断是减少医疗纠纷,防范医疗事故的重要手段之一。

中国医学科学院肿瘤医院术中取得细胞学诊断的经验值得借鉴,具体做法:将胰头十二指肠掀起后,左手拇指和示指轻轻捏住肿瘤质地最硬处,用皮试针刺入肿瘤体内,往往有刺入硬橡皮样感觉,针头和针管能在瘤体内"站住";在针管为真空状态下转动,针头,在同一穿刺点多次、多方向点穿刺可疑部位,拔除针头后,局部轻轻加压即可止血;一般穿刺 6~8 针,快速送检。

细胞学诊断结果阳性可以明确胰腺癌诊断,但必须强调:阴性不可以排除诊断,对细胞学阴性,而临床高度怀疑恶性患者,需进一步重复检查或与家属协商,以决定进一步诊治方案。切取活检或粗针穿刺组织学诊断目前临床上基本放弃,有效地避免了出血和胰瘘。

8.胰十二指肠切除术常见并发症和防治

胰十二指肠切除术是腹部外科最复杂的手术之一,这一手术全过程一般需要 4~6 小时,术中均有不同程度的出血,近 20~30 年来,随着医院规模的扩大、胰腺外科手术专业组的建立、外科医生经验的不断积累、人们对胰腺癌认识的不断深入和胰腺癌的早期发现等,胰十二指肠切除术的水平提高较快,围手术期病死率显著下降,一些规模较大的外科医疗中心均报道低于 5%,相应地使得胰腺癌的术后远期生存率明显提高(5 年生存率 20%~30%)。而此之前,该手术围手术期死亡率为 20%~30%,而且胰腺癌行胰十二指肠切除术后的 5 年生存率不足 5%,以至于当时一些权威的外科医生都对是否该施行手术提出异议,甚至有一些医疗中心支持对壶腹周围恶性肿瘤行姑息的短路手术而不主张切除肿瘤。

尽管目前围手术期死亡率已有所降低,但该手术依然存在明显的围手术期并发症,一些大宗病例报道统计约接近一半的患者术后至少出现一种以上的并发症,除常见的切口感染、出血、心肌梗死、肺炎、脑血管意外、胃排空延迟、肝肾功能衰竭等并发症外,胆、胰瘘等占并发症的 50%左右。

(1)胰瘘:胰漏和胰瘘在文献上区别不大,一般认为胰瘘指术后发生胰漏后经过较长时间形成的瘘。胰漏指术后短期内发生的胰漏,即胰液从破损的胰管漏出,缓慢小量的胰漏能被周围组织包裹而形成假性囊肿;大量、短期的胰漏,胰液流入腹腔可形成胰性腹水;胰漏经过缓慢长期的过程形成瘘管,则称为胰瘘。临床上有意义的胰瘘指吻合口(胰肠)瘘,其危害:被肠液、胆液激活的胰酶流入腹腔，腐蚀、消化周围组织，引起严重的腹腔感染、大出血、肠漏等致命并发症，可危及生命。综合文献报道，胰瘘发生率5%～25%，个别文献报道高达45%，国际上最大的胰腺外科中心约翰霍普金氏医院和麻省总院的发生率为14%和9.2%。

①胰瘘的诊断标准：目前尚无统一的胰瘘诊断标准。概括如下：a.凡术后7天仍引流出含淀粉酶的液体者；b.Johns Hopkins标准：腹腔引流液中胰酶的含量大于血清值的3倍，每日引流量大于50mL；c.术后3天以后引流出淀粉酶大于正常血清淀粉酶3倍以上的引流液，引流量大于50mL者，或经影像学检查证实者；d.引流液淀粉酶大于1000U/L；e.引流液淀粉酶大于2000U/L者。标准不同，有待于进一步规范。

②胰瘘发生原因：a.胰腺残端与空肠吻合不严密或太紧密（缝合针距太稀疏或太紧密、线结结扎不牢、缝线撕脱）等吻合技术掌握欠佳；b.吻合口处张力过大，致吻合口裂开或空肠残端血运障碍而发生坏死、穿孔；c.胰腺断端血运不佳；d.贫血、低蛋白血症影响吻合口的愈合；e.胰腺空肠吻合处感染；f.胰液内胰酶被激活腐蚀吻合口组织；g.胰管支架管脱落；h.引流管放置不当；i.术中大出血和手术时间长等；j.宿主方面如患者的年龄、性别、伴发疾病（糖尿病等）、伴发黄疸的程度等；k.胰腺的背景：胰腺的质地、纤维化的程度、胰管的口径、胰腺的分泌量等。

③胰瘘的处理方法：a.改进手术技术（如前述）；b.纠正伴发疾病如糖尿病、低蛋白血症、贫血等；c.持续低负压吸引，充分引流，必要时扩大引流术，充分引流是减少由胰瘘造成进一步损害的先决条件；d.补充营养及维生素，维持水、电解质、酸碱平衡在胰瘘的治疗中占有重要的地位，每日损失的大量胰液含有丰富的Na^+、K^+、$NaHCO_3$和蛋白质等，需及时补充，营养支持标准：热量（Q）124～145kJ/（kg·d），氮（N）：0.2～0.3g/（kg·d），热量与氮的比值Q/N为413～620kJ/（kg·d）比1g/（kg·d）；e.引流量持续不减，可作空肠造口，不仅可以将引流的胰液经空肠造口管输回，也可作为灌注要素饮食用；f.瘘管周围的皮肤应保持干燥或涂以凡士林，以防止皮肤糜烂；g.必要时禁食，采用全静脉内营养，以补充营养、水分和电解质，由于不经口服，尚可减少胰液的分泌，促进瘘管的愈合；h.生长抑素：在胰腺外科中，对生长抑素奥曲肽的应用能否防止胰瘘的形成还存在争议，欧洲有些前瞻性研究发现奥曲肽治疗组的术后胰瘘发生率低于对照组，近年来该研究备受质疑，目前美国胰腺外科中心已开展了前瞻性随机对照研究，以评估奥曲肽在预防吻合口瘘的作用，结论：术后奥曲肽的应用对阻止术后胰瘘的发生并无作用，并且该药价格相对昂贵，皮下注射也增加了患者的痛苦，因此就M.D.Anderson的经验，对胰十二指肠切除术后患者并不主张常规应用奥曲肽；但必须承认：奥曲肽虽不能解决胰瘘，但它确实可减少胰液的分泌和促进瘘管的愈合，术后应用了3～7天奥曲肽也是有理论依据的；i.抗生素的应用限定于确认感染伴有临床感染症状的患者；j.放射治疗：赵平等应用4MV直线加速器照射胰腺，每日400cGy，连续5天，胰腺分泌可以停止，用来治疗胰漏，停止照射后数周，胰腺分泌功能可恢复；k.手术治疗：胰漏持续3个月以上，引流量无减少趋势者；引流不畅、反复感染、发热，尤其是发现较大脓腔者；腹腔大出血；胰管断端瘢痕形成导致梗阻性胰腺炎并伴发疼痛者；手术方式有胰瘘窦道切除术、胰瘘窦道移植术、切除包括胰漏在内的远侧胰腺、胰瘘的内镜治疗等。

（2）胆瘘：胆瘘的发生率一般在10%以下，较胰瘘发生率低。主要原因：吻合技术因素，非扩张胆管吻合后未放置支架管；吻合口有张力，吻合端供血不佳等。主要表现为术后，拔除T

管或支架管后逐渐或突然出现的腹痛、腹膜炎症状,伴有发热、黄疸、恶心、呕吐、腹胀、肠麻痹等,引流出较多的含胆汁的液体(往往发生于术后 5～7 天,自引流口流出大量胆汁,每日数百毫升至 1000mL 不等),只要术后引流管内有黄色内容物出现,及时测定胆红素含量和酸碱度易于诊断,B 超、诊断性腹穿、胃镜、口服美蓝后经引流管引出蓝染液体等可协助诊断。处理:术后后期胆瘘多属低流量漏,只要远端流出道保持引流通畅,待局部粘连形成可愈合;临床表现重者可采用右侧卧位或半卧位、禁食、胃肠减压、充分引流、减少经瘘口肠液流出量、加强支持治疗、合理应用抗生素等一般处理;依据引流量的多少、病情的轻重,选择手术治疗或保守治疗;如术后早期发生高流量胆瘘应及时再手术并放置 T 型管引流;在胆瘘发生期间应注意维持水和电解质平衡,有低钠时可输入高渗盐水和碳酸氢钠;当胰瘘发生时应警惕继发胆瘘形成,及时发现、及时处理。

(3)功能性胃排空延迟(FDGE):胃腺由各种不同功能的细胞组成。主细胞分泌胃蛋白酶;壁细胞分泌盐酸和抗贫血因子;黏液细胞分泌碱性黏液,有保护黏膜和对抗胃酸腐蚀作用;G 细胞分泌胃泌素,有营养消化道黏膜作用,防止胃黏膜萎缩;胃底和胃体由主细胞、壁细胞、黏液细胞组成,胃底部尚有功能不明的嗜银细胞,而胃窦部含黏液细胞,且含 G 细胞。胃的神经:包括交感 N 与副交感 N,前者作用是抑制,后者则促进胃的分泌和运动功能。交感 N 来自腹腔 N 丛,副交感 N 即为左右迷走 N,左迷走 N 在贲门前分出肝支和胃前支(latarjet 前 N),右迷走 N 在贲门后分出腹腔支和胃后支(Latarjet 后 N),迷走 N 的胃前支、后支都沿胃小弯行走,分别发出分支与胃 A、V 分支伴行,分别进入胃的前后壁,最后形成终支,在距幽门 5～7cm 处进入胃窦,形成鸦爪,可作为胃迷走 N 切断术的标志。迷走 N 兴奋,释放乙酰胆碱,在胃底直接刺激壁细胞分泌胃酸,主细胞分泌胃蛋白酶,在胃窦部则引起 G 细胞释放胃泌素,胃泌素又可引起壁细胞分泌胃酸,乙酰胆碱和胃泌素二者间有蓄积的兴奋作用,此外组织胺亦可刺激胃酸的分泌。胃迷走 N 切断术能治疗十二指肠溃疡的机理:切断迷走 N,消除了神经性胃酸的分泌,也就从根本上消除了导致十二指肠溃疡发生的主要原因;消除了迷走 N 引起的胃泌素的分泌,从而减少体液性胃酸的分泌。切除全部胃窦,大大地减少了胃泌素的释放,丧失了胃泌素营养消化道黏膜的作用,导致胃黏膜容易发生萎缩,同时丧失了幽门括约肌的功能,以导致术后胆汁反流。十二指肠是钙、铁等离子的吸收点,是胃、胆、小肠正常运动和分泌的起搏点,是肠-胰轴保证胰岛素正常释放的关键部位。

胃瘫又名胃肠功能停滞综合征、胃排空延迟(障碍)综合征、术后胃无力征、术后胃瘫综合征等。

①胃瘫的诊断标准:目前尚无统一的标准,常用的标准有:a.经一项或多项检查证实胃流出道无梗阻;胃引流量>800mL/d,>10 天;无明显的水、电解质及酸碱平衡异常;无致胃乏力的基础疾病,如糖尿病、结缔组织病等;未使用平滑肌收缩药物。b.腹部手术后,进食出现腹胀、反酸、恶心、呕吐,呕吐物为胃内容物;术后留置胃管>7 天,胃引流液>600mL/d,夹闭胃管后出现恶心、呕吐;经影像学或胃镜检查无胃流出道梗阻。c.Yew 诊断标准:留置胃管≥7天,拔除胃管后出现恶心、呕吐,不能进食。

②可能发生的机制:a.手术创伤大,通过各种途径刺激交感 N,使其活性增强,儿茶酚胺释放增加,迷走 N 抑制,尤其抑制胃肠 N 丛。b.手术损伤迷走 N。c.胃窦、幽门血运受损。d.嗜

银细胞内含有胃动力素,可使胃窦、上段十二指肠、小肠平滑肌收缩,激发胃 N 动力复合波,将小肠内容物传至结肠,嗜银细胞的减少或受损也是重要因素。e.腹膜后干扰重、手术时间过长、胃小弯血管系膜切除过多或牵拉等干扰导致其功能受损等;全身因素:高龄、体弱、营养状况差、贫血、低蛋白血症等。

③临床特点:胰十二指肠切除后发生率 23%～35%,保留幽门的胰十二指肠切除发生率可能更高。多发生在腹部手术、胃肠功能已恢复,并短暂进食后。每日经胃管引出大量胃液。多无明显的腹胀、腹痛等肠梗阻的症状与体征,可有少量的排气和排便。无须手术治疗。可持续很长时间,达 2～3 月,可在一突然时刻无明显原因(或莫名其妙)突然缓解。

④处理措施:a.置胃管,充分胃肠减压,加强营养、心理治疗或心理暗示治疗。b.胃动力药物:胃复安、吗丁啉、红霉素的持续静脉滴入;Johns Hopkins 医院的经验是,无论是良性还是恶性肿瘤,其 PPPD(保留幽门的胰十二指肠切除术)术后胃排空延迟的发生率已降至约 15%,归功于手术经验的累积和常规使用红霉素。c.胃黏膜保护药物的应用。d.治疗基础性疾病和营养代谢的紊乱:如纠正贫血和低蛋白血症,治疗糖尿病,纠正水盐电解质和酸碱平衡紊乱等。e.有学者建议胃镜检查,快速向胃内充气,使胃短期内膨胀,然后快速吸净胃内气体,如此反复数次,如无效,2～3 天后可重复,可帮助疾病的恢复。f.如诊断明确,必须耐心保守治疗和等待,切忌草率手术。g.必要时做胃或空肠造瘘术。

(4)出血:手术后大出血是胰十二指肠切除术后一种严重的并发症。术后 24 小时内出血与手术操作有关,称急性出血;24 小时以后的出血,多因胰瘘、腹腔脓肿、应激性溃疡所致延迟性出血;术后 3～4 周出血多系肠系膜上 V、胃左 A、胃十二指肠肠断端遭腐蚀所致。胃十二指肠 A 是胰十二指肠切除术时必须切断的重要 A,其断端结扎处与胰腺断端及胰空肠吻合处邻近,手术后因消化酶的作用,加之局部感染,可使该 A 的断端愈合不良或因结扎处发生坏死、破溃而易致腹腔内或胃肠道内大出血(胃十二指肠 A 残端破裂,可形成假性 A 瘤,穿破入肠道可引起胃肠道大出血),行胰十二指肠切除对胃十二指肠 A 处理应予以极大的重视,胃十二指肠 A 的断端必须保留稍长一些,勿过分紧贴肝 A,以丝线作双重结扎,并用大网膜将其妥善覆盖,凡遇有手术后大量出血再次手术止血时,应首先探查胃十二指肠 A 残端处。消化道出血多为应激性溃疡出血,多发生在手术后 3 天以上。

治疗:①保守治疗:如出血量不大,出血速度较慢,可在严密观察下快速扩容,保持有效的循环血容量;适合的止血药物;应激性溃疡出血可在胃镜下局部用药或应用钛夹钳夹止血;动脉造影可显示出血部位,进行栓塞止血等。②手术治疗:如出血量大,出血速度快且猛,保守治疗无效,应急诊手术。

(5)腹腔感染:发生率 4%～10%,多由于腹腔冲洗不充分、引流不畅(引流管的位置摆放不合理、体位引流不充分)、吻合口瘘(胰瘘、胆瘘、肠瘘等)、胃肠道黏膜细菌移位、无菌观念差的医源性污染、宿主体质弱、抗生素的应用不合理等所致。B 超、CT 可协助诊断。

处理:充分引流、减少经瘘口的肠液流出量(禁食、胃肠减压、抑制胃肠分泌的药物应用、必要时可造瘘或转流术)、加强支持对症治疗、合理有效的抗生素应用等。

(6)血管栓塞性并发症:1965 年,Trausseau 报道了肿瘤与血管栓塞性疾病的关系,提出了癌症患者的血液不论有无炎症,均易发生血栓的观点,后来人们将癌症患者发生的各种动、静脉血栓栓塞性疾病统称 Trausseau 综合征。临床工作中最严重的是深静脉血栓形成(DVT)和肺栓塞(PE)。

血管内皮损伤、血小板活化、凝血活性增高、抗凝血活性下降、纤溶活性下降、血流速度减慢等均为血管栓塞性并发症的发病因素。血液高凝状态的首位原因是恶性肿瘤,近60%的癌症患者并发血液高凝状态(又名血栓前状态),癌症患者血液高凝状态和血流速度减慢等是导致该综合征和癌症扩散和转移的重要原因。深部 V 血栓和肺栓塞病史、肥胖等亦是高危因素。

手术创伤、全麻是肿瘤患者围手术期发生 Trausseau 综合征的原因之一。大于40岁,腹腔肿瘤手术后 Trausseau 综合征的发生率约16.5%,其中深部静脉血栓发生率6%～90%,肺栓塞发生率4%～22%,恶性肿瘤术后栓塞性疾患的发生率尽管较高,但绝大多数为隐匿性,文献报道其中的81.6%～98.5%为隐匿性的,常不被人注意。

因深部 V 血栓和肺栓塞绝大多数是隐匿的,所以早期诊断困难,生前诊断率国外10%～30%,国内仅7.8%。敏感的特异性检查有:检测血小板激活的方法、检测血液凝固激活的方法、检测血栓形成伴有纤维溶解激活的方法、敏感性可达90%的静脉多普勒扫描、静脉造影和肺 A 造影等。

预防:血栓预防性措施适用于所有的高凝状态癌症患者,因为血栓前状态有利于血栓形成,使癌细胞逃避机械性损伤和免疫攻击,同时阻塞毛细血管,使癌细胞易于黏附、侵袭和转移。弹性袜(PCS)和充气的腓肠肌压迫器是预防深部静脉血栓形成有效的措施,可使深部 V 血栓的发生率降至5.6%;对血栓前状态低分子量肝素可作为首选药物,使用简便、有效、不良反应小,皮下注射肝素5000U/12小时加双下肢弹性袜,较单用皮下注射肝素效果好(肺栓塞的发生率1.5%:4%,$P<0.001$);术后尽早嘱患者循序渐进地下床活动,术后即开始在陪护帮助下四肢被动活动和按摩是简便易行的方法;对肺栓塞发生可能性大的患者应尽早安装下腔 V 滤器等。

治疗:肺栓塞及时确诊、及时治疗者死亡率为7%,否则高达60%,且其中33%的患者在发病后1小时内迅速死亡,故及时的诊断和有效的治疗是挽救生命的关键,积极的预防更是事半功倍的措施。除一般治疗外,可采用①抗凝治疗:肝素、法华令,波立维、拜阿斯匹林有抑制血小板聚集和抑制血栓形成的作用。②溶栓治疗:溶栓治疗的有效性和相对安全性已在急性心梗,肺栓塞和动静脉血栓的治疗中显示出来,常用的药物有:链激酶、尿激酶、组织型纤溶酶原激活剂等。溶栓治疗的指征:肿瘤已得到较好的控制;腹部静脉血栓形成在1周以内,血栓面积较大,导致血流动力学改变。③手术治疗:静脉切开取出栓子,尽早应用下腔 V 滤器等也为治疗的手段之一。

(7)其他:如伤口裂开、伤口感染、肺部感染、泌尿系感染、心脑血管意外、肠梗阻、肝肾功能衰竭等并发症,均需积极诊治。

第二节　急性胰腺炎

　　急性胰腺炎是一种常见病,过多的酒精摄入及胆石症是其常见病因。根据典型的症状结合血淀粉酶升高常可确诊。影像学检查有助于除外其他急腹症,确定诊断、发现病因、分级、评估并发症。绝大部分急性胰腺炎患者病情较轻,病程为自限性;有些可进展为重型胰腺炎甚至出现脏器功能衰竭。胰腺周围液体积聚、假性囊肿、胰管破损或胰腺坏死是腹腔感染的高危因素。经临床验证过的评估系统有助于评价病情,从而指导治疗。胰腺炎的治疗包括液体支持治疗、止痛、控制性早期进食。如果没有感染的明确证据,不推荐预防性应用抗生素。胰腺假性囊肿、胰腺坏死如果影响患者康复则应该评价是否进一步干预。在适宜的临床病例可以开展内镜、ERCP、超声内镜或十二指肠乳头切开等治疗措施。最后,重症胰腺炎的成功救治依赖于多学科的分工协作。

一、病因

　　胰蛋白酶原保持不活化状态是胰腺维持正常生理功能的关键。任何原因导致酶原不适时地提前激活就是发生急性胰腺炎的始动因素。胆石症、过度酒精摄入是急性胰腺炎最常见诱因。据统计:英国胆囊结石性胰腺炎占病因的 50%,乙醇性占 20%~25%;美国胆石性胰腺炎占 45%,酒精性占 35%。胰管开口一过性阻塞导致胰腺外分泌障碍是胆石症诱发胰腺炎的发病机制。乙醇诱发胰腺炎的机制尚不明确,大部分学说认为乙醇的毒性作用导致胰腺实质及神经血管的损伤。

　　其他病因包括:

　　(1)胆汁、十二指肠液反流。

　　(2)十二指肠溃疡、乳头周围憩室。

　　(3)高脂血症。

　　(4)创伤性胰腺炎(如 ERCP 术后胰腺炎、腹部外伤)。

　　(5)其他:高钙血症、腮腺炎、脓毒症、某些药物如硫唑嘌呤、妊娠等。

　　20% 的胰腺炎患者根据既往史、体格检查、实验室检查及影像检查均未能发现病因则诊断为特发性胰腺炎。近期研究表明 75% 的特发性胰腺炎缘于胆道,胆囊微结石或胆泥可导致胆道或胰管的梗阻,进而诱发胰腺炎。曾行胆囊切除术者患急性胰腺炎的常见原因为 Oddi 括约肌功能失调。自身免疫状态失衡是胰腺炎的又一病因,常可导致慢性胰腺炎、急性胰腺炎反复发作或胰腺癌样表现。典型的自身免疫性胰腺炎(AIP)血浆丙种球蛋白亚型 4(IgG_4)明显升高,CT 影像学特点为:胰腺实质肿胀、胰管狭窄。细针穿刺病理学表现为淋巴细胞、浆细胞浸润及纤维化。

二、临床表现

　　本病在临床上由于病理变化的性质与程度不同,故临床表现亦轻重不一。在亚特兰大召开的国际胰腺疾病研讨会提出了以临床为主的分型法,即将 AP 分为轻型和重型。

（一）症状和体征

1.腹痛

为本病的主要表现,多数为突然发病,常在饱餐和饮酒后发生。轻重不一,轻者上腹钝痛,重者呈腹绞痛、钻痛或刀割痛。疼痛常呈持续性作阵发性加剧。疼痛的部位可因病变的部位不同而异,通常在中上腹部,如主要病变在胰体、尾部,则腹痛以中上腹及左上腹为主,并向左腰背放射。若病变在胰头部,或为胆源性胰腺炎,则以右上腹部为主,并向右肩背部放射。若病变累及全胰,则腹痛呈上腹部束带状疼痛。疼痛的强度与病变的程度相一致,即病变越重则疼痛也越剧烈。随着渗出液扩散到腹腔及炎症的扩散,疼痛可弥漫至全腹,呈弥漫性腹膜炎。少数年老体弱患者有时腹痛轻微,甚至无腹痛。患者腹肌常紧张,并可有反跳痛。但急性胰腺炎的腹肌紧张不像消化道穿孔时那样表现为肌强硬。

2.恶心、呕吐

大多数患者有恶心及呕吐,常在进食后发生,呕吐物为胃内容物,至者呕吐胆汁甚至血样物。呕吐系机体对腹痛或胰腺炎症刺激的一种防御性反射,亦可由肠道胀气、麻痹性肠梗阻或腹膜炎引起。酒精性胰腺炎患者的呕吐常于腹痛时出现,胆源性胰腺炎患者的呕吐则常在腹痛发生之后。

3.腹胀

轻度腹胀为常见而出现较早的症状,但大多数患者腹胀与腹痛同时出现。腹胀一般都比较严重,腹胀的程度,通常也反映了病情的严重程度,重症胰腺炎较急件胰腺炎的腹胀史为严重;腹胀主要因胰腺炎大量渗出从产生炎症反应造成肠麻痹所致。

4.发热

多为中等度以广的发热,少数为高热,一般持续 3~5 天。如发热持续减退或逐日升高,提示合并感染或并发胰腺脓肿。发热系胰腺炎症或坏死产物进入血循环,作用于中枢神经系统体温调节中枢所致。

5.黄疸

临床上约有 1/4 患者出现黄疸,由于胰头水肿压迫胆总管引起,但大多数情况下是由于伴发胆总管结石和胆管感染而致。病后 1~2 周出现黄疸者,多由于胰腺假性囊肿压迫胆总管所致,少数患者后期可因并发肝损害而引起肝细胞性黄疸。

6.低血压及休克

重症急性胰腺炎时常发生低血压休克。患者烦躁不安,皮肤苍白、湿冷、呈花斑状,脉细弱,血压下降,少数严重者可在发病后短期内猝死;发生休克机制有如下几种情况。

(1)血液和血浆渗出到腹腔或后腹膜腔,引起血容量不足,血压下降,体液丧失可达血容量的 30%。

(2)腹膜炎时大量液体流入腹腔或积聚于麻痹的肠腔内。

(3)胰舒血管素原释放,被胰蛋白酶激活后致血浆中缓激肽生成增多。缓激肽可引起血管扩张,毛细血管通透性增加,使血比下降。

(4)呕吐引起体液及电解质丢失。

(5)坏死的胰腺释放心肌抑制因子(MDF)使心肌收缩不良。

（6）并发肺栓塞、胃肠道出血。

7.腹腔积液、胸腔积液

胰腺炎时常有少量胸、腹腔积液，是由于胰腺和腹膜在炎症过程中液体渗出或漏出引起。淋巴管阻塞或引流不畅可能也起作用。偶尔出现大量顽固性胸腹腔积液。胰性胸腹腔积液中淀粉酶含量甚高，可以区别其他原因的腹腔积液。

8.电解质紊乱

胰腺炎时，机体代谢紊乱，可以发生电解质平衡失调，特别是血钙降低，常低下 225mL/L，如低于 1.75mL/L 提示预后不良、血钙降低是出于大量钙沉积于脂肪坏死区，被脂肪酸结合形成灶钙所致，同时也由于胰高糖素分泌增加刺激降钙素分泌，抑制肾小管对钙的重吸收。

9.胸膜炎和肺炎

是腹腔内炎性渗出物透过横膜微孔进入胸腔所致。

10.皮下瘀斑

在重症急性胰腺炎中，出于血性渗出物透过腹膜后渗至皮下，可在肋腹部形成蓝绿-棕色斑，称为 Grey-Turner 症；如果在脐周出现蓝色斑，称为 Cullen 征。

（二）重型胰腺炎的特殊表现

本型为临床危重疾患，目前的救治条件下病死率仍高达 20％～30％。病情远较轻型严重，突出表现为腹痛剧烈，可有高热持续不退，当炎性渗出液扩散至腹腔时可出现弥漫性腹膜炎和低血容量性休克。

1.低血容量性休克

由于胰腺出血、坏死、炎性渗出和剧烈腹痛等以及坏死组织释放出胰血管舒缓素，导致血管扩张、毛细血管通透性增加而致血容量不足。表现为烦躁不安、四肢湿冷、面色苍白、脉搏细弱、血压下降。可有明显脱水与代谢性酸中毒，重症病例血钾、血钙及镁等均可降低。

2.弥漫性腹膜炎

含有胰酶的炎性渗出液漏入腹膜后及腹腔，引起腹膜炎，表现为腹肌紧张，有明显压痛、反跳痛并可有腹腔积液（常呈血性，含大量胰淀粉酶）以及腹胀、肠鸣音减弱等麻痹性肠梗阻的表现。

3.其他

由于胰腺出血、坏死，胰酶进入血循环及局部刺激，出现肠道出血、腹泻和反应性胸膜炎及积液（左侧多见）等。此外，由于胰腺周围的出血、渗出沿肌膜渗至腰或脐区，皮下组织被胰液消化，使该处出现蓝绿紫色的皮肤斑或脐周皮肤呈蓝色斑（称 Grey-Turner 征），提示腹腔内有出血坏死及血性腹腔积液。

病情严重者，症状常持续 3～5 天，死亡多发生于 4 天内。少数呈暴发性，发病开始迅即陷入休克及昏迷，病死率达 70％以上，恢复期中可因胰腺局部积液而形成假性囊肿，或因钙皂形成致胰腺组织和胰管内形成钙石等。部分患者在病程中可发生多脏器衰竭如循环、呼吸、肝、肾、脑及凝血系统等功能障碍。

三、治疗

急性胰腺炎总体病死率约 5%；单一器官衰竭者为 3%（0～8%），多系统器官衰竭者为 47%（28%～69%）。经过液体支持治疗、疼痛控制治疗及早期控制性规律进食后，大部分（80%）急性胰腺炎患者恢复良好。少部分重症胰腺炎尤其是暴发性胰腺炎预后仍然较差，病死率可超过 40%。如何降低这部分患者的病死率是我们亟待解决的问题。

当患者入院时我们即应关注诸如高龄（>55 岁）、肥胖（BMI>30）、器官衰竭、胸腔积液和（或）渗出等重症危险因子。具有上述特征的患者可能需要在重症监护病房（ICU）治疗。

（一）治疗主体

AP 的治疗主体可包括不同学科的医生如普通外科、肝胆外科、消化内科或急诊科等。如前所述大部分 AP 为自限性，恢复良好，因此对治疗团队的组成要求不高；但是 SAP 则有较高要求。

（二）治疗要求

经过规范的治疗，我们应该达到：①AP 总体病死率<10%；SAP 病死率<30%。②应该48 小时内确诊。③应该明确大部分 AP（>80%）的病因。④48 小时内完成严重度分级。⑤治疗 6～10 天后，患者仍出现脏器功能不全、脓毒症或病情恶化时，应该有能力复查增强CT。⑥所有重症患者应在 ICU 监测治疗。⑦如果没有细菌学证据，抗生素治疗胰腺坏死感染不超过 14 天。⑧对于胆源性胰腺炎，一期施行胆囊切除术。

（三）基本治疗措施

1.液体治疗

SAP 发病早期，胰腺组织出血坏死，释放大量炎性介质及细胞引子，使机体处于严重的全身炎症反应综合征（SIRS）状态。血管通透性增高，短期内体液失衡，大量液体进入"第三间隙"，有效循环血容量锐减，容易导致休克、ARF、ARDS 等严重并发症。全身炎症反应期是SAP 患者死亡的第 1 个高峰。液体复苏治疗可以有效地纠正循环血容量锐减导致的低灌注状态，减少脏器功能损害，减少 MODS 及休克等并发症的发生，是 SAP 早期治疗的重要环节。绝大部分 AP 患者就诊时都处于有效循环血容量不足的状态，应尽快积极液体复苏，争取 6 小时内达到复苏目标（表 5-2-1）。

表 5-2-1　重症急性胰腺炎全身炎症反应期 6 小时液体复苏目标

CVP 8～12mmHg
平均动脉压>65mmHg
尿量>0.5mL/（kg·h）
中心静脉血氧饱和度>70%

然而早期液体复苏治疗的具体实施仍然是 SAP 治疗的难点之一。一般来说，正常人对液体的生理需要量为 35mL/kg×24h。既往文献建议，如果患者心脏功能允许，在急性胰腺炎发病后 48 小时内，每小时输液量为 250～300mL/h；目前则很少规定输液量。治疗经验是：①液体复苏要及时充分。一旦确诊重症胰腺炎即应尽早给予液体复苏治疗。最初 6 小时的复苏治

疗最为关键,被称为"黄金6小时"。胶体能有效提高并稳定血浆渗透压,然而,如果输注过快或过量容易导致心功能不全或肾功能受损。我们的治疗经验是为患者开两组静脉通路分别走晶体和胶体液。前6小时胶体液输注速度略快,以提高胶体渗透压,稳定有效循环血容量为先;6~24小时根据循环变化适当减少胶体输注速度和总量。②应根据患者的心率、平均动脉压、尿量、尿比重、血细胞比容等评价APACHE-Ⅱ评分中容量不足所贡献的分值比例,评价患者的循环情况并加以区分。对于血流动力学稳定患者和老年患者(其年龄所占的分值比例很大而心肺功能较差),过多的液体输注往往会增加循环负荷导致肺水肿或心功能不全,诱发或加重ARDS。对于此类患者,除了保证一定比例的胶体液输注外,我们采取"量出为入"的方法,即常规监测每小时尿量,估算每小时出量,以此为标准限制每小时输注的液体量略高于估算的总出量并匀速输注。根据循环指标评价每小时的治疗效果和脏器功能并随时调整。此外监测中心静脉压(CVP)和肺毛细血管楔压(PCWP)有助于评价心脏负荷,找到液体不足与负荷过量的平衡点,指导液体复苏治疗。

2.营养支持治疗

(1)肠外营养(PN)与肠内营养(EN):轻度胰腺炎患者一般于住院3~7天可恢复进食,不需要营养支持。对于重症急性胰腺炎患者,通常于入院后3~4天进行评估,如果估计数周内不能经口进食则应尽早营养支持。

对于重症胰腺炎或合并复杂疾病的患者,营养支持至关重要。胰腺炎早期,为了达到胰腺休息的目的,临床医生常常应用全肠外营养(TPN)支持。然而,TPN是感染的高危因素,同时会引起代谢失衡;肠内营养(EN)可以防止肠道黏膜的萎缩,增强抵御细菌侵袭的能力,进而可以通过降低感染发生率,避免外科干预,减少住院时间及降低住院费用,改善患者的预后。两项META分析显示与PN相比,早期(3~36小时)EN显著降低感染发生率和病死率。肠内营养临床应用的困难在于部分患者难以耐受鼻胃管或鼻空肠管的长期机械刺激所致的不适。因此营养支持的途径必须因人而异,同时根据患者的反应和耐受性调整。目前认为SAP患者,如果疼痛症状持续时间长,有胰腺坏死,在能够经口进食之前采用肠内营养支持更合理。对于不耐受EN或规律治疗2~4天后仍液体不足的患者,应该以PN营养支持。

(2)肠内营养的途径:EN营养支持的途径包括鼻空肠管(NJ)和鼻胃管(NG)。一般通过NJ途径给予肠内营养。不使用NG途径的理由是食物进入胃或十二指肠时可能刺激胰腺分泌,结果可能导致腹痛加重或血清淀粉酶升高。但也有文献报道鼻胃管(NG)途径也是可以采取的。一项49例胰腺炎患者的随机对照研究表明NJ与NG效果相同,但后者更易于操作且花费更少。另一项研究比较了16例NJ和15例NG的效果及安全性同样认为NG优势更大。甚至更积极的做法是在SAP发病后24~72小时就让患者经口半量营养进食,然而该研究病例数偏少,尚未有积极的结论。因此,目前选择哪种方法进行EN支持尚存争议。

如果患者疼痛缓解,食欲增加则提倡早期经口进食。通常最初为半流食,而后流食全量,最后过渡到低脂饮食。近期对121例急性胰腺炎的随机对照研究结果显示:胰腺炎恢复后低脂饮食与流食同样安全并且提供更充足的能量。

3.抗生素的应用

轻型胰腺炎多为自限性,因此不推荐使用抗生素;对于重症胰腺炎抗生素的应用仍存争议。预防性应用抗生素的理由是：胰腺或胰周坏死感染可导致患者病死率明显升高，预防性应用抗生素有可能预防坏死感染，从而降低病死率。此结论受到一项 Meta 分析的支持。近期一项随机对照研究显示：胰腺炎感染者 50% 发生在入院后 1 周内，菌血症是感染导致死亡的独立危险因素，肠道细菌是菌血症的主要细菌，真菌感染者病死率更高，因此主张早期预防性应用抗生素并持续 3～5 天。此外，胰腺坏死的患者可出现白细胞升高、脓毒症表现。即使没有细菌学证据，临床医生在经验上仍倾向于使用抗生素。不主张应用抗生素的原因是：两项 Meta 分析结果显示重症胰腺炎预防性应用抗生素并不能减少坏死感染发生率及病死率。2007 年美国胰腺炎治疗指南推荐：如果血液及其他培养（包括 CT 引导细针穿刺培养）均阴性，无确认的感染源存在，则停止使用抗生素。胰腺坏死感染的首选治疗是清创引流术，微创治疗是发展趋势。亚胺培南、美罗培南或者喹诺酮与甲硝唑（灭滴灵）联合应用最易于穿透血胰屏障到达坏死感染灶，因此为首选抗生素。

4.胰腺休息治疗

禁食、胃肠减压，主要目的是减少对十二指肠黏膜分泌促胰酶素进而减少胰酶分泌。同时可以缓解恶心、呕吐及腹胀症状。生长抑素抑制胰腺分泌等。

5.镇痛

疼痛剧烈时考虑镇痛治疗。在严密观察病情下，可注射盐酸哌替啶（杜冷丁）。不推荐应用吗啡或胆碱能受体拮抗药，如阿托品、山莨菪碱（654-2）等，因前者会收缩壶腹乳头括约肌，后者则会诱发或加重肠麻痹。

（四）并发症的治疗

1.胆源性胰腺炎治疗方案

（1）无胆道梗阻或胆管炎：约 5% 有症状的胆囊结石患者会并发胆源性胰腺炎。30%～50% 未行确定性治疗的胆源性胰腺炎会再发。胆囊切除术可以解除绝大部分胆源性胰腺炎的诱发因素。因此，推荐待胰腺炎缓解后在一次住院期间实施胆囊切除手术以防出院后再发，已出院者 2～4 周内手术。大部分胆源性胰腺炎，如果不合并胆管炎则不建议 ERCP。

（2）胆道梗阻或胆管炎：胰腺炎合并持续胆道梗阻或急性胆管炎则应该 48 小时内 ERCP 治疗。如患者血清胆红素及其他肝功能指标进行性升高，胆总管明显扩张，症状持续不缓解，则强烈提示结石所致胆总管梗阻，此时应即刻行 ERCP 诊治。如果影像学、术中胆道造影证实胆总管结石或梗阻性黄疸，则应该择期行 ERCP。多中心研究发现 ERCP 能够明显降低胆源性胰腺炎的病死率。对于不耐受手术、妊娠期胰腺炎或可疑胰管损伤者首选 ERCP 行胆管括约肌切开、鼻胆管引流术。顽固性特发性胰腺炎或胰腺畸形患者可以应用 ERCP 进行诊断、治疗。偶发性胰腺炎如果病因不明则可以采用内镜超声（EUS）或 MRCP 检查，通常不必行 ERCP 诊断，因为后者本身可能造成创伤。由于传统的开腹胆总管探查、T 管引流术可导致二次打击、增加感染机会。因此，笔者认为急诊手术实施胆道减压应慎重。

2.病情加重者的治疗方案

虽然大部分 SAP 患者经液体复苏、营养支持及对症治疗后病情恢复顺利，但仍有小部分患者对系统治疗反应较差，值得我们高度重视。为了寻找导致病情加重的原因，临床医生应该复查增强 CT 了解腹腔情况如积液、坏死、感染及其他并发症。超声、CT 或 EUS 引导下细针穿刺有助于获得坏死感染的直接证据。对于在短期内没有缓解的患者推荐应用抗生素及营养支持。

3.胰腺假性囊肿的治疗

胰腺假性囊肿如果导致明显的腹痛、消化道梗阻、体重减轻、梗阻性黄疸、胰漏或并发感染经非手术治疗无效者应采取手术治疗。需要注意的是胰腺假性囊肿形成后4～6周,囊壁成熟才可手术。按照假性囊肿的位置及是否与胰管相通,可采用内镜经十二指肠乳头置管胰管引流术、假性囊肿-胃、假性囊肿-十二指肠内引流术(通过胃镜或者手术)。

4.胰腺坏死的治疗

胰腺坏死的治疗难点在于明确是否存在感染。因为感染与否决定不同的治疗方案,可影响患者的预后。自发现胰腺坏死后7～10天应该常规复查增强CT,进一步了解是否感染。如果胰腺坏死导致发热、白细胞升高、心率加快甚至脏器功能不全则需要经皮穿刺寻找感染证据,并预防性应用抗生素。如果坏死感染明确,则应用穿透血-胰屏障能力强的抗生素并施行外科手术干预。外科清创术是胰腺坏死感染治疗的金标准,可以通过传统的开腹手术或腹腔镜手术完成,以脓肿清除、引流手术为主。目前达成共识:急性胰腺炎外科手术创伤越小、手术时间越晚对患者恢复越有利。因此近来以经皮置管引流(PCD)为代表的微创技术逐渐兴起。PCD的优势是创伤小,应用范围广(确定感染或可疑感染者都可应用),可以推迟或避免外科手术干预,进而改善患者预后。PCD的主要问题是引流不彻底,不通畅,成功率低,出血。内镜技术(如EUS引导穿刺)也有一定价值,其优势是创伤小、恢复快,但技术难度大,并发症多,要求操作者经验丰富、技术熟练,因此临床上并未广泛开展。胰腺无菌性坏死经保守治疗通常能够治愈不需手术引流。

5.急性胰腺炎出血

急性胰腺炎导致出血是少见的严重并发症,多见于SAP,发生率1.2%～14.4%,病死率高达36%。分为早期出血(发病1周内)和晚期出血(发病超过1周)。静脉曲张、长期抗凝治疗、胰腺感染、假性囊肿、脓肿是胰腺炎出血的危险因素。胃肠道出血多为早期出血;术后腹腔出血多为晚期出血,后者危险性更高。消化内镜是检查治疗消化道出血如应激性溃疡、食管胃底静脉曲张破裂、消化性溃疡等的首选方法。增强CT是发现术后腹腔出血的首选检查。正确的手术时机,减少有创伤操作,准确定位引流,远离大血管,有助于减少出血。腹腔出血首选介入动脉栓塞(TAE)止血效果良好,如TAE失败则应果断开腹手术,胰腺部分切除是拯救生命的最后选择,危险性极大。

6.高脂血症的治疗

三酰甘油(TG)超过11.3mmol/L,诱发的急性胰腺炎称为高脂性胰腺炎。高脂血症性胰腺炎可能主要与游离脂肪酸对胰腺腺泡、间质、毛细血管内皮细胞的损伤作用有关。其特征是血脂显著升高而血淀粉酶仅轻度升高或不升高,通常需要结合CT确诊。治疗重点在于补液、抗凝、控制血糖、降低血脂水平,避免脂肪乳剂摄入。由于高脂血症性胰腺炎常复发,我们应做好出院宣教,长期规律地控制血脂。

第三节　慢性胰腺炎

慢性胰腺炎(CP)是由于各种不同原因造成的胰腺组织和功能持续性损害,其特征为胰腺基本结构发生永久性改变,广泛纤维化,即使病因已去除仍常伴胰腺的功能性缺陷。临床表现为反复发作的腹痛,内、外分泌功能不全以及后期的胰石和假性囊肿的形成。

一、病因和发病机制

本病的病因与急性胰腺炎相似,有多种多样,在国外以慢性酒精中毒为主要原因,而国内以胆石症为常见原因。

(一)胆管系统疾病

在我国,由各类胆管系统引起慢性胰腺炎占其总数的 $47\% \sim 65\%$。其中包括急慢性胆囊炎、胆管炎、胆石症、胆管蛔虫、Oddi 括约肌痉挛或功能障碍等。胆源性胰腺炎的发病机制主要是炎症感染或结石引起的胆总管开口部或胰胆管交界处狭窄或梗阻,胰液流出受阻,胰管内压力升高,导致胰腺腺泡、胰腺小导管破裂,损伤胰腺组织及胰导管系统,使胰管扭曲变形,造成胰腺慢性炎症或梗阻。

(二)慢性酒精中毒

酒精是西方国家慢性胰腺炎的主要原因,长期酗酒引起慢性胰腺炎的时间大约需要 $8 \sim 10$ 年,酒精引起胰腺损害的确切机制尚不十分清楚,可能是酒精刺激促胃液素分泌,引起胃酸分泌增多,致使肠道的促胰液素和 CCK-PZ 分泌增加,致使肠道的促胰液素和胆囊收缩(CCK)分泌增多,进而引起胰液和胰酶分泌亢进;酒精又能直接引起十二指肠乳头水肿,Oddi 括约肌痉挛,使胰管梗阻导致胰管内压力增高,从而引起胰腺炎症的反复发作,损害胰实质。酒精引起胰酶的分泌多于胰液的分泌,高浓度胰酶能破坏胰管上皮细胞,引起胰液的蛋白质和钙浓度增高,两者结合形成蛋白栓子,引起胰管阻塞,腺泡组织破坏、炎症和纤维化。酒精及其代谢产物对胰腺也有直接损伤。

(三)胰腺疾患

胰腺的结石、囊肿或肿瘤等导致胰管梗阻,胰管内压力增高引起胰小管破裂,胰酶流入间质并损害胰腺和邻近组织。

急性胰腺炎发作时可有间质坏死及小叶周围纤维化,反复发作的急性胰腺炎将损伤小叶内导管,导致小胰管梗阻和扩张,有利于蛋白质沉淀形成蛋白质栓子,并最终形成钙化,造成胰腺组织不可逆的损害,导致慢性胰腺炎的发生。

胰腺分裂症是常见的胰腺先天发育异常,由于胚胎发育过程中腹侧和背侧胰腺融合不良,分裂的背侧胰腺分泌的胰液通过副乳头排出,但常由于副乳头较狭小,易引起梗阻,造成炎症,从而诱发胰腺炎反复发作,最终发展为慢性胰腺炎。

(四)其他因素

1.营养因素

严重蛋白质及营养不良的儿童可出现慢性胰腺炎,腺泡内酶原颗粒、内质网和线粒体均减少,腺泡萎缩,病程长者整个胰腺纤维化。

2.遗传因素

有一些家族,幼年即出现反复发作的急性胰腺炎,最终引起显著的胰管扩张、弥散性胰腺钙化、脂肪泻以及糖尿病。遗传方式为常染色体显性遗传。胰腺的囊性纤维化是儿童胰腺炎的最常见原因,也见于年轻的成年人,由于缺乏氯离子通道,引起胰腺分泌减少,导致胰液过饱和,在胰管内出现蛋白栓子的沉淀。

3.甲状旁腺功能亢进和高钙血症

5%～10%甲状旁腺功能亢进患者并发本病,其理由是:①钙离子可以激活胰酶,破坏胰腺组织;②钙在碱性环境中易沉淀,一旦阻塞胰管,则使胰液引流不畅。

4.高脂血症

家族性高脂血症易发生复发性胰腺炎。其原因尚不太清楚,可能由于脂肪微粒栓于胰毛细血管,由胰酶分解产生脂肪酸,对毛细血管有刺激作用,从而使胰腺血循环障碍,导致水肿甚至出血,可使炎症慢性化。

二、临床表现

本病病程常超出数年或十余年,表现为无症状期与症状轻重不等的发作期交替出现,其发作频率长短不一,主要表现为反复或持续发作的腹痛,也可无明显症状而仅表现为胰腺功能不全。

(一)腹痛

反复发作的上腹痛为慢性胰腺炎的主要症状,多见于病变早期,初为间歇性后转为持续性腹痛,多位于上腹正中或左、右上腹部,可放射至背、两肋、前胸、肾区及睾丸。轻者只有压重感或烧灼感,少有痉挛样感觉,重者需麻醉药方可止痛。腹痛多因饮酒、饱食或高脂肪餐诱发。疼痛和体位有关,平卧时加重,前倾位或弯腰或侧卧蜷腿时可减轻。

(二)胰腺功能不全表现

1.胰腺外分泌功能不全

当胰腺被广泛累及时,胰液分泌不足,即当脂酶和蛋白酶均分别降至正常值的10%以下时,食物不能充分消化吸收,表现为腹痛与腹泻,每日大便3～4次,量多,色淡,表面有光泽和气泡,恶臭,多呈酸性反应。由于脂肪的消化、吸收障碍,粪便中脂肪量增加。此外,粪便中尚有不消化的肌肉纤维。由于大量脂肪和蛋白质丢失,患者出现消瘦、无力和营养不良等表现,并可出现维生素 A、维生素 D、维生素 E、维生素 K 缺乏,表现为夜盲、皮肤粗糙、肌肉无力和出血倾向等。

2.胰腺内分泌功能不全

约50%的患者发生隐性糖尿病,糖耐量试验结果异常,10%～20%患者有显性糖尿病,提示胰岛细胞分泌功能已严重受损。

(三)体征

腹部压痛与腹痛程度不相称,多仅有轻度压痛,当并发假性囊肿时,腹部可扪及表面光整包块。当胰头显著纤维化或假性囊肿压迫胆总管下段,可出现持续或逐渐加深的黄疸。

三、治疗

(一)治疗原则

(1)控制症状,改善生活质量。

(2)去除病因和纠正存在的胰管梗阻因素、保护胰腺功能。

(3)预防和治疗并发症,寻求胰腺内、外分泌功能替代治疗。

(二)非手术对症治疗

1.胰腺外分泌功能不全导致的腹泻和脂肪泻

采用外源性胰酶制药替代治疗,辅以饮食治疗。

2.发生糖尿病患者的治疗

按糖尿病的处理原则治疗。

3.疼痛治疗

治疗前须先对患者进行评估,如存在胰管梗阻因素和并发症等,非手术治疗效果差,应转入外科治疗。

治疗药物的选择应首选非镇痛药物,包括胰酶制剂、生长抑素及其衍生物和 CCK 拮抗药。如果效果不好,可考虑使用镇痛药物,宜以对乙酰氨基酚(醋氨酚)和非甾体类抗炎药物开始,如果必要,可用曲马朵或丙氧酚类的镇痛药物。只有在使用上述药物,疼痛不能缓解或加重、有并发症或出现胃瘫的情况下方可使用麻醉性镇痛药物。以上方法不能获得疼痛缓解者,可以使用 CT 或 EUS 介导的腹腔神经丛阻滞治疗。

(三)内镜治疗

近年来临床研究显示胰腺疾病内镜治疗有较好的疗效并可多次施行而其相关的并发症和病死率较低,不影响胰腺内分泌及外分泌功能,也不影响后续可能采取的手术治疗。目前内镜治疗在一定程度上可替代手术治疗,成为治疗慢性胰腺炎的首选方案。内镜下单/双括约肌切开、胆及胰管支架术、体外震波碎石、液电碎石、激光碎石入内镜下假性囊肿引流术等可有较长时间的腹痛缓解率;对部分未缓解的患者,可采用超声内镜下腹腔神经节阻滞术缓解疼痛。内镜治疗主要用于 CP 导致的 Oddi 括约肌狭窄(狭窄性十二指肠乳头炎)、胆总管下段狭窄、胰管开口狭窄和胰管结石。

1.胰管结石的内镜治疗

胰管结石的内镜治疗传统常用取石篮或气囊导管取出,常规 ERCP 治疗失败的慢性钙化性胰腺炎患者,可以尝试 ESWL、EHL 等方法。

(1)体外震波碎石(ESWL):常规治疗失败的患者,可以尝试 ESWL 后再次进行 ERCP,此时碎石和取石均较容易。ESWL 是一项痛苦较小、并发症较少的治疗手段。ESWL 并发症仅有零星报道,包括结石碎片嵌顿、脾破裂、脾脓肿等。

(2)液电碎石治疗胰胆管结石(EHL):子母镜下 EHL 可用于治疗胰胆管结石。对伴胰头部胰管结石的慢性钙化性胰腺炎或伴有胆道结石的慢性胰腺炎病例,该项技术是有效的辅助手段。首先进行胰管括约肌切开和气囊扩张,然后通过 10F 的子镜置入 EHL 探头进行液电碎石,一般采用 3F 的 EHL 探头,直视下施行直到所有结石粉碎并被冲排出。多数病例管腔内结石可以完全清除。术后很少发生胰腺炎、胆管炎和胆总管结石。内镜下液电碎石用于治疗伴有胰胆管结石的慢性胰腺炎是安全有效的。

初步经验显示 EHL 可作为传统内镜机械碎石和 ESWL 的补充,但仍需要进一步研究确定其在胰管内操作的安全性。

2.胆管狭窄的治疗

有 10%～30% 慢性胰腺炎患者出现有症状的胆管狭窄表现,内镜下置入塑料支架短期效果好,然而由于支架阻塞等原因,长期效果欠佳,且塑料支架治疗 1 年后近 80% 患者因持续胆管狭窄而需要外科手术治疗。有学者报道使用自膨式金属支架治疗 13 例慢性胰腺炎引起的胆管狭窄,9 例患者支架置入成功,支架畅通时间平均 60 个月,取得了满意的效果,因此对于慢性胰腺炎引起的良性胆管狭窄置入金属支架也是值得提倡的,但需要大样本资料证实其有效性。

3.胰腺假性囊肿(PPC)的内镜治疗

慢性胰腺炎患者胰腺假性囊肿的发生率在 20%～40%,部分可自行缓解。

(1)内镜治疗指征:慢性胰腺炎假性囊肿引流治疗指征存在争议,随着影像技术的发展以及对假性囊肿自然病程的认识,对假性囊肿的处理原则发生了变化。传统认为直径＞6cm,病史超过 6 周,目前已经不再适用。目前认为出现以下情况需要干预:①伴有临床症状;②囊肿逐渐增大;③并发症(感染、出血、囊肿破裂、继发梗阻);④可疑恶性病变。

(2)治疗方法:按是否与胰管连通分为交通性和非交通性囊肿。分别采用①经十二指肠乳头间接引流术(TPCD),本方法要求囊肿与主胰管相通。ERCP 检查,如造影剂进入囊腔示囊腔与主胰管连通,即可行 EPS(或不行 EPS),将导丝插入囊肿深部,用探条扩张囊腔与主胰管间的通道,最后经乳头置入一根双猪尾式的支架,保持引流通畅。有时,支架末端不必置入囊腔,只要放在狭窄的上游即可。治疗过程可用 B 超检查囊腔的大小,并指导调整支架。②经胃或十二指肠壁引流术(ECGDD,ECDD),术前经超声波检查或 CT 证实囊肿与胃肠壁间的距离＜10mm、排除囊性结构并非血管瘤或其他肿瘤,即可以直接行引流术。

4.超声内镜下内脏神经阻滞术(CPN)

腹腔神经节位于 T_{12} 至 L_2 水平腹主动脉左前,超声内镜下内脏神经阻滞术是在实时内镜超声引导下将 22 号针穿刺入腹腔并双侧注射布比卡因(丁哌卡因)和氟羟泼尼松龙。超声内镜下内脏神经阻滞术可用于控制慢性胰腺炎引起的慢性腹痛,短期内可以止痛,但往往需要反复重复注射,该方法是目前控制慢性胰腺炎疼痛症状的安全、有效、廉价的方法。

5.胰瘘的内镜治疗

胰腺内/外瘘是慢性胰腺炎的并发症之一,传统非手术治疗成功率为 40%～90%。内镜治疗很大一部分能替代手术治疗,即使治疗不成功,也能为手术治疗赢得时间。

慢性胰腺炎患者如果出现腹痛和胆道阻塞表现,并且迅速缓解,常常提示可能出现胰腺假性囊肿-胆管瘘,应行 ERCP 检查;如果囊肿＜4cm、只需要放置胆道支架,如果囊肿＞4cm,需要同时引流胆道和假性囊肿。

如果远端胰管狭窄导致胰液排泄不畅、外瘘通常难以自行愈合,可通过内镜放置引流管或支架降低胰管内压力,使胰液不流经外瘘内口、促进瘘管愈合。目前获得的经验表明内镜治疗胰腺外瘘可作为非手术治疗无效时的首选治疗,经内镜逆行性早期胰管造影并放置内支架可促进瘘管愈合并避免手术。

(四)手术治疗

手术治疗同目前的其他治疗一样,并非能使疾病获得根本性的痊愈或完全中断疾病的进程。因此,手术治疗的目的主要有两个,一是缓解大多数患者伴随的顽固性的严重疼痛,改善生活质量;二是解除胰腺导管因炎症性增生和结石导致的狭窄、胰管高压,减缓疾病进程和改善内外分泌功能。近年文献报道,手术治疗 CP 在解除症状的同时还能延缓炎症的进展,最大限度地保留胰腺内外分泌功能,改善 CP 患者预后,提高生活质量。CP 的手术方式分为引流术、切除术和神经阻断术,目前临床上主要以引流术及切除术为主。新近研究显示引流术缓解疼痛的远期效果欠理想。选择需要考虑的解剖因素有:胰管的直径、胰管梗阻的部位和是否存在局部包块。

1.胰管纵行切开减压胰肠侧-侧吻合术(LPJ)

适用于主胰管扩张(直径>7~8mm)、主胰管结石为主的类型,主胰管切开的长度取决于管内狭窄部位能否全部切开。这一术式可以解除可能与疼痛有关的胰腺导管-组织高压。手术的优点是手术操作较为简单、并发症少、病死率极低,多数患者术后可以获得疼痛的缓解。术中应注意确保主胰管切开的长度足够将胰管内狭窄部位全部切开;胰腺分裂畸形且存在副胰管的梗阻和高压时应同时处理,如采用钩突切除找出副胰管,取出结石后行胰肠吻合;对散在小胰管结石和梗阻,不能通过切开的主胰管处理时,需行连带小胰管结石的胰腺实质一并切除;确保切开的主胰管近端与十二指肠已经通畅,否则应考虑行胰头切除。

2.各类胰头切除术

炎性改变集中于胰头(胰头炎性包块)、胰头多发性分支胰管结石和不能校正的 Oddi 括约肌狭窄等是此术式主要的适应证。胰头炎性包块是慢性胰腺炎的炎性改变集中于胰头的结果,常常导致胰管梗阻、胆道梗阻和十二指肠压迫。因扩大的胰头在疼痛的产生中扮演非常重要的作用,应对胰头炎性包块实施各类的胰头切除术。

标准的胰十二指肠切除术(SW)和保留幽门的胰十二指肠切除术(PPW),这两个术式在疼痛缓解和解除对胰腺周围器官的压迫方面的效果非常确切,疼痛缓解率高。但作为良性疾病的治疗,上述手术相对过大并致肠道解剖生理的改变。

保留十二指肠的胰头切除术(DPPHR)既切除了炎性长大的胰头,充分保留了其余的胰腺组织,对外分泌的干扰不大。对于合并有胆道梗阻者通常 Beger 手术后胆道梗阻可以缓解。如果合并黄疸者,可以在胰头大部切除后的残壳后壁(Beger 改良术式)切开胆总管胰腺段的前壁,以确保胆道梗阻的解除。如果远侧主胰管扩张不明显的病例,在实施胰腺吻合时,可以先对主胰管前面的胰腺实质实施 V 形切除,以便于胰肠吻合。

3.胰体尾或胰尾切除术

炎性病变或主胰管狭窄集中于胰体尾或胰尾,可以采用胰体尾或胰尾切除术,此术式可以同时切除脾,也可以保留脾。

4.局部切除术加吻合术

对于胰体部的局限性炎性包块,而胰头组织基本正常,胰尾部病变系胰体部的局限性炎性包块导致的梗阻性改变如胰尾胰管扩张、纤维化,可以采用这种术式。

5.全胰切除、自体胰岛移植

有自身胰岛移植手术条件者对于全胰腺广泛炎性改变和多发分支胰管结石的患者,不能通过局部切除或胰管切开等方式达到治疗目的者,应考虑全胰切除、自体胰岛移植。

6.胰内潴留性囊肿的处理

胰头部和胰体尾部有一个或多个胰内潴留性囊肿。手术术式可以选择囊肿"去盖术"。从囊肿内找到近侧和远侧主胰管,证实畅通并确保取尽结石。如远侧存在狭窄,应切开主胰管。如果胰头囊肿旁小胰管内存在结石,应实施包括囊肿在内的胰头切除术。多数情况下存在梗阻、扩张的胆总管在囊肿去盖或切除后,梗阻的胆总管可以缓解。但如果存在梗阻性黄疸的病例,可以在行胰肠吻合的同时,行胆肠短路性吻合或在胰头残壳后壁切开胆总管,以保证胆道梗阻的解除。胰尾部的囊肿可以考虑胰尾切除术。

7.胰头肿块

胰头肿块的处理最重要的是鉴别胰头肿块是胰头癌还是慢性胰腺炎。术中穿刺细胞学及术中快速冷冻病理检查是确定诊断最可靠的根据。切取活检组织前,应将胰头充分游离,仔细观察胰头前后有无凸起的结节,认真触诊肿块内最硬的部分选择距离病灶最近的路径,从胰头的前方或后方切取病变组织。对细胞学及术中冰冻阴性而临床仍不能排除的恶性者,应将病变组织大块剜除再次病检,若仍未证实为癌,可以选择保留十二指肠的胰头切除术。

8.胰腺假性囊肿(PPC)

PPC的治疗除内镜治疗外还可以应用手术治疗,手术主要有两种方式一是开腹囊肿切除术、囊肿空肠吻合术以及经胃PPC胃内引流术,二是腹腔镜下PPC胃内引流术、PPC空肠引流术、胰体尾囊肿切除术。相对于内镜,PPC内引流术外科手术的优势在处理囊肿时还可同时处理潜在的疾病,而且引流比较彻底还可以避免内镜治疗时的术中及术后出血。

9.神经阻断术

主要适用于无胰管扩张、胰腺囊肿形成及不合并胰管结石的CP患者。病变位于胰头部者可行胰头神经丛切除术;病变位于胰尾部者则可行内脏神经及腹腔神经节切除术。神经阻断术的手术创伤较小,并发症少,但其远期腹痛缓解率目前尚不确定;而内脏神经切除会导致胃肠道功能减弱,发生胃潴留、肠麻痹等,因此临床应用不广泛。有报道腹腔神经阻断术能减少镇痛药用量,并发症发生率较各种引流术及胰腺切除术少。

参考文献

1.王国斌.胃肠外科手术要点难点及对策.北京:科学出版社,2018.

2.陈孝平,汪建平,赵继宗.外科学(第9版).北京:人民卫生出版社,2018.

3.韩少良.普外科、肿瘤外科医师值班手册.上海:复旦大学出版社,2017.

4.黄焰,张保宁.乳腺肿瘤实用外科学.北京:人民军医出版社,2015.

5.赵玉沛,陈孝平.外科学.北京:人民卫生出版社,2015.

6.唐中华,李允山.现代乳腺甲状腺外科学.长沙:湖南科学技术出版社,2011.

7.贾杰.肝病相关性疾病.北京:科学出版社,2016.

8.姜军.现代乳腺外科学.北京:人民卫生出版社,2014.

9.潘凯,杨雪菲.胃肠外科手术学(第2版).北京:人民卫生出版社,2016.

10.宋茂民,王磊.外科疾病学.北京:高等教育出版社,2017.

11.吴金术.肝胆胰外科案例分析.北京:科学出版社,2017.

12.金中奎,钟朝辉,林晶.胃肠外科围术期处理.北京:人民军医出版社,2015.

13.李荣祥,张志伟.腹部外科手术技巧.北京:人民卫生出版社,2015.

14.房林,陈磊,黄毅祥.甲状腺疾病外科学.北京:军事医学科学出版社,2015.

15.张洪义.肝胆外科腹腔镜手术并发症预防与处理策略.北京:人民卫生出版社,2015.

16.池肇春.实用临床肝病学(第2版).北京:人民军医出版社,2015.

17.丛文铭.肝胆肿瘤外科病理学.北京:人民卫生出版社,2015.

18.曹立瀛.肝胆外科急症与重症诊疗学.北京:科学技术文献出版社,2013.

19.戴显伟.肝胆胰肿瘤外科.北京:人民卫生出版社,2013.

20.董家鸿.肝脏移植手术图解.上海:上海科技教育出版社,2013.

21.窦科峰.西京肝胆胰脾外科临床工作手册.西安:第四军医大学出版社,2012.

22.杜运生,周宁新.肝癌外科治疗新进展.北京:人民军医出版社,2012.

23.范建高.脂肪性肝病(第2版).北京:人民卫生出版社,2013.

24.金中奎,樊华.肝胆外科查房释疑.北京:人民军医出版社,2012.

25.刘宝林,金中奎.胃肠外科诊疗与风险防范.北京:人民军医出版社,2011.

26.刘渡舟,程昭寰.肝病证治概要.北京:人民卫生出版社,2013.

27.苏忠学,吴亚光.实用肝胆外科学.广州:广东世界图书出版社,2013.

28.汤礼军,田伏洲,戴睿武.肝胆外科微创手术学.成都:四川科学技术出版社,2013.

29.朱正纲.实用普外科医师手册.上海:上海科学技术出版社,2013.

30.卫洪波.胃肠外科手术并发症.北京:人民卫生出版社,2014.

31.于保法.肿瘤介入化学免疫治疗学.北京:军事医学科学出版社,2014.

32.詹姆斯·加登,罗曼·帕克原.肝胆胰外科学(第5版).北京:北京大学医学出版社,2017.

33.张新华.实用肝胆胰恶性肿瘤学.武汉:武汉大学出版社,2012.

34.周奇,匡铭,彭宝岗.肝胆胰脾外科并发症学.广州:广东科技出版社,2012.

35.朱上林,黄育万.普外科手术并发症的早期诊断和处理.北京:世界图书出版社,2013.